通化宣平 圆执活变

朱生樑脾胃病临证经验集

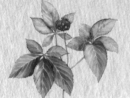

主　审　朱生樑

主　编　周秉舵　王晓素

副主编　方盛泉　王宏伟　闫秀丽　李　黎　郝微微　程艳梅

编　委　（按姓氏笔画排序）

王　轶　王安安　王志敏　王宏伟　王阿会　王晓素
王高峰　王婷婷　方盛泉　孔　婧　邓玉海　史燕敏
刘春芳　刘晓文　闫秀丽　汤　瑾　孙　吉　孙永顺
李　勇　李　黎　李亚鼎　李凌云　李海燕　李富龙
李熠萌　何　聪　余　琪　应海峰　张　丹　张　宇
张文静　张秀莲　陈基敏　尚莹莹　迪力库马尔·马坎
周　赟　周秉舵　郑　琴　郑沁薇　郑新春　郝微微
秦艺文　徐亭亭　郭丹丹　郭召平　唐义爽　黄　瑶
黄天生　曹会杰　韩　宁　程传奇　程艳梅　谢吟灵
蔡　维　熊光苏

人民卫生出版社

·北　京·

图书在版编目（CIP）数据

通化宣平，圆执活变：朱生樑脾胃病临证经验集 /
周秉舵，王晓素主编. — 北京：人民卫生出版社，
2021.12

ISBN 978-7-117-32489-2

Ⅰ.①通… Ⅱ.①周… ②王… Ⅲ.①脾胃病 – 中医
临床 – 经验 – 中国 – 现代 Ⅳ.①R256.3

中国版本图书馆 CIP 数据核字（2021）第 242234 号

人卫智网	www.ipmph.com	医学教育、学术、考试、健康， 购书智慧智能综合服务平台
人卫官网	www.pmph.com	人卫官方资讯发布平台

通化宣平，圆执活变——朱生樑脾胃病临证经验集
Tong Hua Xuan Ping，Yuanzhi Huobian——Zhu Shengliang
Piweibing Linzheng Jingyanji

主　　编：周秉舵　王晓素
出版发行：人民卫生出版社（中继线 010-59780011）
地　　址：北京市朝阳区潘家园南里 19 号
邮　　编：100021
E - mail：pmph @ pmph.com
购书热线：010-59787592　010-59787584　010-65264830
印　　刷：廊坊一二〇六印刷厂
经　　销：新华书店
开　　本：710×1000　1/16　印张：18
字　　数：276 千字
版　　次：2021 年 12 月第 1 版
印　　次：2021 年 12 月第 1 次印刷
标准书号：ISBN 978-7-117-32489-2
定　　价：79.00 元

打击盗版举报电话：010-59787491　E-mail：WQ @ pmph.com
质量问题联系电话：010-59787234　E-mail：zhiliang @ pmph.com

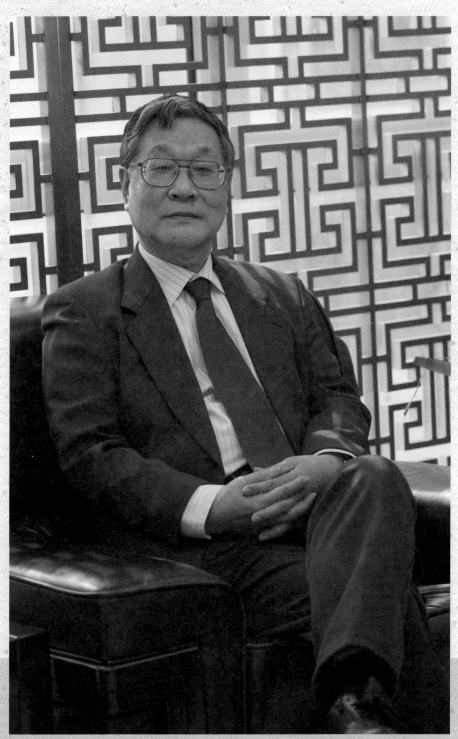

2020 年 4 月，朱生樑教授摄于上海中医药大学附属岳阳中西医结合医院

主编简介

周秉舵，上海中医药大学附属岳阳中西医结合医院消化内科副主任；医学博士，副主任医师，美国梅奥医学中心（Mayo clinic）博士后，硕士研究生导师；首批"全国中医药创新骨干人才"，首届上海市"杏林新星"，首批"上海中医药大学杏林传承型人才"。师从朱生樑近20年，任海派中医丁氏内科流派陈存仁学术思想研究基地学术秘书及继承人，上海近代中医流派临床传承中心丁氏内科流派谢建群工作室学术

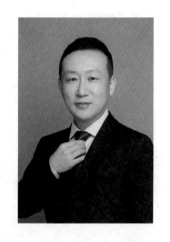

继承人。兼任中华中医药学会脾胃病分会青年委员会副主任委员，中国中西医结合学会消化系统疾病专业委员会第一届慢性便秘专家委员会常务委员，中国民族医药学会脾胃病分会常务委员，中国中药协会消化病药物研究专业委员会常务委员，世界中医药学会联合会消化病专业委员会理事，中国中医药研究促进会中西医结合消化病学分会委员，中国医师协会中西医结合医师分会消化病学专家委员会委员，上海市中医药学会脾胃病分会常务委员兼秘书，上海市中西医结合学会消化内镜专业委员会委员兼秘书，上海市中西医结合学会消化系统疾病专业委员会委员，上海市中西医结合学会肝病专业委员会委员，上海市中医药学会孟河丁氏内科流派委员等。主持国家自然科学基金2项，上海市科学技术委员会等科研课题4项，副主编专著2部，发表论文近30篇，获上海中医药科技奖（科技成果奖）一等奖、上海中西医结合科学技术奖三等奖等。

主编简介

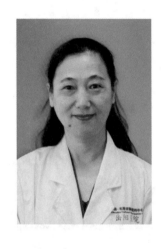

王晓素，女，医学博士，博士研究生导师，上海中医药大学附属岳阳中西医结合医院消化内科主任医师，消化病研究室主任，2012—2019年担任消化内科主任。曾于1997—2000年完成首届上海市优秀青年中医临床医师暨"希望之星"培养，师从首批全国中医药专家学术继承人导师张绚邦、海派中医丁氏内科流派陈存仁学术思想继承人朱生樑。兼任中国中西医结合学会消化内镜学专业委员会副主任委员兼胃早癌专家委员会顾问，中华中医药学会脾胃病分会常务委员，世界中医药学会联合会消化病专业委员会常务理事，上海市中医药学会脾胃病分会副主任委员，《环球中医药》杂志编委等。从事中西医结合临床医教研工作30余年，擅长中医、中西医结合诊治消化系统疾病及消化内镜。2019年作为首批外派专家，参加中国-毛里求斯中医药中心建设工作，将中医药带进非洲。与朱生樑共同主编《中西医结合消化内科临床手册》（2016年，科学出版社），副主编《海派中医肝病名家医案集》（2018年，上海科学技术出版社，季光等主编），参编《中华脾胃病学》（2016年，人民卫生出版社，张声生等主编）、《中成药临床应用指南：肝胆疾病分册》（2017年，中国中医药出版社，刘平主编）。

朱生樑传承脉络:

丁甘仁 / 丁仲英—陈存仁—章庆云—朱生樑

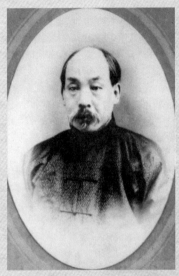

丁甘仁

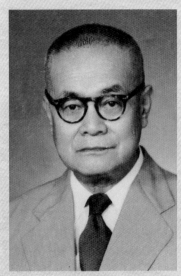

丁仲英

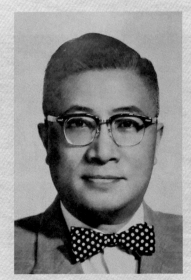

陈存仁

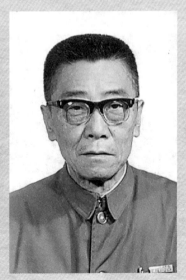

章庆云

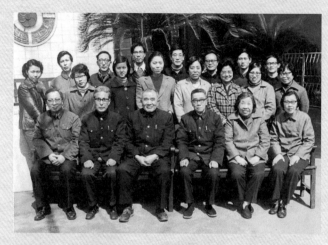

1985 年，朱生樑与章庆云合影（前排右三为章庆云，后排右四为朱生樑）

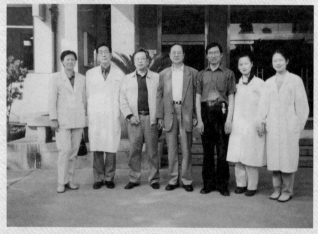

2002 年，朱生樑、王晓素在李勇硕士研究生答辩会后与答辩委员会成员合影

左起：余莉芳、朱生樑、倪克中、马贵同、李　勇、王晓素、朱晓燕

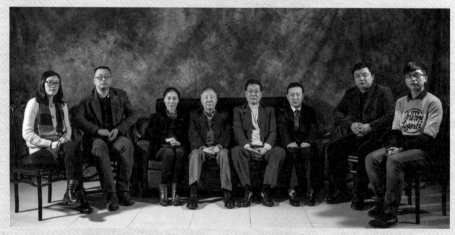

2017 年 3 月，海派中医丁氏内科流派陈存仁学术思想研究基地与陈存仁嫡子陈树桐先生合影于上海中医药大学

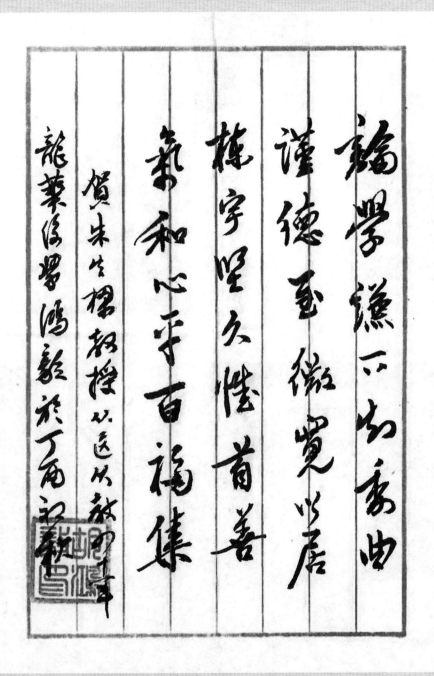

2017 年，在朱生樑教授从医四十周年纪念活动中，时任上海中医药大学副校长、上海市中医药学会会长、上海市中医药研究院副院长胡鸿毅为朱生樑题词祝贺：

论学谦下知委曲，谨德至微宽以居；栋宇坚久惟首善，气和心平百福集。

贺朱生樑教授从医从教四十年，龙华后学鸿毅于丁酉初秋

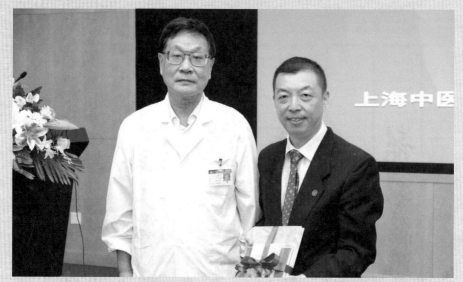

2017 年 9 月 30 日，在"朱生樑教授从医四十周年从医巡礼"上与时任上海中医药大学副校长、上海市中医药学会会长、上海市中医药研究院副院长胡鸿毅合影

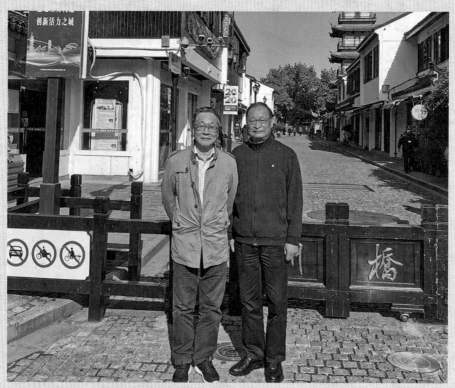

2020 年 11 月，朱生樑与中华中医药学会会长王国强合影

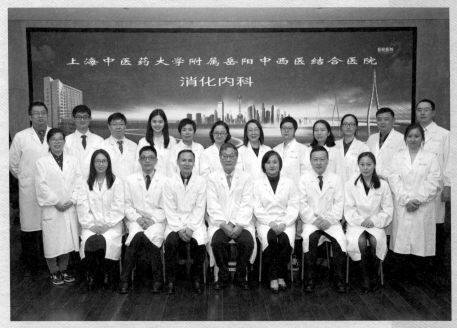

上海中医药大学附属岳阳中西医结合医院消化内科，摄于 2019 年 11 月

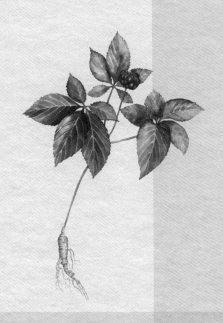

严 序

《通化宣平，圆执活变——朱生樑脾胃病临证经验集》一书即将剞劂面世，为中医学术发展添加了一块沉甸甸的砖瓦，幸事也。

朱生樑教授是陈存仁先生的再传弟子。

陈存仁先生毕业于丁甘仁创办的上海中医专门学校，是近代海派中医的杰出代表。早在 1929 年 3 月 17 日，还年轻的他，面对汪精卫等一批国民党幕僚企图扼杀中医的行径，积极参加抗争活动，并作为全国中医界推选的五名代表之一，赴南京向国民党政府请愿，取得成功，保全了中医。1935 年，陈存仁先生组织人员，穷索冥搜，蒐集遗秘，补苴罅漏，爬罗剔抉，编撰出版了我国第一部中药辞典类大型工具书——《中国药学大辞典》；1946 年，他与秦伯未发起组织了医生人文团体——"经社"，成为海派中医八才子之一，并在当年作为中医学界代表，当选为"国大代表"。在中医内、妇、儿科方面，他勤于钻研，并热衷于以各种方式游弋于前辈与同道之中，睿智谦恭，切磋医道，追学不倦，成为海上中医的佼佼者。

朱生樑教授尽管素未谋面于陈存仁先生，但他从上海中医学院（现上海中医药大学）毕业到岳阳中西医结合医院工作后，即师从陈存仁先生得意的大弟子章庆云教授。章庆云先生是岳阳中西医结合医院的元老之一，承陈存仁先生之学，又多有发挥，在中医脾胃病临床诊治方面积累了丰硕经验。朱生樑教授在侧承学八余载，尽得其传，为其医学人生构筑了良好基础。

朱生樑教授从医凡四十四载，循古训而不辍，承师学而不弃，勤于临床，锲而不舍，砥砺进取，着意创新，既得获丁氏内科及陈存仁先生"轻""灵""和""缓"之用药要妙，又铸成自身的"通""化""宣""平"的处方风格；在内科临床中，承先贤之说而不泥，重详审精辨，主张分虚实，保胃气，守升降，知通涩之治；特别在中医脾胃病临床方面，潜心研究数十年，积累了丰富经验，形成了清晰的辨治思路和系列方药，疗效卓著。例如，在酸和酸碱混合反流性食管病的治疗上，独辟蹊径，用疏肝和胃系列方药加减，取得显著疗效，弥补了西医临床的不足，得到业内学者的公认，所在脾胃病科被推选为国家中医药管理局脾胃病重点专科胃食管反流病协作组组长单位，执笔完成了《中国胃食管反流病中医诊疗共识意见》《吐酸病（胃食管反流病）中医临床路径》《胃食管反流病中医诊疗方案》等多部国家规范，成为全国中医界该临床领域的学术带头人，为该病的中医诊疗规范化作出了卓越贡献。

2015 年，在"上海市进一步加快中医药事业发展三年行动计划"工作中，朱生樑教授主动请缨，承担了海派中医丁氏内科流派陈存仁学术思想研究任务。纵然，他与陈存仁先生素未谋面，但凭借其对中医事业的赤诚之心及对师恩的感激之情，克服手头资料匮乏的巨大困难，不辞辛劳，穷尽搜索，到各级图书馆，在浩瀚的民国时期杂志、著作中查找有关资料，赴香港、海外专访陈存仁先生亲友并寻觅复制有关文物，等等。在短短的三年中完成了对陈存仁先生的年谱、行医轨迹、学术成就、医案医话的研究，并整理编撰成册出版发行，为海派中医的继承、发扬作出了重要贡献。

最近，朱生樑教授将总结其学术经验的新作交给我阅览，我饶有兴趣地读了书稿，弋获良多。此书全面论述了他有关临床脾胃病诊治的学术思想和经验，包括：上篇的流派传承、医事传略；中篇的学术思想、7 个中医优势病种临床经验、验案、医话医论、5 首经验方、26 个药对等；以及下篇的学术成果与继承。全书内容丰富，文笔流畅，表达分析精到，是凝集了朱生樑教授一生心血的著作，颇具临床应用价值与指导意义，值得广大中医业内人士与爱好者阅读、借鉴，故乐而为之序。

全国名中医

上海中医药大学原校长

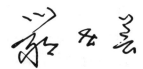

2020 年 12 月

唐 序

　　朱生樑教授师从近代名医大儒陈存仁先生的首席大弟子章庆云先生，深得其传，领衔海派中医丁氏内科流派陈存仁学术思想研究基地的传承，担任第六批全国老中医药专家学术经验继承工作指导老师。朱老师临床工作44年，在中医理论和中医传承方面有独到的见解，临床疗效显著，在脾胃病辨治中，"通化宣平，以胃气为本""圆执活变，重临床实效"；同时又崇"衷中参西"，在胃食管反流病、慢性胃炎、急性胰腺炎、溃疡性结肠炎等疾病的中医及中西医结合诊治方面均有很高造诣。尤其对于胃食管反流病的临床和实验研究，在国内首创"从胃治咳"治疗胃食管反流病伴夜间呛咳；在国内率先开展"疏肝和胃法"治疗酸与酸碱混合反流型胃食管反流病的临床及实验研究，以及"疏肝和胃法"治疗难治性胃食管反流病的临床及实验研究，在中医脾胃病领域产生深远影响。作为国家中医药管理局"十一五""十二五"脾胃病重点专科胃食管反流病协作组组长，受中华中医药学会脾胃病分会和国家中医药管理局委托，执笔完成了《中国胃食管反流病中医诊疗共识意见》《吐酸病（胃食管反流病）中医临床路径》和《胃食管反流病中医诊疗方案》等多份国家规范并推广应用，在业内产生深远的影响。

　　学生门人将其学术思想、用药经验编撰成书，分为上篇学术渊源与传承、中篇学术思想与临证、下篇学术成果与继承，内容丰富，对中医从业者及脾胃病专科医师都有益处，特此祝贺并作序。

中国中医科学院副院长

中华中医药学会脾胃病分会主任委员

2020 年 12 月

前 言

　　脾胃病学是中医学的重要组成部分，两千多年来已经形成了一套比较完整的中医理论体系。其中，《黄帝内经》奠定了脾胃学说的理论基础，《伤寒论》奠定了脾胃学说临床辨治的基础，隋唐两宋推动了脾胃学说的全面发展，《脾胃论》标志着脾胃学说的形成，明清脾阴、胃阴理论进一步充实和完善了脾胃病学。

　　《黄帝内经》指出了脾胃病的病因和病机，成为了脾胃病诸多辨治方法的依据。如"饮食自倍，肠胃乃伤""思伤脾"指出脾胃病常见病因。后世据"虚则腹满，肠鸣，飧泄，食不化"，以及"实则腹胀，经溲不利"，提出健脾止泻、健脾消食、通腑泄浊法；据"胃中寒则胀满"，提出温中散寒法；据"胃中热则消谷，令人悬心善饥，脐以上皮热"，提出清胃凉血法；据"湿胜则濡泄"提出健脾化湿止泻法。李杲甘温除热法的依据是《素问·至真要大论》"劳者温之""损者温之"；升阳散火法的根据是《素问·六元正纪大论》"火郁发之"。

　　在脾胃病学发展的历史长河之中，不同时期诸位名医大家若璀璨星辰，熠熠生辉，不断充实和完善脾胃病的理论和临床思维。

　　东汉张仲景于《伤寒杂病论》中创六经辨证之临床思维，"为万世法"。诊疗过程中，注重顾护胃气，倡导"四季脾旺不受邪"。金代张元素作为易水学派之鼻祖，系统总结了脏腑寒热虚实辨证体系并论述了脾胃学说；所著《医学启源》载述了脾胃的生理和病理特点、脾胃病"标本寒热虚实"病机分析、药物归经及引经报使用药法则、"养胃气为本"的临床思维，对后世影响深远。张元素之高足李杲为"补土派"之始祖，所著《脾胃论》标志着脾胃学说的形成；其"内伤脾胃，百病由生""阴火"的病机阐述，"升发脾阳""甘温除热"的临床思维，均被后世奉为圭臬。明代张介宾对脾胃病的临床思维也有诸多创见。《景岳全书》所载"善治脾者，能调五脏，即所以治脾胃也"，主要阐发了"治五脏以调脾胃"的观点，这与李杲的"调脾胃以治五脏"的立论各有侧重，互为补充。明末李中梓师古不泥，在《医宗必读》中创造性提出"先天之本在肾""后天之本在脾"，而且"乙癸同源""脾肾并重"是其所倡临床思维。若说李杲对脾胃病的临床思维在于阐发脾胃之阳，那么清代叶桂则在于阐发脾胃之阴，并提出甘凉濡润法、甘缓益胃法、酸甘敛阴法、清养悦胃法。叶桂对脾胃生理功能的立论，如"纳食主胃，运化主脾""脾宜升则健，胃宜降则和""太阴湿土得阳始运，阳明阳土得阴自安，以脾喜刚燥，胃喜柔润也"，奠定了脾胃分治之临床思维。

脾胃同居中州，一阴一阳，一脏一腑；以膜相连，互为表里；纳运相得，燥湿相济，升降相因。脾为太阴湿土，胃为阳明燥土；脾喜刚燥，胃喜柔润；脾宜升则健，胃宜降则和；脾主升清，胃主降浊；脾主运化，胃主受纳腐熟，共同运化水谷精微；脾胃同为后天之本，气血生化之源。因七情或六淫影响脾胃的生理功能，则形成病理表现。脾胃病的辨治思维，正是基于脾胃的生理病理特点、中医经典对其论述、各家学说对其阐发而形成的。

吾师朱生樑教授师承章庆云先生，章老先生是近代名医大儒陈存仁先生的首席大弟子，陈存仁先生是海派中医丁氏内科流派之重要一支。朱师精研四大经典之理论，继承流派用药之经验，承各家学说之精华，创"通化宣平""圆执活变"为遣方用药之法；运用"通""化""宣""平"四个维度阐释脾胃病的临证思维，每个维度又分为数个层次，某些层次又分为数个方面，俾抽丝剥茧、纲举目张；"圆执活变"则为倡导"守法度、擅灵变"，以及"知常达变、圆机活法"。

朱师"衷中参西""师夷长技"，是全国较早开展中西医结合内镜精准诊治的专家之一，开创了岳阳中西医结合医院消化内镜中心，对中西医结合内镜的发展起到了重要作用。朱师对胃食管反流病、慢性胃炎、急性胰腺炎、溃疡性结肠炎等疾病的中医及中西医结合诊治均有很高的造诣。在国内首创胃食管反流病辨治十法、运用"从胃治咳"理论治疗胃食管反流性咳嗽；在国内率先开展"疏肝和胃法"治疗酸与酸碱混合反流型胃食管反流病的临床及实验研究，以及"疏肝和胃法"治疗难治性胃食管反流病的临床及实验研究，在中医脾胃病领域独树一帜。作为国家中医药管理局

"十一五""十二五"脾胃病重点专科胃食管反流病协作组组长，受中华中医药学会脾胃病分会和国家中医药管理局委托，执笔完成了《中国胃食管反流病中医诊疗共识意见》《吐酸病（胃食管反流病）中医临床路径》和《胃食管反流病中医诊疗方案》等多份国家规范并推广应用，在业内产生深远的影响。

朱师性格谦和、为人谦恭，唯治学严谨、为医严慎；朱师仁心宽厚、臻于至善，但内心坚毅、久久为功；朱师锐意进取、开拓创新，又气和心平、澄神静气。诚如时任上海中医药大学副校长的胡鸿毅教授在朱师从医从教四十周年时给朱师的贺词："论学谦下知委曲，谨德至微宽以居；栋宇坚久惟首善，气和心平百福集。"

拙作自构思到初有雏形，至编写，几经推敲修改。得朱师全程参与、亲自拟纲、亲自撰写、亲自审稿；承同门鼎力相助、助画方略；蒙学界、脾胃界前辈巨擘指点迷津，医院及科室的倾力支持，得以成稿。然才疏学浅，时间仓促，定有疏漏、缺憾之处，恳请不吝赐教、批评指正。

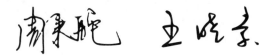

2020 年 12 月

目 录

上篇　学术渊源与传承

中篇　学术思想与临证

第四章　优势病种临证经验

第五章　验案

下篇　学术成果与继承

学术渊源与传承

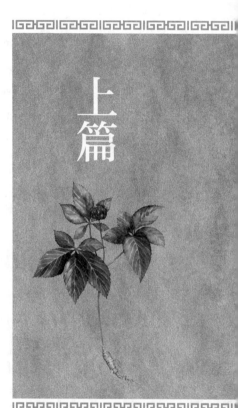

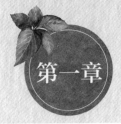

第一章 流派传承

　　孟河医派起源于明末清初江苏武进县孟河，至清末民初，以费伯雄、马培之、巢崇山、丁甘仁名声最为显著。丁甘仁先生主张寒温一体，结合伤寒温病之所长，兼擅内外，疗效卓验，尤擅时疫热病、外科、喉病的诊治。丁甘仁一生对于中医事业作出的杰出贡献，为中医史册写下了光辉的一页。陈存仁先生先后师承丁甘仁、丁仲英父子，是他们的得意门生，开启了丁氏内科陈存仁一脉的传承。

陈存仁

　　陈存仁（1908—1990），祖籍福建，1908年2月14日出生在上海老城厢一个破落的绸缎商人家庭，原名承沅，小名阿沅，又名保康，字存仁。1921年入南洋医科大学攻读西医，因罹患伤寒，经西医诊治弗效，后延请丁甘仁先生经中药数剂而愈，遂改投上海中医专门学校，先后师从丁甘仁、丁仲英父子，并与谢利恒有师生情谊，兼从丁福保学习经济，或耳濡目染中西医汇通之道。

　　20世纪20年代末即自设诊所独立行医。1927年，陈存仁独立创办了国内第一份医药卫生常识方面的报刊《康健报》，同时参与了民国时期上海中医药多种期刊的办刊编辑工作，是许多中医期刊杂志的重要撰稿人。因参与组织抗争臭名昭著的妄图取消中医的"废止旧医案"而闻名海内，是当时海派中医的代表人物。1930年起，陈存仁受聘上海中国医学院主讲中医内科学，并担任上海多家医学院的教授、实习教师。1935—1937年，任上海中国医学院董事兼总务主任，是当时上海最大的慈善机构仁济善堂董事，担任其下属的仁济育婴堂董事兼义务堂长，出任抗敌后援会慈善救济组委员，并任广益中医院、上海佛教慈幼院、上海普善山庄、上海孤儿院董事，以及上海市兵役协会免役审别委员、上海防痨协会委员等职。

1949 年赴港，另起炉灶。1954 年在香港创办中国针灸学院，为香港特区培育了很多针灸人才，是香港《星岛晚报》《大人 / 大成》等专刊专栏的长期撰稿人。1985 年退隐，移居美国。1990 年 9 月 9 日，因突发心脏病，病逝于美国洛杉矶寓所。

陈存仁在大陆期间，历任上海市国医公会常务委员，上海市卫生局中医考试委员，全国医药总会常务理事，国民政府考试院上海区三十五年度中医考试襄试委员，三十六年上海市卫生局中医咨询委员，上海市中医师公会常务理事，上海市参议会卫生委员会召集人，国民政府卫生部中医委员会顾问，中央国医馆编审委员，中央国医馆上海分馆董事，上海市十一区卫生委员会委员、国民政府中医界别国大代表等职。赴港后，先后历任香港中医师公会名誉会长，港九中医师公会理事长、名誉会长，中国针灸学会理事长，香港东华三院总理及香港苏浙同乡会副会长等职，是香港最知名的上海人之一。

（一）学术思想

陈存仁聪慧机变，勤勉博览，学验俱丰，诊断力强，长于时病，善用验方，不仅对本草研究精深，对经时方见解独到，对四诊详察明辨，还能在中西汇通方面另辟蹊径，并重视精神卫生、食养锻炼。擅长内科，尤精肺肾，如伤寒、肺病等时病，并善调理，活用膏方，于男女科及杂病多有心得。撷取其关于湿温伤寒、膏方及食疗等方面的学术思想简介如下：

1. **湿温伤寒学术思想**　陈存仁阐述湿温伤寒的发病过程，发病症状，概以西说为准，症列四阶（发病时期、低热时期、高热而神清时期和愈病时期），明辨顺逆；病因诊断，衷中参西；建议分期用药：初期宜以轻剂表散，低热期、缠绵时期宜轻散疏化，高热而神清期宜清解凉血、安定神经，高热而谵语期宜泄热解毒、醒神开窍，高热而痉厥期宜清涤热毒为主。

2. **膏方学术思想**　陈存仁认为膏滋药（膏方）调理虚弱各病，面面俱到，善治病之癥结根源。膏方的适应证为虚弱各病，尤其是阳虚、阴虚、妇女病及青年病等；适应人群为病者或弱者，即今之所谓亚健康状态；治疗大法为补益虚弱，充实气血。同时指出，膏方具有五大特点：穷本探源，治本为主；面面俱到，善治慢性复杂病证；因人而异，量体设方；其味可口，能耐常服；毒副作用小，常服无不良反应。同时还有四大注意事项：一不可滥用方药，二不可胡乱开药，三不可以价论效，四不可盲目进补。

3. 食疗学术思想 陈存仁认为食疗有食养、食治、食补、食忌之分，而养生食品应有售价廉、生产便、功效验的特点，但在实际运用当中应该结合体质来辨证论治，不同疾病的食疗策略有所不同。如陈存仁认为，消渴病（即糖尿病）之上消大渴引饮是"尿崩症"，中消多食不已是"多食病"，下消小便如膏是"蛋白症"，但病源均在司糖质之脾脏。首当治标，控制糖质，可用猪胰一条加粟米须五钱煮汤代茶饮，或干地黄一两，煮茶代饮，禁忌糖质（碳水化合物）；次应治本，徐图缓治，无兼证者用六味地黄丸，体热偏阴虚者用消渴丸，体寒偏阳虚者用回天消渴丸。

（二）论文著作

1. 医学著作 陈存仁有"医界才学"之誉。1927年3月独立创办了国内第一份医药专业报纸《康健报》，1948年出版了首部研究肠伤寒治疗的专著《湿温伤寒手册》，还先后主编了《中国药学大辞典》《皇汉医学丛书》等皇皇巨著，并为民国时期多种中医药期刊报纸及《申报》《新闻报》等撰写了相关稿件数百篇。20世纪30年代曾撰《乐天长寿辞》，以探讨修身养性的真谛，强调"健康要道，端在正心"；1945年仿"朱子家训"撰写的《医家座右铭》得到了医界同仁响应。1949年赴港后，曾刊印《医学常识丛书》等10余种书目宣传推广中医保健养生知识。20世纪60年代则应香港《星岛晚报》董事长胡仙女士邀请，开辟"津津有味谭"专栏达17年之久。1979年应日本讲谈社之邀编纂并于1982年出版《中国药学大典》（又名《图说汉方医药大事典》）。

2. 论文文章 陈存仁著述甚丰，已考据发表文章110余篇，如《姚公鹤对于中医之谈话》《睡眠问题：失眠浅说》《记日本皇汉医学之勃兴》《国医节史略》《中国医学史纲要表》《古今经穴精简统计及60穴道孔考定表》《德文法文金针疗法书刊简介》等。

3. 其他著作 《银元时代生活史》《抗战时代生活史》《被阉割的文

明：闲话中国古代缠足与宫刑》《被误读的远行：郑和下西洋与马哥孛罗
来华考》《阅世品人录：章太炎家书及其他》《业外杂谭录：袁枚食色及其
他》《我的医务生涯》《被忽视的发明：中国早期医药史话》《红楼梦人物
医事考》等。

（三）验方治验

1. 胃气灵（经验方）

[组　　成] 川厚朴、制香附、姜半夏、枳实、槟榔、砂仁、豆蔻、延
胡索、台乌药、麦芽、鸡内金、谷芽。

[功　　效] 克制酸水，防止食物发酵，消除气胀，增强消化，消除食
积，开胃止痛。

[临床应用] 胃酸过多，嗳气泛酸，胃气胀痛，胃气不和，肝胃气痛，
消化不良。

[简明方解] 川厚朴燥湿通气开胃，性温能制寒水；制香附疏肝理气止
痛；半夏平气止呕消食；枳实消胀行气消积；槟榔祛湿通气消胀；砂仁、
豆蔻理气化湿消胀；延胡索活血通气，消胀止痛；台乌药顺气散寒止痛；
麦芽、谷芽行气消食开胃；鸡内金健胃消食化积。

2. 胃疡灵（经验方）

[组　　成] 甘草、海螵蛸、墨旱莲、侧柏炭、地榆炭、棕榈炭。

[功　　效] 畅通气分，制止胃痛，减少胃酸，防止出血，亦能止血，
愈合溃疡，去瘀生新。

[临床应用] 胃溃疡、十二指肠溃疡等。

[简明方解] 甘草调和百药、补中益气、健脾强胃，能消除溃疡，兼治
疮疡肿毒；海螵蛸收敛止血、制止酸水、消除溃疡，甘草与其研粉同用，
对溃疡有很大效力，有血止血，有酸止酸；墨旱莲制止炎症性出血，对胃
溃疡及十二指肠溃疡出血有特效；侧柏炭止血功效极好，对消化性溃疡出
血功效尤佳；地榆炭凉血止血、敛疮，对溃疡出血功效格外良好；棕榈炭
药性平和，止一切出血，联合墨旱莲、地榆炭、侧柏炭，止血效力更大。

（四）弟子门人

1. 师承弟子 章庆云、陆士雄、董家声、顾宗文、顾时雨、陈永康、徐震旦、黄维本、顾金祥、陈志超等。

2. 门人 陈百平、陆颂文、邵雅谷、陈秉尧等。

章庆云

章庆云（1916—1989），男，浙江德清人。早年丧父，家境困笃，17岁患副伤寒和疟疾，由名中医张载伯治愈，遂奋然而学医。先从师张载伯3年，再拜陈存仁为师，案侧随证4年，被陈存仁列入门墙，居处方侍诊门人之首。后受聘于上海中国济生会平民施诊给药所担任内、外科医生。1946年在陈存仁诊所任助理医务，1949年正式悬壶开业。1956年参加上海市公费医疗第五门诊部（通称"五门诊"）工作。历任五门诊内科主任，岳阳中西医结合医院内科主任，上海中医学院（现上海中医药大学）中医内科教研组副主任及中华全国中医学会上海分会内科学会委员等职。

（一）学术思想

章氏治医严谨，临证50余年，精研医理，融会贯通，对胃窦炎、胃与十二指肠球部溃疡、萎缩性胃炎、咳喘、心血管系统疾病等均有独到见解。如治胃重肝脾，章氏认为，胃脘痛之病因多为寒冷伤食、虫积湿热、肝郁脾虚等，病机为气机不畅，治则为疏肝理气，健脾和胃。故其病虽在胃，但调治当重肝脾。因脾胃相为表里，胃病则及脾；而脾土运化有赖肝之疏泄，肝木郁则脾土虚，肝火旺则脾胃阴伤，理当重视。善用香苏散、丹参饮加味治疗，若坚持服药，可促进溃疡愈合，减轻肠腺化生。同时，章氏还特别强调饮食必须"饮必小咽，端直无决"，切忌狼吞虎咽，少食或不食油煎食物、辛辣之品。另外，心情要舒畅，不宜多恼。

（二）论文著作

章氏著述有《章庆云医师医案》，以及《66例胃脘痛临床疗效观察》《临床运用人工牛黄治疗感冒发热》《临床运用人工牛黄经验总结》等论文。

另有门人学生等总结其经验撰写《老中医章庆云运用香苏散治疗脘腹痛的经验》《章庆云老中医治疗胃脘痛经验》等文章。

（三）验方治验

章氏有经验方柴卷甘露汤、和胃冲剂流传，并有外感风寒证、急性气管炎、胃下垂、过敏性结肠炎、呃逆、癫病、面神经瘫痪等杂病治验。

1. 柴卷甘露汤（经验方）

[组　　成] 银柴胡 10g，清豆卷 10g，羌活 5g，独活 5g，前胡 10g，甘露消毒丹（包煎）15～30g。水煎服。

[功　　效] 解表疏风，清热解毒。

[临床应用] 主治发热而恶寒不甚、脉浮数或浮滑、苔薄微黄之普通感冒与流行性感冒的风热型。

[简明方解] 银柴胡清化退热，清豆卷解表退热，羌独活发散风寒，前胡宣散风热，甘露消毒丹清热解毒。临床可随症加减运用。

2. 和胃冲剂（经验方）

[组　　成] 苏梗 6g，香附 9g，青皮 6g，川朴花 3g，佛手花 3g，制川军 9g，龙葵 15g，黄芩 12g，党参 9g，生白芍 12g，甘草 9g，大枣 12g。以上方为一料制成冲剂，每包重 25g，每次服 1 包，日服 3 次。

[功　　效] 健脾和胃，理气止痛。

[临床应用] 主治胃脘部痛胀闷嘈之胃窦炎、浅表性胃炎、胃与十二指肠球部溃疡等。

[简明方解] 苏梗、香附、青皮、川朴花、佛手花疏肝解郁，芳香健脾，和胃畅中；党参、大枣、甘草甘温补脾健胃，益气升阳；黄芩、龙葵疗痰热，清胃火；生白芍养血敛阴，平肝止痛；大黄苦降健胃，祛瘀生新。

（四）门人弟子

其传人为朱生樑，门人有宫克奇、郑建华、高桂花等。

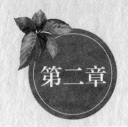

第二章 医事传略

　　朱生樑（1948—），主任医师，教授（二级），博士研究生导师，师承海派中医陈存仁得意门生章庆云先生，为丁氏内科第四代传人，海派中医丁氏内科流派陈存仁学术思想研究基地负责人，上海近代中医流派临床传承中心丁氏内科流派传人，第六批全国老中医药专家学术经验继承工作指导老师。曾任中华中医药学会脾胃病分会常务委员，世界中医药学会联合会消化病专业委员会常务理事，中国民族医药学会常务理事，上海市中医药学会脾胃病分会副主任委员，上海市中西医结合学会消化病分会副主任委员，上海市中医高级职称评定委员会委员，上海中医药大学内科研究生学位评审委员会委员，上海中医药大学科研督导等。

　　1976年毕业于上海中医学院（现上海中医药大学）医学系。1977—1984年师承章庆云先生，门诊定期抄方八年，耳提面命，受到章师严谨医理、医德医风的熏陶，担任章师硕士研究生指导老师，协助章师做了部分工作。1985年起主持医院胃肠病专科门诊，艰难起步，潜心治学，经10年专科创业，声誉鹊起，脱颖而出。1994年担任岳阳中西医结合医院消化内科副主任，1997年起担任岳阳中西医结合医院消化内科主任。朱生樑临床擅长脾胃病的辨治，临证中善用"通""化""宣""平"等法，疗效卓著；崇尚"衷中参西"，对反流性食管炎、慢性胃炎、急性胰腺炎、溃疡性结肠炎等疾病的中医及中西医结合诊治均有很高的造诣。在国内首创"从胃治咳"治疗胃食管反流病伴夜间呛咳；在国内率先开展"疏肝和胃法"治疗酸与酸碱混合反流型胃食管反流病的临床及实验研究，在中医脾胃病领域产生较大的影响。从医40余年，带领专科先后入选上海市中医特色专科、上海市中医临床优势专科、国家中医药管理局"十一五""十二五"脾胃病重点专科。2007年经国内同行推选，担任全国胃食管反流病协作组组长，受中华中医药学会脾胃病分会和国家中医药管理局委托，执笔完成了《中国胃食管反流病中医诊疗共识意见》《吐酸病（胃食管反流病）中医临床路径》和《胃食管反流病中医诊疗方案》等多份国家级规范并推广应用，促进了国内同行在胃食管反流病理论学术与治疗技术上的进步与提高。

在中医学院读书

1972 年，国家发布了全国高等院校要从有实践经验的工人、农民和解放军中招收学员的通知，停摆了六年的高等院校开始恢复招生与教学。教育部下达的招生政策是：群众推荐，组织审查，领导批准，学校录取。所以最后能够进入大学学习的幸运儿注定是极少数的人。

1973 年 8 月底，我拿到了上海中医学院的入学通知书，从遥远的黑龙江省尾山农场三分场回到上海，9 月初到上海中医学院报到注册，正式成为一名医学系的学生。回忆起 47 年前，这一命运转折的历史场景，我首先是感恩，一名下乡了的知青还能够回到上海读大学学中医确实非常幸运，没有想到过，永远感谢那些推荐我上大学的知青、职工和干部。其二，坦然，在过去那四年半下乡的时间里，我一直能听党领导，积极参加农业生产劳动，风吹雨打，埋头苦干，成绩斐然。作为曾经考进过市重点中学的 1968 届高中毕业生，各方面表现比较突出，所以能够被大学录取，也是顺理成章的。其三，平和，从小我家境贫寒，性格内敛谨慎，心态平和善良，这次能上大学的机会来之不易，故无比珍惜。作为学生，以学为主，将来毕业做医生，人命关天，责任重大。因此，开学伊始，我就能以一颗谦逊的平常心投入到大学的学习生活中。

上海中医学院的教职员工也以满腔的热情，宽广的胸怀迎接来自全国四面八方的学子，投入的师资堪称豪华一流。安排给我们上课的老师几乎都是名师。例如解剖刘芳稿，生理吴定宗，生化赵伟康，医古文段逸山，英语先后是韩英、王振忠老师。尤其是上中医基础理论课时，每周一个半天，老师带我们去青海路第五门诊部进行中医见习，全班同学分成 8 个小组，由金寿山、张伯纳、张震夏、柯雪帆、钱承辉、叶怡庭、吴文鼎、沈仲理八位中医大师为我们一年级的学生见习带教。现在想想，简直是最大的奢侈。带领我的老师是张震夏老先生，他年近六旬，沉默寡语，严肃认真，满腹学问，用药精当，每张处方仅 9～11 味中药，但是在每味药下笔前，他都要思考良久，极其认真，中医前辈对工作的敬业令人动容。

上海中医学院的校园整洁恬静，教室宽敞明亮，宿舍设施良好，伙食物美价廉，记得那时食堂的菜底加大排色香味俱全，每份仅 1 角 2 分。国家给我们农村上来的知青学生每月发 19 元生活补贴，基本可以满足生活需求。比起农村落后的环境，艰苦的生活，繁重的劳动，简直是天壤之别。能有这样幸福的大学生活，我感到由衷的满足与享受。除了上好课，做好笔记，做好预习，许多中医经典古籍、汤头歌诀需要背诵。我就抓紧时间到教室里、校园里去朗读与背诵。中医的古籍，浩如烟海，我经常到图书馆去阅读，逐步涉猎到中国历代的中医著作，从《黄帝内经》《神农本草经》《伤寒论》到《温病条辨》《叶天士医案》。中国传统文化的深厚底蕴，中医药学的博大精深，不断开拓我的视野，也激发了我内心深深的敬畏，激起了我热爱中医、学好中医、传承中医的信念。

上海中医学院三个学期基础理论课的学习结束以后（1973 年 9 月—1975 年 1 月），我所在的三班及四班一起来到曙光医院，开始了近两年的临床教学课和毕业实习（1975 年 2 月—1976 年 12 月）。有幸又接受了张鸿祥、李应昌、余志丁、黄振翘、蔡淦、石印玉、吴志清等老师亲炙。其间我印象最深的有两件事：

一次是 1975 年上半年跟随黄振翘老师去参加开门办学。所谓开门办学，是当时形势下的一种教学改革，当时称教育革命，即一个班级的学生留在曙光医院学习妇、儿、伤、眼、五官、针推各小科 5 个月，另一个班级则出去开门办学，到川沙、南汇三家医院学习内科与外科 5 个月，其中上午分散在病房、门诊和急诊轮转学习，大部分由所在医院的医生带教，下午每周则安排 2～3 个半天上理论教学课，由曙光医院派去的老师授课。我所在的小组 13 个同学首先安排在周浦医院学习内科 10 周，其中 5 周在内科病房，2 周半在门诊，2 周半在急诊。一开始，我和其他 6 位同学先去病房，由曙光医院派出的黄振翘、杨祖耘老师分别带一组，我跟随的是黄振翘老师。黄老师是上海中医学院 1962 年首届毕业生，13 年来一直在曙光医院内科病房工作。十多年的刻苦学习和磨炼造就了他精湛的业务水平和能力。他带领我们学内科进行查房，指导我们如何问诊，如何进行体格检查，如何明确诊断与鉴别诊断，如何进行诊疗操作，如何处方用药，如何写病史、写病程记录……手把手地教授知识与技术。例如听诊心脏，他教我们识别第一心音、第二心音、收缩期杂音、舒张期杂音、期前收缩（早搏）、奔马律；听诊肺部，教我们识别正常呼吸音、水泡音、哮鸣音。还有腹部检查时，视触叩听如何操作，如肝的触诊、胆囊的触诊、脾的触诊、腹部的触诊。每一个病人让我们反复检查，一遍一遍，一丝不苟，不厌其烦，稍有不符合他的要求，马上纠正，动作稍有不规范，从不放过，必须做到他满意为止。分析病史，鉴别诊断，他让我们进行讨论，有时我提出的几个意见，他都用带有苏州口音的普通话说"勿对，勿对"，启发我们回到正确的思路上。黄老师太认真负责了，每天上午查房我们小组都是 12 点以后结束，一直是病房最后一名，甚至迟至下午 1 点结束。那时候，周浦医院内科病房的病人以农民为主，100 张床位绝大多数都是急危重症，有发高热的，有急腹痛的，有心衰的，有呼吸衰竭的，有肝硬化血管破裂大出血的，有溺水的，有服毒的，有触电的，比比皆是。面对难题，黄老师总是沉着冷静，不慌不忙，依靠他深厚的读书理论基础和内科基本功，逐渐赢得了内科病房所有医生的尊敬。一次，有一个病人发热，肝区痛，当地医生无法明确诊断，黄老师会诊后经过仔细的肝区触诊、叩诊，认为阿米巴肝脓肿可能性很大，经过大便和超声检查后得到确认。许多肿瘤与白血病患者经黄老师诊治后很快明确了诊断。病房学习期间，我在黄老师指导下，还做了 3 例白血病骨髓穿刺。在周浦医院内科 10 周的学习，紧张、忙碌、充实。离别之时，黄老师对我们谆谆叮嘱：你们这次学内科，一边上课一边临床，学得比较扎实，看到了许多在曙光医院也看不到的病人，希望你们以后能努力成为一个好医生。几十年过去了，至今我仍然非常怀念在周浦医院学习内科的这段经历，尤其是感谢恩师黄振翘教授，他全心全意为人民服务的高尚品德，一丝不苟的工作态度，严谨刻苦的治学精神，永远是我学习的榜样。正是由于他的辛勤栽培，让我掌握了内科的基本理论，打下了比较扎实规范的内科基本功，让我一生受益。

　　毕业实习期间，另一件让我留下深刻印象的是参加曙光医院医疗队。1976 年 7 月 28 日，唐山发生了震惊中外的 7.8 级大地震，顷刻之间，城市内外夷为平地，人民生命财产损失惨重，死难人数超过 24 万多。在巨大的灾难面前，全国有 2 万多名医务人员先后参加医疗队，奔赴唐山，救死扶伤，抗震救灾。7 月 29 日上午，我们班从安徽开门办学回来，正是休息的第二天，我在家里接到里弄里的传呼电话，让我立即回医院；当天下午，曙光医院赴唐山医疗队正式成立，我们班级有 5 位同学被抽调参加医疗队，我也名列其中。当晚，我们就坐火车向唐山出发，一路走走停停。到达唐山后，指挥部确定我们的任务是上海中医学院附属曙光医院、龙华医院两支医疗队连同第二军医大学附属长海医院、长征医院两支医疗队到唐山东矿区广场立即搭建一所棚席医院收治病人。于是大家一起动手，一座座由棚席搭建的病房、门诊、宿舍随即在一片煤渣地的广场上拔地而起，一切都是白手起家，因陋就简，困难重重中，病人也开始源源送来了。由曙光医院和龙华医院内科医生组成了一个内科病房，由一间硕大的大棚搭建而成，地上打四个木桩，上面安一块木板就成了病床，一间病房安置了四五十张床位。由于医疗队里只有黄群一名护士长，因此我们曙光医院与龙华医院医疗队里的学生就理所当然担任了护士。护理工作辛苦琐碎，技术要求也很高，护士长就给我们明确工作职责，指导我们技术操作要领，开展护理工作，我也就按部就班地认真做起了护士。夜班时，除了护理还要给病人排药，早班时给病人打针发药，主班时处理各种医嘱，忙得也不亦乐乎。到任务结束时，我的静脉注射技术已经很不错了，几个小孩子的头皮针注射我也能做到一针见血。忙里偷闲，我也会跟随内科的老师们听他们的查房。应该说，能参加医疗队的老师都是这几家医院的精英骨干。我特别崇拜的是余志丁先生，他应该是上海中医学院培养的最杰出的医生之一了。不管站在哪一个急危重病人面前，他总是神情自若，胸有成竹，思路清晰，分析严密，结论抓住关键，处理当机立断，听他的查房我总感到是一种美好的享受。经他的诊治，许多病人都能转危为安，改善病症。

1976 年 10 月初，上海中医学院与第二军医大学各家医院的第二批医疗队前来接替了我们的所有工作。交接班上，他们士气高昂，医生、护士、后勤保障配置完整，装备精良，更加凸显了当时我们第一批医疗队的艰苦窘况。随后，我们踏上了返沪的列车。

参加唐山抗震救灾医疗队是我上大学期间的一次特殊经历，也给我的一生留下了难忘的宝贵精神财富。这就是全心全意为人民服务无私奉献的唐山抗震救灾精神，上级一声令下，没有人讲条件、讲困难，无条件服从，有困难个人自己克服。无论安排什么工作，无怨无悔，当好一颗螺丝钉。两个多月的艰苦工作，没有一分钱工资、奖金，没有一枚奖章，没有一次表彰，甚至连我们的姓名也被遗漏了 [2016 年 7 月，为纪念唐山大地震 40 周年抗震救灾的伟大精神，上级部门要求给还活着、健在的原赴唐山医疗队成员录音录像。在岳阳中西医结合医院录音录像的座谈会上，陈汉平教授（原龙华医院医疗队队长）突然问了一声，朱生樑怎么没有来？主持人回答说，名单上没有他的姓名。陈老师马上说：我证明朱生樑肯定参加了唐山医疗队，他是曙光医院的实习学生。因此，事后院方还为我一个人专门补办了一次录音录像]。回沪的第二天回到曙光医院，我们 5 个学生马上找到了自己毕业实习的小组，继续参加实习轮转，没有休息一天。还有就是，艰苦奋斗不怕困难的坚强意志。1976 年的夏天，唐山抗震救灾的条件异常艰苦，物质条件根本不能跟现在相比，千难万险，困难重重。在困难面前，没有人叫苦，也没有人退缩。我还记得的几个困难：一是渴，出发时我们在火车上吃的是压缩饼干，天气炎热，火车是临时征调的，没有空调，也没有饮用水，到了迁西下火车后，辗转了好几天才赶到东矿区，而唐山地区就更加缺水了，经常找不到水喝，渴得要命。有时渴急了，许多人忍不住就喝地面上的水，结果造成一半以上的人得了细菌性痢疾，我也没有幸免，腹痛、腹泻、脓血便 1 周多，好不容易才扛了过来。二是饿，在东矿区棚席医院里，实行的是军事化的供给制，每天外面送来三顿饭。做护理班时，每次中班晚上 11 点下班，夜班通宵工作。有时真的很饿，饥肠辘辘，饿得头昏眼花。三是冷，九月中下旬以后，唐山夜间的天气已经很冷了，由于出发时极其仓促，我们仍然穿着七月的短袖上班，周到一点的同事也仅带了一件长袖衬衫，我们身上没有钱，医院外面没有商店，夜里值班冻得瑟瑟发抖。唯一的办法就是忍着，熬过去。

1976 年 12 月，我们 1976 届全体学生又重新回到上海中医学院，进行了为期一个月的毕业分配思想教育学习班。1977 年 1 月，上海中医学院公布了全体毕业生的统一分配方案。上海中医学院 1976 届最有名的学生，药学系的杨晓渡同学坚决报名到最艰苦的西藏去工作，践行了他一个共产党员全心全意为人民服务的崇高思想。其余的，工厂来的学生回工厂，部队来的学生回部队，新疆来的少数民族学生回新疆，从农村招生的上海知青学生则全部分配到上海各家医院，我被分配到上海中医学院附属岳阳中西医结合医院内科工作。

（朱生樑）

跟师章庆云

1977年2月，朱师走进上海中医学院附属岳阳中西医结合医院人事科报到，随后到了内科，章庆云主任、姚玉兰副主任亲自向他简要介绍了科室情况以及内科将在1979年下半年开设病房的消息。对于朱师的初步安排是先在门诊跟老中医抄方1个月，然后独立参加门诊，计划1979年上半年安排其到西医院进修学习半年，下半年回医院进内科病房工作。于是朱师正式开始了他的医疗工作生涯。

1977年的岳阳中西医结合医院内科是由上海市公费医疗第五门诊部（通称"五门诊"）的内科医生以及几位从铁道医学院吸收进来的西医组成的。基本工作是门诊诊疗，老中医是工作的主体力量，其中比较著名的有严二陵、朱锡祺、章庆云、姚玉兰、袁杏佛、周光英、何伟纯、袁幼兰、曹廷良、余亚云等十多位老中医。所谓老中医，是指1949年上海解放前独立悬壶开业，能生存下来，并且在解放后继续开设私人中医诊所的中医。1952年，五门诊成立以后，相继进入公立医院的中医（这些能够进入五门诊工作的），应该说都是中医中的佼佼者。所谓跟师抄方，这是一种传统的也是经典的中医跟师学习的方法，即通过老师给病人看病，从望闻问切开始，然后书写病史，明确症状，辨别证候，确立治则，一直到处方开药的一整套诊疗疾病的过程。学生通过抄方来观察和学习老中医的望闻问切，辨证思路，以及用药经验。通过长年累月的不断积累，加上学习中医经典的提高，学生就慢慢学到了老师如何诊治疾病的本领。经过几年的学习历练，或者一定的考试后，学生就能独立行医了。这种徒弟拜师学习的过程也就是几千年来中医传承的主要途径。

于是朱师开始了1个月的跟师抄方学习，而且根据章主任的提议，每天轮流跟随一名老中医抄方。1个月下来，基本了解了每个老中医的大致医疗情况。到了第2个月，科室给朱师分配了诊疗桌与签名章，开始独立门诊。首先面临的问题是病人门可罗雀，常常是枯坐半天，只有2~3个或者5~6个病人就诊。病人都不信任年轻医生，令人窘迫无比。内科每天有600左右的门诊人次，严二陵、朱锡祺、章庆云三位大佬就看了一半（300左右）病人，其余的病人大多数选择了其他老中医，所以剩下的能让中青年医生诊治的已经寥寥无几了。其实想通了这也非常正常，因为当时基本的病人都是公费与劳保病人，一角钱挂号费，可以自由选择医生，病人当然要选择那些德高望重、技术精湛的老中医们了。何况老先生们和蔼可亲，来者不拒，所以面对现实，朱师严肃认真地想了一下，暗暗决心：一是要用十年时间进一步学习提高自己的中西医理论与基本功；二是要选择跟随一名老中医学习，夯实自己的中医能力。选择哪一位老中医跟师呢？严二陵先生师从林衡甫，1923年时值上海瘟疫病流行，他以轻可去实之法挽救病家不计其数，故而盛名，为一代中医临床大师。时年年近八旬，他的学生董建华先生（中国第一位中医院士）当时已经是北京市名中医了，所以周围坐满了国内与市内的进修医生。朱锡祺先生，中医学校毕业后师从名医蒋文芳，一路打拼，衷中参西，注重疗效，擅长心血管疾病，追随者众多，特别是西医进修医生争先恐后。章庆云先生，听其他老中医介绍，他的师傅叫陈存仁，是丁甘仁先生的弟子，曾任国民政府卫生部中医顾问、国大代表，1949年到香港去了，章师就独立悬壶开业，1956年进五门诊工作。根据几次跟随章师抄方的观察，感觉章师理论功底扎实，医理严谨，理法方药清晰，擅长脾胃肺肾疾病，非常适合我们这些青年医生跟师学习，且作为内科主任、教研室主任，在进修医生的安排中，分配给其他老中医的多，自己身边的抄方者相对较少，只有3~4个或4~5个人，还可以有位置挤进去抄方。因此，朱师就决定拜章师为师，抄方学习。章师听了后也欣然同意。从此，每当朱师发现门诊没有就诊病人了，就赶紧跑去隔壁跟章师抄方。三位大佬的门诊情况大致是这样：章师坐在中间看病，四周围坐着进修医生、抄方学生，选择一个写字快的书写病史，选择一个字写得清晰又快的书写处方。章师一边看病一边口授心传，待学生书写完病史、辨证结果、治疗原则，然后就开始唱药：党参三钱、白术三钱……。一个病人看完，接下来再叫下一个。一般每位大佬一上午要看 80～100 多个病人，基本上都要中午 12 点多甚至下午 1 点多才能下班。都是六旬以上的老人了，看到他们正襟危坐，全神贯注，一丝不苟地诊脉、问诊、唱药的身影，朱师满怀崇敬，深深感叹章师等老中医的优秀品质。一是对中医真心的爱。陈存仁自己患伤寒，西医治不好，丁甘仁 5 帖中药治好了他的病，因此一辈子献身中医。章老师因为其父亲患伤寒而病亡，故发奋学习中医，一辈子践行中医。二是大医精诚，仁心仁德，悬壶济世的人文精神。章老对每一位病人都一视同仁，不论贫富，不论疾病轻重，均仔细认真，绝无马虎与敷衍。三是心中有爱，勇于奉献，敬业负责的精神。章老对来诊病人从不拒诊，真正把病人当作衣食父母，对病人关怀备至，和颜悦色，认真负责地对待每一位病人。每天工作到下午，基本上他都是最后一个结束门诊的人。而在当时除了工资收入，没有奖金，门诊没有任何提成，也没有见到他的抱怨与不满。老一代中医人甘于清贫、淡泊名利的高尚品德永远值得我们后辈学习。所以，对于中医传承，朱师说我们就是要学习老中医的这种精神，一生为了医学事业默默奉献，这也就是医学的光芒。

从 1977 年至 1984 年的 8 年间，包括到病房工作期间，朱师每周至少有一个半天时间跟随章师抄方学习。1983 年 9 月—1984 年 7 月，章师还专门提名让朱师从病房去门诊，带教上海中医药大学 1984 级一个班级一年 12 批学生的毕业前中医内科实习。1985—1987 年，经章师提议与处方，朱师协助章老开发了一个院内制剂"和胃冲剂"并应用于临床。其间，还合作发表了 2 篇学术论文。1988 年，章老又聘请朱师担任其第一个硕士研究生的指导老师。直至 1989 年章老不幸病逝后，朱师继续协助指导直至该学生毕业拿到硕士学位。

（闫秀丽　张秀莲）

主攻脾胃病

1979 年秋，岳阳中西医结合医院内科病房正式开张，朱师进入病房成为第一批内科住院医师，分管床位 10 张。病房主任是在上海医学院（现复旦大学上海医学院）1955 年毕业擅长心血管疾病的施浚昌，所以病房收治的心血管病患者居多，病情也多危重难治。住院医师的工作职责，首先是要管好自己的床位，写好病史与病程记录。朱师收治新病人时仔细问诊，认真查体，对诊断要点、鉴别诊断、需要检查的项目、治疗方案与措施，均了然于胸。病史写得清晰规范，对每一个老病人注意观察与分析他们每天的检查指标与病情变化，以便写好病程记录。对每一个危重病人注意分析可能出现的变化，寻找应对的措施。遇到疑惑之处，就马上查阅相关文献资料，或者向上级医师请教汇报。每当上级医师或主任医师来查房，朱师就详细汇报每位病人的病史、诊断与治疗情况，再按照上级医师的指示执行医嘱。住院医师的第二个重点就是每 6 天一轮的病房值班，朱师称这是他最紧张的时候了——下午 5 点以后，内科病房 60 张床位，每天都会有十几个危重病人，按照下班前其他医生的交班情况，朱师首先都会去看一下这些病人，熟悉一下情况，然后在夜间查房时给予他们重点关注，尤其是几个特别危重的病人，更要仔细阅读他们的病史，了解他们的疾病阶段与预后，对可能出现的情况如何应对做好准备。朱师说他是一个小心谨慎、胆子很小的人，每当遇到这种情况，生怕出错，他就会整夜不睡。为了了解病人的变化，有时经常会整夜守在病人病床旁边，或者回办公室看书寻找对策。对于出现的一般突发情况，一个人也能妥善处理。因此，几年的住院医师生涯，朱师做到了零差错、零投诉。

《内科手册》是医学生手中的宝典。温故而知新，朱师平时只要有空余时间，就反复背诵《内科手册》上的知识点。粉碎"四人帮"后，医学也迎来了学术的春天，上海各大医院的学术讲座、进修班如雨后春笋般涌现。工作之余，凡有学术讲座，朱师总希望多听多学，丰富自己的专业知识。讲座大多安排在晚上，朱师不值夜班时，或是去听邻近的瑞金医院的内科讲座，或是去听医学会的讲座。岳阳中西医结合医院也为各级医生举办了一些学术讲座与中医经典学习班，记得医院曾规定上海中医学院的毕业生必须参加叶怡庭教授主讲的"伤寒论"学习班。朱师积极参加，而且在事后全体医师参加的"伤寒论"考试中，朱师得了唯一的 100 分。

病房施主任是上海医学院毕业的西医，主攻心血管疾病，当时已经 50 多岁了，仍每周一次到华山医院心内科病房跟随著名老专家查房，学习新知识、新技术。一次，施主任从华山医院拿来了一项"乙胺碘呋酮治疗室上性心动过速临床研究"的任务。施主任负责 40 例临床试验观察病人的收集工作。鉴于朱师 1978 年已经在胸科医院心内科进修过半年，对心血管疾病比较熟悉，且工作态度认真，做事严谨踏实，遂把其中 20 例观察任务分配给他。这是朱师生平第一次参加临床药品研究，故特别认真对待。临床研究工作非常烦琐，要求高，时间紧。朱师严格按照研究标准详细记录每一例患者的病情变化，化验单粘贴整齐，资料收集完整，时间节点控制准确，保质保量地完成了 20 例病人的收集工作。当朱师把这 20 例病人观察表交给施主任时，他对这次工作非常满意。之后有一天，施主任把朱师叫进他的办公室谈话，他说："我对你的工作是很满意的，现在我们内科从上到下的医生无论西医和中医都热衷于搞心血管病，大家都挤在一起，今后大内科肯定是要进行二级分科的，要成立消化内科、呼吸科、肾内科等科室。我想了一下，因为你是中医，搞脾胃病很好，所以建议你去搞消化，搞脾胃病。现在上海市卫生局有一个第一期胃镜学习班的名额，你愿不愿意去学习胃镜？"朱师听了后马上回答："我听从施主任的建议与安排。"由于施主任的指点与教导，朱师开始转变方向，主攻脾胃病。当年参加了第一期胃镜学习班，随后到长宁区中心医院胃镜室进修了半年，回来后即主持了岳阳中西医结合医院胃镜室的创建与工作。1986年，经张天院长提名，朱师主持了岳阳中西医结合医院胃肠病专科门诊，每周两个半天。至此，朱师中医脾胃病的临床与研究工作开始起步。

（闫秀丽　张秀莲）

受聘科主任

从 1986 年主持胃肠病专科门诊以后，经过 3 年的努力和积累，1989年，朱师争取到了第一个上海市高等教育局的科研项目"中医药治疗幽门螺杆菌慢性胃炎的实验研究及临床应用"，成为上海市中医系统里第一个分离出幽门螺杆菌的研究者，同时培养了 1 名硕士研究生，并获得了上海中医学院科技成果二等奖。1990 年，朱师又获得上海市卫生局科研项目"平萎汤治疗胃粘膜癌前病变的临床研究"。后来经过大量的研究工作，将

"平萎汤"开发为岳阳中西医结合医院院内制剂，至今临床仍广泛应用，效果显著，使无数患者受益。在长期临床工作中，朱师勤于观察，发现胃溃疡患者有反复发作的特点，因此，他想利用中药毒副作用小的特点，对胃溃疡患者进行长期的维持治疗，以此为切入点，于 1992 年获得了上海市卫生局科研项目"7 号健胃汤对消化性溃疡维持治疗的临床研究"。1994年，他再次获得上海市高等教育局科研项目"中西医结合治疗幽门螺杆菌相关性胃炎的临床研究"。经过 10 年的艰苦创业，潜心治学，朱师连中 4 项科研项目，开设中医药治疗胃窦炎、萎缩性胃炎癌前病变专科门诊，病人门庭若市，声名鹊起。1995 年，胃肠病专科门诊脱颖而出，入选上海中医药大学首批 A 级专科门诊（当时岳阳中西医结合医院仅有 4 个：推拿、妇科、血液、胃肠病），而且消化内镜室亦从无到有，有力地支持了中医学科的建设。

1994 年 5 月，为了适应医院搬迁到虹口区大柏树地区以后医疗工作的需要，岳阳中西医结合医院领导对内科施行了两级分科，于是消化内科应运而生，正式成立。首任科主任张春涛，副主任朱生樑，全科有医师 6 名，分得床位 10 张，下辖消化内镜室。1995 年，岳阳中西医结合医院整体搬迁到甘河路 110 号，进一步扩增床位，消化内科床位增加到 23 张，门诊诊室分配到 3 间，业务量快速增长。病房收治的急危重和疑难复杂病人也越来越多。因此，各科室纷纷引进西医担任科主任。1997 年初，张春涛主任退休，朱师临时负责起了消化内科的工作。病房、内镜室、门诊、三班值班、会诊，让他忙得不亦乐乎，还经常加班加点。这时，有人悄悄告诉朱师，医院正在市内与国内招聘新的科主任，你这么卖力干什么啊？朱师平静地回答，我的理念是无论身处什么岗位，本职工作一定会尽力做好的。同时，医院招聘消化内科西医主任的工作并不顺利，因为有水平的西医不愿意到岳阳中西医结合医院来，而水平一般的，岳阳中西医结合医院又看不上，因此一直拖到 1997 年 9 月底。没想到的是，国庆节前一天的一次突发的全院大会诊，给了朱师一次脱颖而出的机会。当时在节日放假之前，医院领导与医务处、院办、后勤等都有一个对医院急诊科与重点科室、重点部门进行巡视的惯例。那天，当他们走到急诊科时，急诊科汇报有一名 40 岁左右的男性患者，不明原因的高热，昏迷，抽搐已经 3 天了，病情日益加重，诊断也不明确，家属还在吵吵闹闹。院领导意识到这是一个隐患，当即决定马上通知各有关科室主任，召开一次紧急全院大会诊。医务处随即发出通知，于是10分钟后各重点科室主任赶到急诊科，一场全院紧急大会诊在业务副院长主持下召开了，出席会议的几乎都是西医大教授，可是面对病人竟都束手无策，无法明确诊断。于是一位主任提议，病人是不是暴发性肝炎（即急性重型肝炎）？可以让消化科的朱生樑来看看。医务处一个紧急电话马上把朱师召到急诊科，此时大会诊已经结束，一位医务处干事与一名急诊科主治医师陪同朱师去看了病人。病人41岁，高热41℃，昏迷，还不停地抽搐。查体：未见黄疸，肝触诊正常，无肝臭。肝功能正常。询问家属也回答无肝病史，所以暴发性肝炎首先被排除了。昏迷、高热有哪些疾病呢？这时，在曙光医院毕业实习时及以后背诵过《内科手册》昏迷章节的苦功夫帮了朱师的大忙。一个个可能引起昏迷的感染、非感染、颅内颅外疾病被一一排除。突然，一个疾病出现在朱师的脑海中，高热、昏迷、抽搐发生在7—9月，这不就是乙型脑炎嘛，于是请求医务处马上呼唤麻醉科进行腰椎穿刺，化验脑脊液。当穿刺针穿入腰椎，混浊的脑脊液流出的一刹那，朱师就感觉诊断已经明确了。医院领导也马上知道了病人诊断已经明确的消息，他们非常高兴，吩咐医务处立即通知家属。病人患乙型脑炎的诊断已明确，因为是传染病，故需要立刻转送到上海市传染病医院治疗。无须赘言，同年底，医院聘朱师为消化内科主任，于是朱师的职业生涯迎来了又一次转折。

（闫秀丽　张秀莲）

错位发展，追求卓越

经过10多年的发展与努力，岳阳中西医结合医院消化内科在慢性胃炎、胃癌前病变、溃疡性结肠炎等方面的临床与实验研究中取得了一定的成效。1997年，由朱师领衔，以中医药治疗胃癌前病变申报上海市医疗协作中心。同时，上海市第一人民医院张镜人教授以慢性胃炎作为申报方向，曙光医院蔡淦教授也以慢性胃炎作为主攻方向，龙华医院马贵同教授则主攻溃疡性结肠炎。三家医院均顺利申报，仅岳阳中西医结合医院名落孙山。痛定思痛，在总结经验教训中，朱师认为，自己资历不足，医院社会影响力低，科室主攻方向优势不明显，都是造成失败的原因。因此，当1997年底，朱师成为消化内科主任的那一刻，岳阳中西医结合医院消化内科今后如何发展？主攻方向确定为什么？近期与远期的发展目标是什么？就严肃地摆在了他的面前。他努力观察着、思索着。他以敏锐的眼光发现，随着改革开放，由于中国人饮食结构的变化，一个新兴的胃食管反流病发病率正在中国迅速增长。西医以质子泵抑制剂治疗，但治标不治本，疗效不肯定，而放眼全国各家中医医院，都还没有起步。于是他决定把科室主攻方向放在胃食管反流病的研究上，避开实力强劲的各路对手，错位发展，从零开始，从新起步，并且立即开设了胃食管反流病专科门诊。周六上午，朱师还亲自主持半天专科门诊，同时迅速组织课题，发表文章。经过3年的努力工作，2000年岳阳中西医结合医院胃食管反流病专科门诊一举入选上海市中医特色专科（当时岳阳中西医结合医院只有6个专科入选：推拿、妇科、血液、胃食管反流病、痛风、针灸），这为科室的发展建立了一个更高的平台，开辟了一条新的道路。2004年，胃食管反流病专科又入选了上海市中医临床优势专科。2007年，胃食管反流病入选国家中医药管理局"十一五"重点专病；同年，经国内同行推选，全国中医脾胃病重点专科成立了6个疾病的协作组，岳阳中西医结合医院消化内科成为胃食管反流病的组长单位。为什么会选择岳阳中西医结合医院呢？当时的中华中医药学会脾胃病分会主任委员是这样说的："从网上查到的十多篇中医胃食管反流病论文几乎都是上海中医药大学附属岳阳中西医结合医院发表的。"[6个组长单位，北京3个（张声生牵头功能性消化不良，唐旭东牵头慢性胃炎，魏玮牵头肠易激综合征），南京1个（沈洪牵头溃疡性结肠炎），沈阳1个（王垂杰牵头消化性溃疡），上海1个（朱生樑牵头胃食管反流病）]作为胃食管反流病协作组组长，受中华中医药学会脾胃病分会和国家中医药管理局委托，于2009年执笔完成了第1版（深圳）《胃食管反流病中医诊疗共识意见》《吐酸病（胃食管反流病）中医临床路径》及《胃食管反流病中医诊疗方案》3份国家级规范，这是上海市中医脾胃病重点病种唯一的执笔单位。2017年完成了第2版（北京）《胃食管反流病中医诊疗共识意见》的修订，确立了岳阳中西医结合医院胃食管反流病研究在国内的领先地位。

回忆起这一段工作经历，朱师说，1997 年到 2007 年，这是我一生中最艰难困苦、刻骨铭心的 10 年，当时，国内正处于改革发展的阵痛期，经济发展转型、产业结构调整引发工厂企业大批职工下岗，同时，伴随着大办公司潮、大规模动迁基建潮、医院医保政策改革等等，社会上的各种矛盾不可避免地也反映到医院里。朱师说，这一时期送到医院的病人都是最危重的。1997 年底，他刚受聘科主任没几天，就迎头受到一次挑战，消化内科病房收进了一个暴发性溃疡性结肠炎的病人，每天便血十多次，每次马桶里都是一片红彤彤的鲜血，仅 3 天，血红蛋白就下降到 40g/L，病情极其危重。朱师集中全部精力奋力抢救这个病人。经过三天三夜各种措施的治疗，病人的病情终于稳定了下来。朱师说他三天三夜没敢回家。由于当时消化内科的技术力量非常薄弱，病房里朱师要唱主角，内镜室朱师也要唱主角。几个半天的门诊病人众多，也不能停下来。还要参加医院三班主任医师的值班。朱师说，这十年，我忙碌到几乎没有上下班的概念，有时医院一个电话紧急召唤，必须马上赶到医院。记得有一次半夜，医院总值班打电话请他立即到院，参加急诊科一个大出血病人的抢救，待他赶到医院急诊科时，只见二三十个病人家属黑压压的一片围在急诊室里，人声鼎沸。病人是江湾镇上一个 80 岁左右的老太太，因突发呕血，出血量达 2 000ml 以上，正处于出血性休克昏迷中。看了病人，此时此刻我感到首先必须稳定局势，否则后果不堪设想。于是我马上站出来对病人家属说，我是岳阳中西医结合医院消化内科主任，医院叫我来主持这个病人的抢救。现在病人大出血休克，原因不清楚，也不能做急诊胃镜。因为病人昏迷，急诊胃镜一旦出现反流可以造成窒息死亡。所以现在当务之急是止血，让病人的血压升上去。你们现在首先让我来抢救病人呢？还是要争论？带头的家属马上说要先抢救病人。于是我立即让护士把病人转送到 ICU，请家属都回家去。当夜在 ICU，我们应用了各种常规的和非常规的抢救措施。到凌晨 6 点，病人的血压终于升到 90/50mmHg 左右，神志逐渐清醒。朱师当机立断，立刻在 ICU 做了急诊胃镜检查，看到病人胃底部有一个巨大的包裹着的血肿块，于是马上送病人去手术室处理。手术结果发现是一个胃底血管畸形，由于血管破裂而造成大出血。手术结扎后，病人成功生还。

还有一次印象非常深刻的抢救事件。时间发生在2001年左右，某个周日消化内科病房收治了一个上消化道出血的病人。周一上午查房时，主管医师看看病人一般情况还可以，就安排病人周二上午由他自己来给这个病人做胃镜。但到了下午，该病人病情突然发生急剧变化，呕吐大量鲜血后休克昏迷。当班医师立刻组织抢救，直至晚上6点半左右仍没有解决问题。朱师下午门诊结束刚刚回到家里，接到科室电话，让他立即回医院。于是在朱师主持下，又进行了2个多小时的抢救，输血共达1 600ml，病人仍没有停止出血的迹象。外科会诊医师以出血部位不明确为由而拒绝手术。晚上10点以后，朱师感到内科治疗已经彻底无效，就立即约请几个家属谈话，说明我们已经采取了所有的止血措施与输血，但出血仍无停止迹象，内科治疗已宣告无效，现在唯一的办法是立即急诊手术，而根据经验，继续拖下去病人必死无疑。时间就是病人的生命，我用我的名誉来搏一次，请外科主任马上来急诊手术剖腹探查，有可能找到出血部位，希望你们家属能够同意签字手术，我们一起搏一次，试用手术抢救病人生命。家属反复讨论了1小时左右，最后终于同意了手术并签字。半夜11点45分，外科张主任赶到了医院手术室，又是一个不眠之夜，最后这个病人也抢救成功活下来了，病因是胃角有一个巨大溃疡，溃破一根小动脉血管引发喷射样出血，胃切除结扎后血压便稳定了……从此，消化内科又多了一条纪律：收治任何上消化道出血病人，经治医师必须立即或者最快地安排胃镜检查以明确诊断——这是一条血的教训。

朱师平静地细细诉说这一次次惊心动魄的抢救经历。他说，主持抢救犹如战场，我很幸运担任科主任15年，首席专家6年，身经百战没有倒下，是一个幸存者。医生这个职业责任重大，风险极高，工作辛苦，今后你们面对病人救死扶伤，一定要有一颗敬畏之心，如临深渊，如履薄冰，千万不要粗心大意。

2012年，岳阳中西医结合医院消化内科圆满完成胃食管反流病"十一五"建设项目，顺利转为国家中医药管理局"十二五"脾胃病重点专科。其间，共获胃食管反流病研究方向国家自然科学基金3项，省部级课题6项，其他相关课题10余项，获省部级以上科技成果奖7项。经过20多年的努力与快速发展，岳阳中西医结合医院消化内科在上海市逐渐形成了自己的中医特色与稳定的研究方向：①中医治疗胃食管反流病的临床与研究已在全国处于领先地位，上海中医药大学培养的 40 多名中医治疗胃食管反流病的硕士、博士研究生，几乎全部是从岳阳中西医结合医院消化内科走出去的。②在中医治疗胃肠病方面，已培养了 20 多名硕士、博士研究生。③在中西医结合治疗重症急性胰腺炎方面，已培养了 10 多名硕士、博士研究生。④自 1980 年消化内镜室建立后，白手起家，从无到有，经 40 年建设与发展，内镜室年内镜诊疗人数达 20 000，开展了内镜逆行胰胆管造影术（ERCP）、内镜黏膜下剥离术（ESD）、超声内镜、小肠镜、胶囊内镜等各种先进技术，有力地支持了中医学科的建设。2019 年，科室年门诊量 100 000 人次，床位 50 张，年出院病人 2 300 人次，学科梯队完整，医教研全面发展。收治食管、胃、肠、肝、胆、胰各类消化系统急危重症病人，中医治疗脾胃病的水平在国内及上海市已享有一定的声誉和社会影响力，每年都在全国脾胃病学术交流大会上交流发言或担任大会主持，学术水平、床位数、门诊人次、出院人数与内镜诊疗人数在上海市 4 家三甲中医院中居领先地位，这也与朱师本人精湛的业务能力和长期的不懈努力密不可分。

（闫秀丽　张秀莲）

仁心妙术，师者风范

从 1977 年 2 月，28 岁的朱师走进岳阳中西医结合医院报到，到 2018 年 9 月，70 岁的朱师在岳阳中西医结合医院退休，42 年的中医生涯充满了坎坷与挑战、光荣与苦难。作为一名"文革"期间毕业的工农兵大学生，朱师没有任何家庭背景，没有中医渊源，没有显赫地位，成长中的每一步都非常艰难，每一次前进与成绩的背后更多面对的是困难与挫折。然而，朱师能够百折不挠，最后脱颖而出，逐渐成长为国内一名知名的中医专家，原因是什么呢？

（一）百炼成钢，医术精湛

朱师医术精湛，临床疗效显著，在岳阳中西医结合医院是比较出名的。20世纪90年代，一名30年顽固性腹胀的病人，必须每天趴在床上才能稍微减轻点腹胀，被他治愈后，病人给医院送来了"消化道之神"的锦旗。一名台湾某报的记者罹患溃疡性结肠炎，曾就诊于上海多位名医之手，然而病情毫无起色，几度辗转来到朱师处就诊，经过朱师仔细辨证论治，服用2周中药后，便血、腹痛霍然而止，于是他非常高兴地给医院送来了感谢信。一名夏季产后受凉、顽固性咳嗽3个月的少妇，剧烈咳嗽，咳断了3根肋骨，经全市多名中西医专家诊治无效，而朱师采用清燥润肺的膏方为其治疗，2周后咳嗽停息，于是她高兴不已，又带了6个亲戚来找朱师开膏方。更加不可思议的是，有一名乙肝后肝硬化失代偿期，两对半大三阳，肝功能严重损伤，黄疸腹水加胃出血、痔出血的病人，已被多家医院拒绝，宣布为不治之症，来找朱师要求膏方调理。朱师看了病案后，对他说，你目前处于乙肝后肝硬化的活动期，黄疸腹水加出血，不适合服膏方，但是病人苦苦请求，久久不肯离开，说自己已经无路可走，你把我死马当作活马来治疗好了，疗效不好我绝不会来害你。朱师见他态度诚恳，年仅40来岁，就决定接手这个病人。他精心辨证，认真思考后为这个病人设计出了一剂膏方。其中，60%是抗乙肝病毒，疏肝利胆，利水退黄，理气安络止血的治疗药；40%是健脾养肝的清补药；辅以阿胶、参三七粉、冰糖、饴糖、龙眼肉、大枣等细料。当第2年病人再次出现在朱师面前时，病人说服了2个月的膏方后，黄疸腹水基本消退了，出血停止了，肝功能基本已正常，特别是两对半大三阳转变为小三阳，精神与体力有了明显好转。对于这个病例的治疗成功，朱师的体会是，该病人乙肝后肝硬化失代偿期，多年治疗克伐过度，久治不愈，造成精血亏耗，阴阳失衡，正气已无法抗击病邪，而通过膏方扶正治病，恰恰提高了机体的祛病修复能力，故取得良效。此案例深刻地说明了中医的精髓在于辨证论治，同时也证明了中医膏方能够治疗急危重病。由于朱师临床疗效好，屡起沉疴，病人口口相传，故至今朱师的特需门诊仍需要提前2周预约，一号难求。一个半天常常有两成多病人属于全国各地赶来的疑难病症患者。

朱师常说，心在一艺，其艺必工。中医的生命在临床疗效，中华民族五千年的繁衍生息，中医药作出了巨大的贡献，中医药在疾病治疗与预防保健中的作用不容置疑。所以，他几十年如一日，兢兢业业，砥砺进取，把提高临床疗效作为医术的第一要务。他要求学生，一是要有悟性。所谓悟性，即是要具备深厚的中医功底，熟读经典，掌握中医的基本理论，要记性好，一听能理解，一看能明白，即心领神会。二是要有责任心，有担当。悬壶济世，救死扶伤，是医生的最大荣耀。病人把生命交付给你，就一定要全心全意地对待每一位病人，扛得起责任，想方设法去解除病人的疾苦。三是要重视临床实践，重视临床疗效，不断总结提高临证心得体会，要下苦功夫完善专业素养。朱师说，1986—1996 年，院领导让他主持胃肠病专科门诊，每周两个半天，从零开始。首先，朱师花工夫把每一个胃肠病西医的发病理论、生理病理、治疗用药都搞清楚。然后，他把每一个胃肠病的中医病名、病因病机、辨证论治搞得滚瓜烂熟。例如，脾气虚、脾阴虚、胃气虚、胃阴虚、肝胃不和、肝脾不调……每个辨证有哪几个主要症状，都牢记于心。运用中医辨证论治治疗专科胃肠病患者，不断总结临床成功与失败的教训。一年又一年的积累与沉淀，使他用中医治疗胃病、肠病的临床疗效越来越好，声名鹊起，病人纷至沓来。每个半天都有 70～80 个病人，最多时 100 多个病人。十年艰辛的努力，淡定坚守，厚积薄发。他把专科中医胃肠病的临床疗效提高了不止一个层级，还拿到了 4 个上海市高等教育局、卫生局的项目。1997—2007 年，他开始了又一个十年的奋斗，放弃了原周一、周四下午的胃肠病专科门诊，错位发展，主攻胃食管反流病，并在每周六上午开设中医胃食管反流病专科门诊。经过这一个十年的辛勤耕耘，奠定了中医治疗胃食管反流病在国内的领先地位。

（二）辛勤耕耘，教书育人

师者，传道授业解惑也。朱师作为一名上海中医药大学附属教学医院的临床带教老师，硕士、博士研究生导师，上海市近代中医丁氏内科流派指导老师，第六批全国老中医药专家学术经验继承工作指导老师，自然也承接了大量学生的培养指导工作。四十多年来，他辛勤耕耘，教书育人，为国家培养了大批优秀人才。为学，朱师首先要求学生要有一种社会责任感，原汁原味地学习继承中医理论。要扎扎实实，不要沽名钓誉，要耐得起寂寞，经得起挫折，吃得起辛苦。所谓学问，更多来自于日积月累的积累与沉淀。近年来，社会中的不良风气如人心浮躁、学风浮夸、急功近利、追逐名利的行为也经常在学生中发生。朱师非常重视学生做人与医德的培养。他教育学生，为人一定要善良，己所不欲勿施于人，做一个有志气的中医人。要节省病人的医疗费用，特别是对贫穷弱势的病人一定要有同情心，尽力给予帮助，这是一个医生的道德。至今，朱师已培养了 17 名博士研究生、39 名硕士研究生，还有 20 余名各种人才项目培养的学生。其中，被评为上海市优秀学生、上海中医药大学优秀学生，以及荣获优秀毕业论文奖、评审考核后获得各种奖学金者达到 80% 以上，凝聚了朱师无数的心血与教导。

（三）仁心妙术，师者风范

今年毕业季，朱师的一个学生在她的博士论文最后的致谢中写道：老师已成为上海市消化界首屈一指的专家，年逾古稀，但是老师每天仍提前半小时到办公室开始一天的工作，每天仍坚持学习工作、坐门诊、查病房、做胃镜，每周六仍坚持出专科门诊。老师对医学对工作的热爱，深深感动了我们……

确实，朱师就是这样一个人。他心态平和，心地宽厚，勤奋敬业，知足常乐。他热爱中医，热爱工作，从不见异思迁，勤耕细作，把精力与时间都花在了工作与学习上。一生都以看好病人的疾病作为最大的快乐。

朱师医术精湛，一生谋一职。他对学生说过，我是一个平淡无趣的人，不抽烟，不喝酒，不唱歌，不跳舞，除了看书，坚持走路，唯一的兴趣爱好就是喜欢看足球比赛与体育节目。一心在一职，一生做一事，恪尽职守，潜心治学，故其术必举。

朱师态度谦和，宽以待人，严于律己，以身作则。无论面对领导、同事、学生还是病人，始终说话和气，谦虚谨慎，没有一个老医生、大医生的架子，没有高人一等的态度。所以在医院里，他享有很高的威望，历届医院领导都非常尊重他。国内同行、医院同事、学生、病人都敬重他。由于朱师几十年出色的工作业绩，党和组织也给了他许多荣誉。他先后被评为二级教授，第六批全国老中医药专家学术经验继承工作指导老师，全国"郭春园式的好医生"等，多次被评为上海中医药大学优秀共产党员、优秀研究生导师、优秀教师、优秀岳阳人……桃李不言，下自成蹊。无论做医生还是做老师，朱师都不愧为仁心妙术、师者风范的楷模。

时任上海中医药大学副校长胡鸿毅在朱师从医从教四十周年纪念册提笔写下"论学谦下知委曲，谨德至微宽以居；栋宇坚久惟首善，气和心平百福集"的贺词，高度概括了朱师"医道渊博，性格谦和；德艺双馨，量宽心慈；个性坚韧，善待众生；虚怀若谷，仁心仁术"的优秀品质。朱师高尚的医德医风，严谨的治学态度，感动和激励了每一位弟子。

（闫秀丽　张秀莲）

学术思想与临证

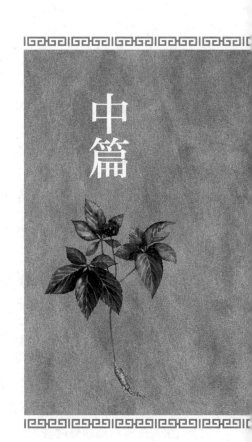

中篇

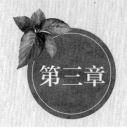

第三章 学术思想

通化宣平，护胃气为根

朱师师承近代名医大儒陈存仁先生的首席弟子章庆云先生，从医逾四十载，临证中以"通""化""宣""平"为辨治脾胃病总纲，执简驭繁、纲举目张。遣方时刻顾护胃气，临证疗效卓著。

（一）"通"指运用"通法"以调理脾胃

1. **广义之"通"** 通法有广义通法和狭义通法之别。朱师指出广义通法蕴含于汗、吐、下、和、温、清、消、补八法之中，是使表里和解、阴阳平秘、气血和畅、寒热均衡之法。具体之于脾胃病，则有通降和胃、通降理气、通腑泄浊、平冲降逆、通经活络、通阳散寒、疏肝和胃、健脾和胃、清热化湿、滋阴降火等法。诚如清代高世栻《医学真传·心腹痛》曰："通之之法，各有不同。调气以和血，调血以和气，通也；下逆者使之上行，中结者使之旁达，亦通也；虚者助之使通，寒者温之使通，无非通之之法也。"此"通"为广义通法，指出"通法"非单纯的"通降"之法，所有纠偏却弊之法均为"通法"。

2. **狭义之"通"** 狭义的"通"为"通降"之义，包括通降和胃、通降理气、通腑泄浊、平冲降逆等法。脾胃病的辨治，掌握通降之法尤为重要，正所谓"六腑者，传化物而不藏，故实而不能满也"（《素问·五脏别论》），说明"实"是六腑的生理，而"满"是其病理。所以，六腑必须通降正常，才能发挥正常的生理功能；反之，则因"不通"而产生腹痛、腹胀、嗳气、便秘等。《灵枢·平人绝谷》云："胃满则肠虚，肠满则胃虚，更虚更满，故气得上下，五脏安定，血脉和利，精神乃居。"此胃肠"更虚更满"的特点体现的是胃肠"通""降"的生理特性，只有胃气和降，才能使肠腑通畅，发挥胃肠的生理功能，故曰"胃以降为顺，以通为用"。

朱师于临证中选用枳实、虎杖、全瓜蒌、望江南、生决明子、槟榔、杏仁、紫菀、旋覆花、代赭石、半夏等。

（二）"化"指采用传化、运化、制化之法调理脾胃

《素问·天元纪大论》云："物生谓之化。"《康熙字典》云："能生非类曰化。"均指出"化"是物质的生成、转变。此处所言之"化"，也体现了临证中"守法度，善灵变""化裁变通，不拘一格"。

1. **传化** "传化"指传化物而不藏。《素问·五脏别论》言："六腑者，传化物而不藏，故实而不能满也。"由此可知，脾胃病的治疗当以通为补、以降为顺。这与前面所述狭义"通"法相似。

2. **运化** "运化"指"脾主运化"。"运化"可概括为两种维度、两个方面。两种维度分别指脾主运、脾主化；两个方面指运化水谷、运化水液。脾主运，指脾对水谷精微、水液的消化、吸收、转运过程；脾主化，指脾通过气化作用，化生气、血、津、液的过程。"运"为"化"的前提和基础，"化"为"运"的结果和升华。"运"和"化"密不可分，相辅相成。生理上，脾主运化，则清阳得升，浊阴得降，散精有力，灌溉四旁，气血无所滞，痰湿无所聚。病理上，脾失运化，则水谷不化，气血生化乏源，痰湿停聚不散，清气在下而泄，浊气在上而胀，继而生痰、留瘀、化热，从而发病。朱师临证中健脾益气以助运，健脾散邪以助化。健脾益气常用白术、茯苓、太子参、鸡内金、谷芽、麦芽、六神曲；健脾散邪常用苏梗、藿香、蒲公英、泽泻、黄连。

3. **制化** 制化指五脏生理功能之间通过相生和相克而产生的相互制约和相互生化的关系。《素问·六微旨大论》曰："亢则害，承乃制，制则生化。""制则生化"指五脏之间通过相互制约，才能相互生化。物克谓之"制"，"制"指五行之间相互制约，具体为木克土、土克水、水克火、火克金、金克木；物生谓之"化"，"化"指五行之间相互生化，具体为木生火、火生土、土生金、金生水、水生木。生理状态下，"制"中有"化"，"化"中有"制"，人体才能制化不息，保持动态平衡。脾土"居中央""溉四旁"，与肺金、肝木、肾水、心火通过生克制化而相互关联，因此临证宜注重"调脾胃以安五脏，调五脏以安脾胃"。常用抑木扶土、佐金平木、

健脾养心、培土生金、培土制水等妙法。

（1）**抑木扶土法**：抑木扶土法指通过疏肝健脾来治疗肝郁脾虚证的方法。肝郁乘脾之泄泻常表现为腹痛、腹泻、泻后痛减，临证中常用柴胡、延胡索、白术、白芍、防风、陈皮以抑木扶土，取痛泻要方之义。"木郁之发……民病胃脘当心而痛。"肝郁乘脾也会导致胃脘痛，临证中常以柴胡、延胡索、川楝子、八月札、佛手、厚朴、苏梗疏肝理气，以太子参、白术、茯苓、甘草等健脾益气。

（2）**佐金平木法**：佐金平木法指宣降肺气以抑制肝木过旺的方法。肝木、肺金、脾土在生理状态下为"木受金制而不横，土得木疏而不壅"，在病理状态下若脾土虚弱，土不生金，肺金损伤，肺虚不能平木，木无所制而横侮于胃，则肝升太过，横犯脾胃，胃不通降，脾失健运。症见胃脘痛、胁痛、脘胀、呕恶、咳逆等，临证中在健脾和胃、疏肝理气的基础上，酌加宣降肺气的药物，常起良效。如桔梗、杏仁、苏梗、紫菀的使用，均体现佐金平木之法。

（3）**健脾养心法**：健脾养心法指运用健脾的方法来治疗因心失所养、心气不足所致胸闷气急等心系疾病的方法。《灵枢·决气》所云"中焦受气取汁，变化而赤，是谓血"，指出脾胃为气血生化之源；《素问·经脉别论》所云"食气入胃，浊气归心，淫精于脉"，指出水谷精微通过脾的转输升清，上输于心，贯于血脉。因此，脾生血而心主血；脾主统血而心主行血。《脾胃论·饮食劳倦所伤始为热中论》云："脾胃气衰，元气不足，而心火独盛。"心脾为母子之脏，心火得脾土的滋润才能制而不亢。若"子病犯母"，脾胃虚弱，则生化乏源，心失所养，表现为胃痞、心悸、胸闷等。"子能令母实"，心病可从脾论治，故拟健脾和胃、理气养心之法。临证中辨证化裁归脾汤、瓜蒌薤白半夏汤等。

（4）**培土生金法**：培土生金法通常指依据脾土与肺金的母子关系而采用补益脾气以补肺气的方法。脾与肺的关系体现在水液代谢和气机升降两方面。"五脏六腑皆令人咳，非独肺也。"朱师提出"胃咳"即土不生金、胃气上逆而致咳；"脾为生痰之源，肺为贮痰之器"，若脾气虚弱，则脾不升清，肺失肃降，表现为咳、痰、喘，故立"健脾通降、培土生金"之法。"培土"常用"健脾和胃""健脾化湿"之参、苓、术、草，常佐以辛温降逆之丁香，降逆化痰之旋覆花，清化痰浊的开金锁、江剪刀草。

（5）**培土制水法：**培土制水法指注重健脾法以治疗水肿病、鼓胀病的方法。张介宾《景岳全书·杂证谟·肿胀》曰："凡水肿等证，乃肺脾肾三脏相干之病。盖水为至阴，故其本在肾；水化于气，故其标在肺；水惟畏土，故其制在脾。今肺虚则气不化精而化水，脾虚则土不制水而反克，肾虚则水无所主而妄行。"指出水肿等病证为肺、脾、肾功能失调而致，与肺、脾、肾密切相关。朱师临证中突出"其制在脾"，重视健脾法，同时指出健脾法不仅指健脾益气，还包括温阳健脾、健脾化湿、健脾清热等法。临证中辨证化裁真武汤、实脾饮、胃苓汤、茵陈蒿汤等。

"化"也体现在临证中化裁变通，不拘一格。朱师喜用"香苏散""藿香正气散""四逆散""柴胡疏肝散""参苓白术散"等，临证中辨证化裁，师古不泥。

（三）"宣"指宣化悦脾、宣畅气机和宣降和胃

1. 宣化悦脾 宣化悦脾是运用轻宣或芳香之品向上、向外透散湿气的方法。脾与胃，以膜相连，互为表里，生理上相互联系，病理上相互影响。脾为太阴湿土，胃为阳明燥土，脾喜燥恶湿，胃喜润恶燥，故生理上"太阴湿土，得阳始运；阳明阳土，得阴自安"，且"脾宜升则健，胃宜降则和"，故六淫之湿邪最易侵袭脾脏，或脾脏本虚，影响脾的生理功能，致"脾气散精"功能受损，影响"上归于肺，通调水道，下输膀胱"之能，从而影响津液输布，内湿由生，内外湿邪合而困脾，产生脘痞、纳呆、困乏、重浊之感。朱师采用宣化悦脾之法以透散湿邪，化湿悦脾。临证中常用藿香、藿梗、苏梗、苏叶、砂仁、白豆蔻、草豆蔻等。

2. 宣畅气机 宣畅气机指协调脾胃升降之性的方法。常采用升清降浊、辛开苦降、醒脾开胃、消食导滞等法。气机的升降出入对人体的生命活动至关重要。升降出入正常，则人体功能正常；反之，则人体功能失调。这正是《素问·六微旨大论》所指"出入废则神机化灭，升降息则气立孤危"。脾主升，脾气升则水谷之精微得以输布，"清阳出上窍"，否则"清气在下，则生飧泄"；胃主降，胃气降则水谷及其糟粕才得以下行，"浊阴出下窍"，否则"浊气在上，则生䐜胀"。因此，脾胃升降运动涵盖了整

个消化系统正常功能。升清降浊常用药对枳实、白术等；辛开苦降常用药有黄连、吴茱萸、黄芩、干姜、半夏等；醒脾开胃常用炒谷芽、炒麦芽、焦山楂、焦神曲等；消食导滞常用连翘、枳实、白术、槟榔等。

3. 宣降和胃 宣降和胃是指宣降肺气以调和脾胃的方法。宣降肺气指宣发肃降肺气。肺为华盖，宜清而宣降，其体清虚，其用宣降，故肺气必须保持清虚肃降的生理状态，才能行使其"主气、司呼吸、助心行血、通调水道"的功能。肺脏这种清虚肃降的生理状态对脾胃的生理和病理起到重要作用。其因有三：其一，手太阴肺经之脉"还循胃口，上膈，属肺"，肺与大肠互为表里。其二，肺主一身之气，而气机升降的枢纽在于脾胃的升降功能。其三，肺和脾胃共同参与水液代谢，正如《黄帝内经》所言"饮入于胃，游溢精气，上输于脾。脾气散精，上归于肺，通调入道，下输膀胱"。以上原因使肺气的宣降对脾胃的生理和病理起到重要作用。肺失宣降则会引起气逆、气滞、津液气化失常等，导致呃逆、嗳气、腹胀、便秘、水肿、鼓胀等病。此时宣降肺气，燮理脾胃升降之性，则浊气降，清气升，津液布，疾病除。

清代温病学家薛雪创立的连苏饮，以及近代名医张简斋在此基础上加减所创的加减连苏饮，都是肺胃同治的著名方剂。全国名中医单兆伟也善于使用连苏饮、加味连苏饮治疗肺胃同病之证。朱师亦深谙此道，临证中圆机活法，使用苏叶、黄连、吴茱萸、白豆蔻、杏仁、紫菀等以宣降肺气、调理脾胃，取得良效。

（四）"平"指遣方用药平正轻灵、平和如衡、以平为期

1. 平正轻灵 平正轻灵指遣方用药"平正轻灵、醇正和缓"。孟河名家费伯雄指出："天下无神奇之法，只有平淡之法，平淡之极，乃为神奇。"朱师亦主张和缓为宗，平淡为主。其一，不以峻猛求功。如便秘时少用大黄，而用虎杖、枳实、生决明子，其甚者用全瓜蒌、望江南；胸腹水时少用葶苈子、甘遂，而用猪苓、茯苓、大腹皮。其二，不以过量伤正，轻可去实，不用大剂量苦寒伤正，也不过久用苦寒败胃。

2. 平和如衡指"治中焦如衡，非平不安" 具体临证中，指调理脾胃以达到阴阳平秘、寒热平衡、气血平和、虚实平允。

（1）**阴阳平秘**：阴阳平秘指临证中调补脾胃之阴阳，以冀阴阳平和如衡。《素问·阴阳应象大论》云："阴阳者，天地之道也，万物之纲纪，变化之父母，生杀之本始，神明之府也，治病必求于本。"胃有胃阴、胃阳，脾也有脾阴、脾阳。脾阳为发挥升清运化之功的阳气，脾阴指为脾阳提供物质基础的阴液；胃阳为发挥受纳腐熟之功的阳气，胃阴指为胃阳提供物质基础的阴液。脾阳虚表现为食入不化、泄泻、腹胀、水肿等，常用附子、干姜、白术；胃阳虚表现为纳呆、嗳腐、脘胀等，常在温运脾阳基础上加茯苓、半夏、木香、厚朴。脾阴虚表现为肌瘦而干、口舌糜痛、大便干结等，常用甘淡平补之黄精、玉竹、山药、百合、北沙参等；胃阴虚表现为胃脘嘈杂、灼热、饥不欲食、口干等，常用甘寒凉润之南北沙参、麦冬、石斛等。朱师强调，临证中虽多脾胃阳虚通论，脾胃阴虚通论，但仍要详细辨证、审因论治。

（2）**寒热平衡**：寒热平衡指临证中寒热并用、辛开苦降，以冀寒热平和如衡；抑或寒者热之、热者寒之，以冀寒热平和如衡。《素问·阴阳应象大论》曰："寒气生浊，热气生清。"脾阳不足，升清不利，寒湿内生，则泄泻；胃阴不足，降浊不利，虚热内生，则恶心、嗳腐、呕吐。脾阳虚生寒、胃阴虚生热、升降失调、寒热错杂是脾胃病的重要病机。朱师宗仲景寒温并用、辛开苦降以升清降浊，平调寒热。如半夏、干姜与黄连、黄芩配伍，黄连与吴茱萸配伍，苏梗、苏叶与黄连、黄芩配伍。寒温并用并不是一定寒性药和热性药等量，而是要根据寒热程度的不同，"寒者热之、热者寒之"，恢复寒热平衡的状态，达到阴阳平衡的治疗目标。

（3）**气血平和**：气血平和指通过调畅气机、活血通络，以冀气血平和。《脾胃论·脾胃胜衰论》曰："脾胃不足，皆为血病。"脾为后天之本，气血生化之源。脾胃虚弱，则气血同病。病机中气机不畅如气滞、气逆、气虚均会引起胃络瘀阻证，盖"气为血之帅，血为气之母""久病入络"也，表现为胃脘痛、脘痞等症。治疗上当调畅气机、活血通络，以调和气血。临证中，理气药常配伍活血药以气血并调，如柴胡、枳壳、佛手、厚朴常配伍赤芍、川芎、当归、丹参，理气兼以活血化瘀；抑或配伍桃仁、红花、乳香、没药，理气兼以活血通络。这种配伍在胃脘痛辨治中尤为常用。

（4）**虚实平允**：虚实平允指通过实则泻之、虚则补之，以冀虚实平允。仲景据"阳道实，阴道虚"（《素问·太阴阳明论》）阐释阳明病与太阴病之间的关系。"阳明之为病，胃家实是也"，指出阳明病以热证、实证为主；"太阴之为病，腹满而吐，食不下，自利益甚，时腹自痛"，指出太阴病多寒证、虚证。后世医家据此以"实则阳明，虚则太阴"来概括脾胃病的病机特点。临证中需辨脾胃实热、脾胃湿热、阳明腑实证、脾气虚、脾阳虚及虚实夹杂等，治疗上实则泻之，虚则补之，或攻补兼施。实热常用黄连、黄芩、焦栀子、蒲公英等；湿热常加用杏仁、砂仁、薏苡仁、茵陈、泽泻等；阳明腑实常用厚朴、枳实、大黄、全瓜蒌、望江南等；脾气虚常用太子参、白术、茯苓等；脾阳虚常用附子、干姜、丁香、吴茱萸、补骨脂等。

3. **以平为期**　朱师强调"以平为期"，不仅指"谨察阴阳所在而调之，以平为期"（《素问·至真要大论》），也指注重治疗的周期和疗程，慢病缓图，中病即止。体现在苦寒药物注意疗程，虞苦寒败胃，如川楝子、大黄；辛温药物亦注意疗程，虞温燥伤阴，如附子、干姜、苍术。在寒性药中可反佐热性药，在热性药中可反佐寒性药，以去性存用，冀阴阳互根互用、生化无穷、以平为期。

通化宣平学术体系架构如下图所示：

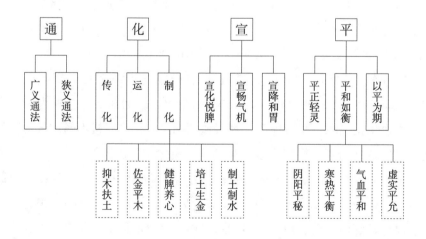

（周秉舵）

圆执活变，重临证实效

圆执活变是指在临证时既注重传承中医经典，守法度，又能根据具体疾病的发展变化及不同的病机灵活变通。《说文解字》云："圆，圜全也。"《说文解字注》云："圜者天体。天屈西北而不全。圜而全，则上下四旁如一，是为浑圜之物。"执，《说文解字注》指出"引申之为凡持守之偁"。正如《素问·示从容论》言："夫圣人之治病，循法守度，援物比类，化之冥冥，循上及下，何必守经。"这里就提到，在临证时，应该遵循法度，依法遣方用药，援引同类事物进行比较，掌握变化于冥冥莫测之中，通过察上可以及下，不一定要拘泥于常法。即所谓"知常达变"，是指在认识正常生理及一般规律的基础上，发现功能太过或不及的异常变化，理解事物的特殊性，即从生理推测到病理，从正常推测到异常，从而达到全面认识疾病的目的。正如喻昌所言："医者意也，如对敌之将，操舟之工，贵乎临机应变。"说明了疾病的发生发展并不都是按照常态进行的，因此医者在临证时应该根据疾病的发展变化及不同的病机灵活辨证施治。

具体来说，圆执活变就是要"守法度，擅灵变"。所谓"守法度"，是指在临证过程中，既要对中医经典理论进行继承，博览群书，博采众长，贯通古今，也应遵循法度，抓住疾病发生发展的病机特点，依法遣方用药。所谓"擅灵变"，是指在临证过程中，要善于根据疾病的发展变化及病人的不同情况，随机应变，灵活变通，在经典理论的基础上加以创新，不拘泥于常法，出奇制胜。朱师圆执活变的学术思想始终贯穿于他的临证过程中。

朱师业医逾四十载，勤求古训，博采众方，在临证时十分注重遵循法度。本着"治病求本"的原则，朱师既对中医经典理论加以传承，又严守疾病的基本病机，从疾病的基本病机出发，辨证分析，而后组方用药。例如，在治疗溃疡性结肠炎时，朱师认为其病位主要在大肠，涉及脾、肝、肾、肺等脏。其主要病机是风、湿、热、瘀等蕴结大肠，致大肠传导功能失司，通降不利，腑气不通，蕴而发热；肝木克土，则肝风内动，气滞络瘀，肉溃成疡，致腹痛、下痢脓血。朱师遵刘完素《素问病机气宜保命集》"行血则便脓自愈，调气则后重自除"及《黄帝内经》"疏其血气，令其调达"之旨，倡导清热化湿、祛风安络治疗大法，针对溃疡性结肠炎的病机特点，结合多年临床实践，创制了经验方——红藤肠安汤（常用药物有红藤、枳壳、生地黄、木香、黄连、防风、白术、白芍、黄芩）。本病为本虚标实、虚实夹杂之证，变症多端，因而在运用红藤肠安汤时，还需审症加减用药。如患者有脾胃虚弱的表现，症见腹胀、倦怠乏力，可加党参、茯苓健脾化湿；若患者出现肝郁脾滞的表现，症见腹满胀痛、大便黏滞不爽，可用青皮、陈皮疏利气机、醒脾散滞；若为久泻者，可加赤石脂、补骨脂以温肾固涩止泻；若痢下脓血较多者，可加白头翁、黄柏、凤尾草以解毒凉血止痢；若为大便带黏冻者，可配薏苡仁、白芷以健脾化湿排脓；若为纳差厌食者，可加焦山楂、焦神曲、炒谷芽、砂仁健胃消食。

又如朱师在治疗功能性便秘时，遵循《素问·灵兰秘典论》"大肠者，传道之官，变化出焉"的理论。朱师认为，本病的病位在大肠，与脾胃、肝、肺、肾密切相关。脾胃同居中焦，为气机升降之枢纽，一运一纳，一升一降，使阴阳燥湿相济，水谷纳运相得，从而使气血津液生化有源，运行有序，则大便通畅。因此，大肠的传导功能有赖于脾胃各项生理功能的正常发挥。肺与大肠相表里，只有当肺宣肃有节时，大肠的传导功能才能得以正常发挥。肝主疏泄，调畅气机，对大肠的传导起着重要的作用。《兰室秘藏·大便结燥门》言："夫肾主五液，津液润则大便如常。"肾主水，司二便，肾虚则肠道失濡，肾津亏虚则肠道失润，皆会导致糟粕受阻，形成便秘，因此肾与便秘的形成密切相关。基于此，朱师在治疗便秘时十分重视醒脾和胃、调肝肃肺、温阳补肾、畅达气机、燮理中焦。另外，朱师在临证时也会抓住疾病发生发展的病机特点，依具体病机遣方用药。例如，便秘患者病初可能由于外邪侵袭，多表现出一派实热内结之象，但随着疾病的发展，其病理机制可能发生变化，不再是一派实热之象，此时，若使用苦寒泻下之品，如大黄、番泻叶等，其泻下之功可谓"立竿见影"，但长期服用必然会损伤正气，反而加重便秘，故在遣药组方时，朱师常慎用此类"苦寒泻下"之品。朱师会根据病人不同的病因病机情况，灵活变通施治，若出现脾失健运的表现，如腹胀、神疲乏力、纳食减少等，可加苏梗、半夏、厚朴、白术、六神曲、谷芽、麦芽等以健脾升清、和中泄浊；若出现肝失疏泄的表现，如嗳气频作、胸胁满闷、肠鸣矢气等，可加柴胡、枳壳等以条达肝木；若出现肺失宣肃的表现，如气短、自汗等，可加紫菀、杏仁、瓜蒌、牛蒡子等以宣肃肺气；若气血亏虚，出现面色无华、心悸气短、口唇色淡等表现，可加当归、生地黄滋阴养血，火麻仁、桃仁润肠通便；若出现腰膝酸软、头晕耳鸣、四肢不温等肾虚表现，可加肉苁蓉、牛膝等温肾益精，在临证时做到"虚者补之、实者泻之"。诚如《证治汇补·秘结》所云："如少阴不得大便以辛润之，太阴不得大便以苦泄之，阳结者清之，阴结者温之，气滞者疏导之，津少者滋润之。大抵以养血清热为先，急攻通下为次。"在具体临证时，需根据便秘的不同情况灵活辨证治之。朱师师古不泥，知常达变，在临证时对疾病的发展变化有着清晰的认识，因此，在谨守病机的基础上，可以根据疾病的不同症状表现，随症加减，灵活变通而取得较好的临床疗效。正如《医学源流论·方药·药石性同用异论》所言："深入病机，而天下无难治之症也。"

（黄天生）

朴学治医，守脾升胃降

朴学治医是指博学广智，积淀学养，注重临床实践的治医态度。融会贯通古今医理，却又崇古不泥，采百家之蕊，酿自家之蜜，孕育出专一纯粹、至纯至精的学术之道。"非精不能明其理，非博不能至于约。"博综典籍百家之言，益闻性命之说，若啖蔗饴，博闻强识，融会新知，兼容并蓄，取各家之长，随宜而施。实践是认识发展的动力，是检验认识的唯一标准。"小大方圆全其才，仁圣工巧全其用，能会精神于相与之际，烛幽隐于玄冥之间者，斯足谓之真医。"省病诊疾，至意深心，明察秋毫，格物致知而明了，推陈致新，如效鼓桴。朱师自幼好学，学精于医，拜于丁氏门人章公门下，深谙仲景之书，又旁通叶桂先生温病学说、东垣先生脾胃学说之精要，不拘经方、时方界限，汲取两家之长，发皇古义，融会新知，遇病施治，治病求本，处方遣药，机动灵活，注重实效，无得参差，主攻脾胃病，错位发展，深入研究胃食管反流病病名、病因病机，辨证分型，形成中医诊疗胃食管反流病完整体系，在国内推广应用，医泽广被。

守脾升胃降是指治疗脾胃疾病，首要关键在于调理脾升胃降功能。脾胃同居中焦，脾主运化，胃主受纳，一脏一腑，共主饮食、水谷消化、吸收与输布，是人体气机升降出入的枢纽。"脾胃镇中枢而主升清降浊之司，贵乎升降有度。"脾主升，主要体现在两个方面，一是指脾进一步消化、吸收、转输水谷精微；二是指脾升提内脏，保持诸脏各安其位。胃主降，主要体现在胃把初步消化的饮食，包括食物残渣，继续向下推行，使糟粕之物下降大肠而排出体外。脾胃气机调和，一升一降，使人体气机生生不息。"脾宜升则健，胃宜降则和。"清阳上升则耳目聪明，腠理固密，筋骨劲强；浊阴下降则湿浊渗泄，下窍通利，脏腑调和。"肝生于左，肺藏于右，心部于表，肾治于里，脾为之使，胃为之市。"脾胃气机失调，易波及其他脏腑，五脏俱病，而造成"阳气下陷，阴火上乘"病理变化。朱师在处方、立法上注重脾胃升降的综合应用，升降相合，分清主次，随证施用。常用柴胡、升麻来升发清阳，酌加党参、白术、甘草等补中益气，在升阳益气的同时又加黄连、黄芩、黄柏等苦寒泻火之品来通降；对于下陷类疾病，久痢脱肛之症，选用升麻、葛根、木香、白术等升浮之性药物来升举阳气。胃气上逆类疾病，吐酸、呕吐、呃逆之症，选用黄连、竹茹、旋覆花等降沉之性药物来和胃降逆。

（王安安）

精于辨证，求病机之本

证，即证候，是疾病过程中某一阶段或某一类型的病理概括，反映疾病的阶段本质。辨证是辨析识别证候，在全面而有重点地搜集四诊资料的基础上，分析推理、综合判断当前病变的部位和性质，并概括完整证名的思维认识过程，是中医学的特色和精髓所在。

《素问·至真要大论》言："……必先五胜，疏其血气，令其调达……"朱师遵《黄帝内经》之旨，临证注重脏腑辨证和气血津液辨证相结合的分析方法，如对于"慢性胃炎"的诊治，既重视肝、胆、脾、胃、三焦等脏腑功能失调的情况，又重视"气是否化热，津液是否有停而为饮、聚而成痰之变"。往昔，曾抄一病案：患者中上腹胀满，每于情绪激动及饭后为主，腹中嘈杂，大便不爽，夜寐欠安，舌红苔黄腻，脉弦。朱师组方为藿香、苏梗、半夏、白术、茯苓、柴胡、延胡索、黄连、吴茱萸、枳壳、焦栀子、黄芩、焦神曲、太子参、陈皮。以方测证，盖朱师立足于脏腑，整体辨证为"肝失疏泄，克脾犯胃"，立"疏肝和中"为大法；结合"气血津液辨证"，朱师还注意到气郁有化热之象，津液有停聚之患，故在方中予以兼顾。

朱师临床辨证，善于以症识证。如在胃食管反流病的辨证中，以"烧心、反酸为主症，伴有胃脘灼痛、胀满、心烦易怒"，则辨为"肝胃郁热证"；以"口苦、咽干、烧心为主症，伴有胃脘嘈杂易激、胀满、心烦失眠"，则辨为"胆热犯胃证"。如在"纳差"这一症状的辨证中，"多食则胀，而食欲尚可"，则认为"脾失健运"，辨为"脾病"；"食欲不佳，嗳气频频"，则认为"胃失通降"，辨为"胃病"。又如上述"胃病"病人如合并"乏力、怕冷、舌淡、脉迟缓"，则辨为"胃气不足"证；如合并"咽干、舌红、少苔、脉细"，则辨为"胃阴不足"证。而对于"肝郁""脾虚"并存的肠易激综合征患者，如以"烦躁易怒，紧张则发"为主要表现的，则认为"肝郁"是主要矛盾，辨为"肝郁脾虚证"；如以"乏力，进食生冷则发"为主要表现的，则认为"脾虚"为主要矛盾，辨为"脾虚肝郁证"。对这些脏腑所属，阴阳所偏，功能失调权重的细节辨识，直接决定着临床疗效。

另外，朱师辨证动态灵活，在辨出主证之时，还会考虑到兼证的兼夹、复合。往昔，摘得一病案：患者胸痛，中上腹胀满，每于情绪激动时加重，偶有夜间痛，反酸、腹中嘈杂，乏力，夜寐欠安，舌质暗，苔黄腻，脉弦。胸部 CT 及冠脉造影已经排除心肺疾病。师予：瓜蒌皮、法半夏、川芎、香附、党丹参、柴胡、当归、白芍、黄连、吴茱萸、生姜、锻牡蛎、枳壳、焦栀子、砂仁、陈皮。以方测证，盖朱师辨"气滞血瘀"为主证的同时，还注意到患者兼夹"痰阻气机"，故在处方中予以兼顾。因此，朱师临证时告诫弟子：临床问题常常较为复杂，不能用单一的证型分析、僵化的临床思维模式辨析临床问题。

"病机"一词首载于《黄帝内经》。《素问·至真要大论》言："审察病机，无失气宜。"病机是指各种致病因素作用于人体，引起疾病发生、发展与变化的机制，包括病性、病位、病势、脏腑气血虚实及其预后等。

《黄帝内经》言："谨守病机，各司其属。"朱师临证非常重视病机辨识，并指出不同层次的病机分析对临床实践有着不同的意义：对某种疾病基本病机的把握，便于从整体和动态的角度把握疾病发展的趋势，做到"运筹帷幄"；对证候病机的辨识，可以准确判断出患者所面临的主要矛盾，以及矛盾的主要方面，做到"对症下药"；而对于具体症状的病机分析，则可以对所出方药的疗效作出一定的判断，做到"心中了了"。

如朱师基于数十年临床实践，提出胃食管反流病的基本病机为：饮食不节、情志失调等因素作用于机体后，导致肝、胆、脾胃、肺功能失调，气逆于上，贲门失约，袭扰食管，而形成反酸、烧心等一系列临床症状，并因在此过程中形成的气、瘀、痰、火、食、湿等诸多病理变化，使病情缠绵难愈。该病初起实证居多，日久可见虚实夹杂、本虚标实等。指出胃食管反流病是相关脏腑功能失调，进而导致病理产物堆积，胃气上逆而发于食管的一种疾病。这种病机分析，可以立足于整体，动态把握该病的发展态势，使立法方向明确，灵活组方。而对于某个患者，在某个阶段出现"烧心、反酸、心烦易怒、嘈杂易饥、舌红苔黄、脉弦"等表现，其背后"肝失疏泄，郁而化热，克犯胃腑，胃气上逆"的病机辨识，则是拟定"疏肝泄热，和胃降逆"大法的前提。但如果患者在此基础上出现"咽中不适，如有异物梗阻"这一症状，症状病机为"气机不畅，津液有痰饮之变化"，可以判断出疾病的治疗需要一定的时间。忆往昔，侍诊于朱师之侧时，常闻朱师诵："于症中审病机、查病情者"方能为"良工"。

（王高峰）

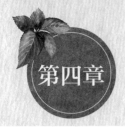

胃食管反流病

一、概述

胃食管反流病（gastroesophageal reflux disease，GERD）是由于胃十二指肠内容物反流入食管，引起不适症状和／或并发症的一种疾病。包括反流性食管炎（reflux esophagitis，RE）、非糜烂性反流病（non-erosive reflux disease，NERD）及巴雷特食管（Barrett esophagus，BE）。其中，NERD患者内镜下无食管炎表现，故又称内镜阴性的胃食管反流病。临床上以烧心、泛酸、胸骨后灼痛、平卧或睡眠时呛咳、咽喉不适等症状多见，主要并发症有食管溃疡、食管狭窄、上消化道出血，甚至可导致食管癌变，严重影响患者的身体健康和生活质量。

胃食管反流病于1935年由Winklestein首次提出，是欧美国家常见病，发病率约为15%～30%。随着生活节奏的加快与饮食结构的改变，我国胃食管反流病的患病人群也日渐增多。1997年，我国北京、上海的一项流行病学调查显示，GERD患病率为5.77%，RE患病率为1.92%。近年在西安地区进行的另一项关于GERD的调查中，GERD主要症状、GERD、异常胃食管反流和反流性食管炎（RE）的发生率分别为16.98%、3.87%、3.49%和2.4%。对于胃食管反流病的治疗，循证医学指南提出，酸抑制剂是治疗GERD的主要药物，而胃食管反流，尤其是反流性食管炎的治疗，应首选质子泵抑制剂（PPI）治疗。目前，除推荐PPI维持治疗外，还包括间断治疗以及按需治疗，完全按照病人症状是否发生给药。然而临床上发现，约有30%的患者采用标准剂量PPI治疗8周后仍无效或症状不能完全缓解。2016年，亚太共识指出，在常规PPI剂量治疗至少8周反流症状仍无缓解的GERD可以定义为对PPI耐受的GERD，即难治性胃食管反流病

（rGERD）。难治性胃食管反流病是当前消化系统疾病中最为常见的治疗难题之一，常规西药治疗效果不佳，而且病情反复发作，严重影响患者身体健康和生活质量。中医药作为一种综合治疗手段，通过辨病与辨证论治相结合的方法对该病进行治疗，具有一定特色优势。

二、病因病机

胃食管反流病尚无对应固定中医病名。根据其泛酸、烧心、胸骨后灼痛的临床表现，可归属于"吐酸""嘈杂""胸痹""食管瘅"等范畴。朱师主张以"食管瘅"作为胃食管反流病的中医病名。胃食管反流病的病位在食管，病性以热证居多，40%左右的患者没有"吐酸"症状，大多非糜烂性反流病患者仅表现为烧心、咽喉不适、胸前区不适等症状；难治性胃食管反流病患者的发病更是与多种因素有关，不仅仅与酸反流相关，因此以"食管瘅"作为胃食管反流病的中医病名基本上可反映本病的病位、病因病机与主症。

本病可由情志不遂，肝胆失于疏泄，横逆犯胃；饮食不节，烟酒无度灼伤胃经，胃气不和；平素脾胃虚弱，脾虚湿滞，浊阴不降，胃气反逆；素罹胆病，胆热犯胃，上逆呕苦；肝火上炎侮肺，肺失肃降，咳逆上气；各种因素导致脾气当升不升，胃气当降不降，肝不随脾升，胆不随胃降，以致胃气上逆，上犯食管而形成胃食管反流的一系列临床症状。病位在食管和胃，与肝胆脾胃等脏腑关系密切。朱师认为其基本病机为：肝胆失于疏泄，胃失和降，胃气上逆，上犯食管而形成本病。疾病过程中可产生气、血、火、痰、食、湿、虚诸病理变化，使病情缠绵难愈。本病初起以实证居多，随着病情的发展逐渐演变为虚实夹杂以及虚证表现，其虚以脾胃气虚为主，其实以气滞、痰阻、郁热、湿阻、血瘀多见。临床上应从调整肝胆脾胃等脏腑生理功能着眼，燮理脏腑升降，斡旋气机，以恢复脾胃升清降浊、纳化转输之能。

三、辨证论治

（一）辨证思路

1. **详辨病因病机** 本病病位在食管和胃，与肝胆脾胃等脏腑关系密切；基本病机是肝胆失于疏泄、脾失健运、胃失和降、胃气上逆、上犯食管，形成胃食管反流的一系列临床症状。所以首先要辨明是哪一环节出现了问题，主要病机在肝还是在脾，辨发病的原因，审因论治。

2. **辨证候的主症** 如肝胃郁热证常以烧心、反酸、嘈杂易饥为特点；胆热犯胃证常以口苦咽干、烧心、脘胁胀痛为特点；中虚气逆证常以反酸或泛吐清水、嗳气或反流、神疲乏力为特点；气郁痰阻证常以咽部梗阻、咽部不适、胸膺不适、夜间呛咳为特点；瘀血阻络证常以胸骨后疼痛不适、后背疼痛、伴烧心反酸为特点。

3. **辨正邪虚实** 虚则补之，实则泻之，不辨虚实，易犯虚虚实实之戒。一般而言，本病初起以实证居多，随着病情的发展逐渐演变为虚实夹杂以及虚证表现，其虚以脾胃气虚为主，其实以气滞、痰阻、郁热、湿阻多见。

4. **辨在气在血** 本病初期病在气分，气滞日久，必然影响血分，导致气血失和。正如叶桂所论："初病在经，久痛入络，以经主气，络主血，则可知其治气、治血之当然也。凡气既久阻，血亦应病。"久则渐致气滞血瘀，血络痹阻，出现胸痛、后背痛，甚则呕血、黑便。

（二）治疗原则

针对本病"肝胆失于疏泄，胃失和降，胃气上逆"的主要病机，遵从"疏肝理气、和胃降逆"的临床指导原则，从调整肝胆脾胃等脏腑功能着眼，燮理脏腑升降，以达到脾气当升，胃气当降，肝随脾升，胆随胃降的正常状态，以复食管"传化"之能。应当根据证型辨证施治。临证治疗以畅达气机为要，依病情分别施以疏肝泄热、和胃降逆、健脾化湿、理气化痰、活血祛瘀；兼见虚证，辨明气血阴阳，补而不滞。

（三）分型论治

朱师提出本病证候分 6 型，已被国内同行接受。

1. 肝胃郁热证

临床表现：主症：①烧心；②反酸。次症：①胸骨后灼痛；②胃脘灼痛；③脘腹胀满；④嗳气或反食；⑤易怒；⑥易饥。舌脉：①舌红，苔黄；②脉弦。

治法：疏肝泄热，和胃降逆。

主方：柴胡疏肝散（《景岳全书》）合左金丸（《丹溪心法》）。

药物：柴胡、陈皮、川芎、香附、枳壳、芍药、甘草、黄连、吴茱萸。

加减：泛酸多者，酌加煅瓦楞、乌贼骨、象贝母；烧心重者，酌加珍珠母、黄精、玉竹。

2. 胆热犯胃证

临床表现：主症：①口苦咽干；②烧心。次症：①胁肋胀痛；②胸背痛；③反酸；④嗳气或反食；⑤心烦失眠；⑥易饥。舌脉：①舌红，苔黄腻；②脉弦滑。

治法：清化胆热，降气和胃。

主方：小柴胡汤（《医方集解》）合温胆汤（《备急千金要方》）。

药物：柴胡、黄芩、人参、甘草、半夏、生姜、大枣、竹茹、枳实、陈皮、茯苓。

加减：口苦呕恶重者，酌加焦栀子、香附、龙胆；津伤口干甚者，酌加沙参。

3. 气郁痰阻证

临床表现：主症：①咽喉不适如有痰梗；②胸膺不适。次症：①嗳气或反流；②吞咽困难；③声音嘶哑；④半夜呛咳。舌脉：①舌苔白腻；②脉弦滑。

治法：开郁化痰，降气和胃。

主方：半夏厚朴汤（《金匮要略》）。

药物：半夏、厚朴、茯苓、生姜、苏叶。

加减：咽喉不适明显者，酌加苏梗、玉蝴蝶、连翘、象贝母；痰气交阻明显者，酌加苏子、白芥子、莱菔子。

4. 瘀血阻络证

临床表现：主症：胸骨后灼痛或刺痛。次症：①后背痛；②呕血或黑便；③烧心；④反酸；⑤嗳气或反食；⑥胃脘刺痛。舌脉：①舌质紫暗或有瘀斑；②脉涩。

治法：活血化瘀，行气止痛。

主方：血府逐瘀汤（《医林改错》）。

药物：桃仁、红花、当归、生地黄、川芎、赤芍、牛膝、桔梗、柴胡、枳壳、甘草。

加减：胸痛明显者，酌加炙没药、参三七粉、全瓜蒌；瘀热互结甚者，酌加牡丹皮、郁金。

5. 中虚气逆证

临床表现：主症：①反酸或泛吐清水；②嗳气或反流。次症：①胃脘隐痛；②胃痞胀满；③食欲不振；④神疲乏力；⑤大便溏薄。舌脉：①舌淡，苔薄；②脉细弱。

治法：疏肝理气，健脾和胃。

主方：旋覆代赭汤（《伤寒论》）合六君子汤（《医学正传》）。

药物：旋覆花、代赭石、人参、生姜、半夏、大枣、甘草、陈皮、白术、茯苓。

加减：嗳气频者，酌加砂仁、豆蔻；大便溏薄甚者，酌加赤石脂、怀山药。

6. 脾虚湿热证

临床表现：主症：①餐后反酸；②饱胀。次症：①胃脘灼痛；②胸闷不舒；③不欲饮食；④身倦乏力；⑤大便溏滞。舌脉：①舌淡或红，苔薄黄腻；②脉细滑数。

治法：清化湿热，健脾和胃。

主方：黄连汤（《伤寒论》）。

药物：黄连、甘草、干姜、桂枝、人参、半夏、大枣。

加减：大便溏滞严重者，酌加木香、黄芩、茯苓；胃脘灼痛甚者，酌加吴茱萸、煅瓦楞、乌贼骨。

四、临证要诀

（一）病在中焦，从肝胆论治

胃食管反流病的主症为泛酸、烧心、胸骨后灼痛，脉弦，舌苔黄。初起为热证、实证，病位在胃、食管，但其本在肝。中医认为，肝为刚脏，性喜条达而恶抑郁，主疏泄，有调畅全身气机功能，与胃是木土乘克关系。脾胃气机的升降与肝主疏泄的功能密切相关。脾的运化，胃的受纳，有赖于肝的疏泄。肝的疏泄功能是脾胃气机疏通畅达、脾升胃降的一个重要条件。肝的疏泄功能正常，肝气条达则胃气和降。若情志不舒，饮食失调，引起肝气郁滞，疏泄失职，横逆犯胃，胃失和降，就会出现胃脘、胸胁胀满疼痛，嗳气，恶心呕吐等症状，情志不畅时易诱发或加重。若治疗失时，日久气郁化火，肝失柔润，横逆犯胃，肝胃郁热生酸，酸液随胃气上逆而泛溢，就会出现烧心或胸骨后疼痛伴反酸，口干，口苦，舌红苔黄，脉弦数。若恼怒忧思，气郁伤肝，肝失疏泄，横逆犯胃，胃气失和，气逆于上，也可出现嗳气、泛酸、反胃等症状；若气郁津凝，痰浊内生，则可出现胸闷脘痞，咽中如有炙脔的梅核气表现；若气郁化火，肝火犯胃，则可出现嘈杂、反酸、烧心。

因酸味属肝，苦味属胆，肝郁则侮其所胜，若肝气横逆犯胃，则吞酸频作、口苦胁满；若胃火内炽，灼伤胃阴，络脉失养，则可见烧心、胸骨后疼痛等症。经云：治病必求于本。故治本病首先应着眼于调肝，采用疏肝、柔肝、平肝、泄肝、清胆诸法，使肝胆疏泄功能恢复正常至为重要。四逆散具有疏肝理脾、和胃调气、缓急止痛之功，更重要的是，还具有提高和加强食管和胃肠动力之效，故可作为治疗本病的主方，随症加减而应用。临床据病情灵活选药，柔肝用白芍、当归、木瓜、甘草；泻肝用川楝子、栀子、牡丹皮、青皮；疏肝用柴胡、郁金、绿萼梅、玫瑰花、佛手。

（二）以通为补，通降和胃

升降失调、胃气上逆是本病的基本病机。胃为水谷之海，主受纳与腐熟水谷。容纳于胃的水谷经过胃的腐熟后，下传于小肠，其精微经脾之运化而营养全身。胃主通降，以降为顺。食管的功能是通过蠕动将食物团运进胃中，传化物而不藏，以通降为顺，故应属"胃"的范畴。胃气宜降，只有胃气通降，才能使食管传输的食物团顺利入胃，胃内食糜下输小肠，这与现代胃肠动力学研究结果基本相符。脾胃为人体气机升降之枢纽，升降相因，燥湿相济，才能使胃肠动力协调有序，维持水谷饮食的消化吸收。这种生理功能一旦由于种种病因引起失调，就会导致气机逆乱，出现胃肠动力障碍而发病。升降失调，胃气上逆，就会出现反胃、嗳气、纳呆、呕恶等。

先贤叶桂认为："脾宜升则健，胃宜降则和。"胃为水谷之海，以通为用，以降为和，不降为滞，反升为逆。胃食管反流病的又一特点为"逆"，如泛酸、嗳气、呕恶、烧心诸症均由胃气上逆引起，故通降和胃，使胃气和降，就成为本病治疗成功与否的关键。治疗应以调理脾胃气机升降为先，以苦辛配伍首当推重，泄中有开，通而能降，通调气机，气顺中和，以恢复中焦升降转输之功能。临床上可应用黄连与吴茱萸，黄芩与半夏，黄连与厚朴，黄连与苏叶等苦辛配伍药物。临床治疗中还应十分熟练地掌握运用润降胃气药物，如旋覆梗、代赭石有重镇降逆、消痰下气之功，丁香、柿蒂有和胃降逆之效，改善食管反流有一定疗效。再如，竹茹、陈皮、生姜清热和胃降气；半夏、厚朴、生姜理气化痰，下气降逆。对于脾胃气虚兼气滞证候，可用木香、陈皮、枳壳、佛手主降而理气。肝郁气滞，胃有瘀血者，在化瘀药中可加枳壳、牛膝、降香。

（三）详辨虚实寒热，注重整体调节

胃食管反流病是一种慢性迁延且极易复发的疾病，常常引起脾胃功能受损，升降失司，运化无力等表现，如纳弱、胃胀、胃脘隐痛、大便溏薄等。反复发作，医疗失宜，食管与胃亦可发生明显的器质性病变，引起机体气血阴阳的损伤。临床辨治，须详辨虚实寒热，注重整体调节。辨证论治：脾气虚弱宜健脾，加党参、黄芪、太子参；胃阳不振宜温阳，加干姜、高良姜、吴茱萸；脾阴不足加黄精、怀山药；胃阴虚加沙参、石斛、麦冬；泛酸加乌贼骨、白螺蛳壳、煅瓦楞子；嗳气加苏梗、佛手、香橼皮；纳呆加鸡内金、谷芽、麦芽；胃脘胀满加枳壳、白豆蔻、木香；舌苔白腻加藿苏梗、茅术；大便秘结加全瓜蒌、望江南。

另外，本病以饮食不节、情志不舒、郁怒或因他病服药为诱因或加重因素，故预防复发应重在调理保养。现代社会生活节奏加快，竞争激烈，易造成精神紧张，心情抑郁，从而诱发本病发作。改变生活方式可能有助于改善胃食管反流的症状，包括限制饮酒和戒烟；减少或避免进食可能增加胃食管反流的食物，如高脂食物、巧克力、咖啡、浓茶，以及患者个人经历中认为与反流症状加重有关的食物；避免过饱、餐后仰卧和睡前进食；不穿紧身衣服；肥胖者减肥等。抬高床头适用于夜间症状明显或有咽喉症状者。因此，倡导良好的饮食、生活习惯，注意保持心情舒畅和减轻精神压力，对预防本病有重要意义。

（孙永顺）

慢性胃炎

一、概述

慢性胃炎是指不同病因引起的胃黏膜慢性炎性改变或萎缩性病变的常见疾病。慢性胃炎多与幽门螺杆菌（Hp）感染、自身免疫、胆汁反流及胃动力异常相关。基于内镜和病理诊断，可将慢性胃炎分为慢性非萎缩性胃炎和慢性萎缩性胃炎，其中慢性萎缩性胃炎是癌前疾病。病理组织学中，不完全性大肠型化生，中、重度异型增生（高级别上皮内瘤变）被称为癌前病变。临床表现有胃脘痛、饱胀、烧灼感、纳差、嗳气、泛酸、恶心等。中医学中无慢性胃炎专门病名，根据其临床表现，属于中医"胃脘痛""胃痞"等范畴。西医多采用根除 Hp、抑酸剂、促动力药、胃黏膜保护剂等。中医辨证与辨病相结合治疗，在缓解症状及改善胃黏膜病理组织学方面疗效确切。

二、病因病机

（一）饮食伤胃

胃有"太仓""水谷之海"之称，主受纳腐熟。

1. **饮食失调**　过饥过饱均可对胃气产生重要的影响。明代徐彦纯在《玉机微义》中谓："饥饿不饮食者，胃气空虚，此为不足，固失节也；饮食自倍而停滞者，胃气受伤，此不足之中兼有余，亦失节也。"过饥可使胃失去水谷精微的充养，过饱则使饮食停积而不通，从而胃失和降而发病。

2. **饮食偏嗜**　《黄帝内经太素》载："甘以资脾气，今甘过伤脾气濡。"《推求师意》载："酒水、奶酪，饮食之湿也……先损脾胃。"肥甘厚腻、酒浆之品，多生湿酿痰，可阻碍脾胃气机升降而致病。

（二）七情失和

七情皆可损伤脾胃元气，与脾胃疾病密切相关。李杲《脾胃论》载："皆先由喜、怒、悲、忧、恐，为五贼所伤，而后胃气不行。"张介宾《景岳全书》载："脾胃之伤于内者，惟思忧忿怒最为伤心，心伤则母子相关，而化源隔绝者为甚，此脾胃之伤于劳倦情志者，较之饮食寒暑为更多也。"七情中，思与怒最容易伤脾碍胃。思则气结、思虑伤脾，过度思虑易使脾胃之气郁结不通，脾气郁结，运化失司，临床上易出现痞满胀痛、食减纳呆等常见症状；怒为肝志、怒易伤肝，恼怒愤慨，致肝失疏泄，脾失健运，胃失和降，中焦升降悖乱，运化无力则纳呆痞满，胃气不降则呕逆泛酸，胃气阻滞则腹胀腹痛。

（三）久病体虚

禀赋不足、后天失养及久病正虚不复，均能伤及人体阴阳，阴气受损、阴虚不荣，阳气受损、血行不利、血聚成瘀，故胃脘隐隐作痛。

1. **久病伤阴**　叶桂《临证指南医案》载："阳明阳土，得阴自安。"素体阴虚，或平素偏嗜辛辣燥热之品，耗伤阴津，此类患者常有胃脘隐痛、饥不欲食等症状。

2. **脾胃虚弱**　脾胃虚弱，或因推动无力，气滞血瘀，而成瘀血；或因运化失司，水湿不行，聚为痰湿。

三、辨证思路

首辨虚实，次辨寒热

慢性胃炎患者常因内伤七情而致肝气郁结，肝失疏泄，胆汁外泄；气郁化火，肝火犯胃而成肝胃郁热；郁热日久而成脾胃阴虚或气阴两伤；"气为血帅，血为气母"，气虚或气滞又致气虚血瘀或气滞血瘀；或外感六淫而致脾胃损伤，脾虚不运，痰湿郁结，郁久化热，而成脾胃湿热；或"饮食自倍，脾胃乃伤"，饮食不洁，药食损伤而致脾胃虚弱，升降失调而致食积痰浊凝滞。以上所述肝失疏泄、胆汁外泄、肝胃郁热、脾胃阴虚、气虚血瘀、气滞血瘀、脾胃湿热、脾胃虚弱、食积痰浊凝滞等病机相持胃腑，日久遂致气血不足，胃络失养、萎弱不荣。因此，朱师认为慢性胃炎是以脾胃虚弱为本，热、湿、瘀为标的本虚标实之疾。热、湿、瘀为病理产物，同时它们又作为新的致病因素反作用于胃络，如此反复，而致因虚致实、因实致虚的寒热虚实夹杂的病理状态。

朱师根据慢性胃炎本虚标实之病机，倡导辨证以"虚实为纲，寒热为目"，首辨虚实，次辨寒热，并提出扶正祛邪、协调升降、燮理气机之总的治疗原则。慢性胃炎可见肝胃郁热、肝胃不和、脾胃湿热、痰浊中阻、脾胃阴虚、胃络瘀阻等证型。朱师认为，该病常多证并见，分型过于复杂不利于临证遣方用药，便执简驭繁，只分为肝胃郁热、脾胃湿热、脾胃阴虚、胃络瘀阻4型，其余各型，散在其中，随证加减。

四、辨证论治

1. **肝胃郁热型** 症见胃脘灼痛，痛势急迫，伴烦躁易怒，泛酸，口干口苦；舌红、苔黄，脉弦数。

治拟疏肝泄热、和胃降逆。

处方：柴胡、黄芩、川黄连、吴茱萸、焦栀子、煅瓦楞、生姜、白芍、香附、枳壳、佛手、紫苏梗等。

若兼见胁痛、胃痞之肝胃不和证，酌加八月札、广郁金；若口苦明显，加夏枯草。

2. **脾胃湿热型** 症见胃脘痞闷胀痛，纳呆，嗳气呕恶，口臭，大便不爽；舌红、苔黄腻，脉濡数。

治拟清胃泄热、化湿醒脾。

处方：藿香、紫苏梗、川黄连、吴茱萸、半夏、生姜、焦栀子、白术、枳壳、陈皮、薏苡仁、杏仁、砂仁、白豆蔻等。

若兼见舌苔厚腻、腹胀，酌加苍术、厚朴、青皮；若便秘，酌加枳实、虎杖，其重者，酌加全瓜蒌、望江南、生决明子；若腹泻，酌加炒白术、茯苓、防风、赤石脂等。

3. 脾胃阴虚型 症见胃脘隐隐灼痛，纳少不欲食，食后腹胀，面色无华，形体消瘦，倦怠乏力，口干唇燥，手足烦热，大便不调；或见胃脘灼热，嘈杂，干呕，呃逆；舌红少津、苔少或无，脉细数。

治拟滋阴清热、健脾和胃。

处方：黄精、玉竹、北沙参、半夏、川黄连、吴茱萸、焦栀子、枳壳、陈皮、怀山药、天花粉等。

若阴虚火旺明显，酌加知母、黄柏滋阴清热；若兼见形寒肢冷、小腹拘急冷痛之脾胃阳虚证，酌加乌药、小茴香。

4. 胃络瘀阻型 症见胃脘疼痛，痛有定处而拒按；或痛有针刺感；或痛胀相兼，食后痛胀尤甚；或见吐血，黑便；舌质紫暗，或见舌苔剥脱，舌下散布瘀斑或舌下脉络紫暗，隐隐而现，脉涩或沉弦。

治拟化瘀疏络、行气和胃。

处方：丹参、当归、生地黄、桃仁、白芍、紫苏梗、香附、柴胡、延胡索、枳壳、陈皮、白花蛇舌草、莪术等。

若疼痛明显，酌加乳香、没药化瘀止痛，或刺猬皮、失笑散。

五、临证要诀

（一）辛开苦降，谨记脾升胃降

脾胃同居中焦，以膜相连，互为表里，脏腑络属，同为后天之本。胃主受纳，脾主运化。"脾宜升则健，胃宜降则和。"朱师认为，脾胃的"升降相因"是人体正常生理功能的基础，正所谓"出入废则神机化灭，升降息则气立孤危"。只有升降相互为用，升清降浊，相反相成，才能维持机体内部的相对平衡。"脾升胃降"协调平衡，才能"清阳出上窍，浊阴出下窍"，否则"清气在下，则生飧泄；浊气在上，则生䐜胀"。故朱师提出脾胃升降失常是慢性胃炎最常见的病理过程。脾升胃降是中焦如衡的保障，予柴胡、升麻升脾阳，予枳实、槟榔降浊阴；寒热错杂者，予川连、吴茱萸、半夏、黄芩以辛开苦降；气滞中阻者，予柴胡、枳壳以升降相因。

（二）斡旋气机，不忘燮理肝肺

朱震亨有言："脾具坤静之德，而有乾健之运，故能使心肺之阳降，肝肾之阴升，而成天地交之泰矣。"朱师认为，五脏之中，脾胃居中，升清降浊，为气机斡旋之枢纽，其他诸脏尤以肝肺为要。

肝属木，主疏泄，喜条达。脾胃功能协调，纳化健运，必赖肝气条达。肝疏泄有常，则脾胃升降有度，运化自健，正所谓"土得木而达"。反之，肝失疏泄，胆腑不守，横逆克犯脾胃，"木抑则土滞"。慢性胃炎见纳呆、胁痛、口苦、大便不调、舌淡苔浊、脉弦，皆因肝失疏泄，胆腑不守，常用柴胡、黄芩、香橼皮、八月札疏肝理气。

肺属金，主治节，功善宣发肃降。肺与大肠相表里，大肠传导变化作用是胃的降浊功能的延伸，又受肺金肃降之促进。若肺气肃降，则有助于大肠腑气通畅；若肺失肃降，则有碍腑气通畅，见胸闷、气急、脘闷、腹胀等症。

肺、肝、胃三者，胃土生肺金，肺金制肝木。木受金制而不横，土得木疏而不壅，此乃"亢则害，承乃制"五行制化之妙。若脾胃虚弱，土不生金，肺金损伤，肺虚不能平木，木无所制而横侮于胃，则肝升太过，失于疏泄，胃降不及，失于传导，则见胃痛、胁痛、脘胀、呕恶、口干咽燥等症，可酌加苏叶、桔梗、杏仁以佐金平木，则脾胃升降协调。

（三）滋阴活络，详辨胃阴脾阴

《素问·宝命全形论》曰："人生有形，不离阴阳。"朱师据此提出人体每一个脏器都有阴阳两个方面。胃有胃阴、胃阳，脾亦有脾阴、脾阳。脾之一阴一阳，不可偏废。然古今医家多述脾阳，少及脾阴。慢性胃炎患者常因进补温散香燥之品，或嗜食辛辣刺激，或病程日久，损伤气血，而致胃火旺，脾阴伤，见食欲减退，食后腹胀，大便不调（便秘、便溏或先坚后溏），面色无华，形体消瘦，倦怠乏力，口干唇燥，手足烦热，舌红少津，苔少或无，脉细数或濡数为主，宜选用黄精、玉竹、怀山药、扁豆、莲子肉、天花粉、太子参、薏苡仁等甘淡平补之属。滋脾阴亦不忘反佐与升提，以冀阴阳互根相生，生化无穷，常佐以柴胡、升麻、干姜之属。慢性胃炎患者脾阴虚与胃阴虚常兼而有之，胃阴虚见纳食不佳，或知饥不欲食，胃脘灼热嘈杂，干呕呃逆，宜选用北沙参、麦冬、石斛甘寒凉润之属，并佐黄连以苦寒坚阴泻火，达标本兼治之效。临证中，胃阴脾阴不可偏废，当审因论治，明辨以治之。

（四）衷中参西，明晰病证之殊

朱师在脾胃病诊治中非常重视中医辨证与西医辨病相结合，宏观辨证与微观辨病相结合。现代研究证实，幽门螺杆菌（Hp）是慢性胃炎和消化性溃疡的重要致病因素，而根除 Hp 成为治疗慢性胃炎和消化性溃疡的必要方法。Hp 阳性患者多有湿热证候，胃镜下见胃黏膜红白相间，以红为主，可见胃黏膜充血、水肿、黏膜皱襞增生、结节形成。对于 Hp 阳性者，可随证加入抑菌中药。这些中药的抑菌作用在其早期所开展的科研项目中得到证实。证属湿热可选用黄连、黄芩等；证属湿浊可选用川朴、苍术；证属血瘀可选用丹参、延胡索、地榆等；证属气阴亏虚可选用党参、天花粉等；证属肝郁可加夏枯草、柴胡。病理检查示肠上皮化生、异型增生（上皮内瘤变）者，辨证基础上酌加半枝莲、白花蛇舌草、生薏苡仁、莪术活络消癥；充血明显者用丹参去瘀生新；黏膜糜烂出血者，酌加黄芪、白及、三七、煅瓦楞，以益气活血，健胃护膜；胆汁反流加茵陈、郁金、柴胡、黄芩，以疏肝利胆，清热化湿。

（周秉舵　方盛泉）

溃疡性结肠炎

一、概述

溃疡性结肠炎（ulcerative colitis，UC）是一种病因尚不十分清楚的结肠和直肠慢性非特异性炎症性疾病，病变局限于大肠黏膜及黏膜下层。本病的病变多位于乙状结肠和直肠，也可延伸至降结肠，甚至整个结肠。病程漫长，常反复发作。本病见于任何年龄，但以 20～30 岁最多见。最常发生于青壮年期，根据我国资料统计，发病高峰年龄为 20～49 岁，男女性别差异不明显（男：女比约为 1.0：1～1.3：1）。临床表现为持续或反复发作的腹泻、黏液脓血便伴腹痛、里急后重和不同程度的全身症状，病程多在 4～6 周以上。可有皮肤、黏膜、关节、眼、肝胆等肠外表现。

二、中医研究进展

（一）传统典籍对本病的认识

《素问·太阴阳明论》云："食饮不节，起居不时者，阴受之……阴受之则入五脏……入五脏则䐜满闭塞，下为飧泄，久为肠澼。"指出其病因在于饮食不节、起居不时。

东汉张仲景《金匮要略·呕吐哕下利病脉证治》曰："下利，脉数而渴者，今自愈。设不差，必清脓血，以有热故也。""下利，寸脉反浮数，尺中自涩者，必清脓血。"认为是热邪为患。

隋代巢元方《诸病源候论·痢病诸候》曰："凡痢皆由荣卫不足，肠胃虚弱，冷热之气，乘虚入客于肠间，肠虚则泄，故为痢也。然其痢而赤白者，是热乘于血，血渗肠内则赤也。冷气入肠，搏于肠间，津液凝滞则白也。冷热相交，故赤白相杂。""久赤白痢者，是冷热不调，热乘于血，血渗肠间，与津液相杂而下，甚者肠虚不复，故赤白连滞，久不瘥也。"指出痢疾形成的原因是由于荣卫不足，胃肠虚弱，冷热之气乘于肠间所致。

唐代孙思邈《备急千金要方·脾脏下》云："大凡痢有四种，谓冷、热、痦、蛊。冷则白；热则赤；痦则赤白相杂，无复节度，多睡眼涩；蛊则纯痢瘀血。""凡痦湿之病，皆由暑月多食肥浓油腻，取冷眠睡之所得也。"指出本病可得之于多食肥浓和取冷眠睡。

宋代严用和《重订严氏济生方·大便门·痢疾论治》云："今之所谓痢疾者，即古方所谓滞下是也。盖尝推原其故矣。胃者，脾之腑也，为水谷之海，荣卫充焉；大肠者，肺之腑也，为传导之官，化物出焉。夫人饮食起居失其宜，运动劳役过其度，则脾胃不充，大肠虚弱，而风冷暑湿之邪，得以乘间而入，故为痢疾也。"认为痢疾的病因是大肠虚弱，风冷暑湿之邪乘之。

朱肱《类证活人书》卷第十一云："湿毒气盛则下利腹痛，大便如脓血，或如烂肉汁也。"将其病因归于湿毒气盛。陈言《三因极一病证方论·滞下三因证治》曰："古方云：风停于肤腠后，乘虚入客肠胃，或下瘀血，或下鲜血，注下无度，湿毒下如豆羹汁，皆外所因之明文也；古方有五泄，因脏气郁结，随其所发，便利脓血，作青黄赤白黑之不同者，即内所因也；又饮服冷热酒醴酰醢，纵情恣欲，房室劳逸，致损精血，肠胃枯涩，久积冷热，遂成毒痢，皆不内外因。"将痢之病因分为外所因风、内所因脏气郁结和不内外因，同时指出脏腑功能失调在发病中的地位。

杨士瀛《仁斋直指方·证治提纲·治痢要诀》云："痢出于积滞。积，物积也。滞，气滞也。物积欲出，气滞而不与之出，所以下坠里急，乍起乍止，日夜凡百余度。""但见有上项证候，不论色之赤白，脉之大小，一皆以通利。"张从正《儒门事亲·证妇人带下赤白错分寒热解六》云："设若赤白痢，赤者，新积也，从心火；白者，旧积也，从肺金。"同时指出其发病与"心火""肺金"有关。

罗天益《卫生宝鉴·泄痢门·痢疾》云："夫太阴主泻，少阴主痢，是先泄而亡津液。火就燥，肾恶燥，居下焦血分，其受邪者，故便脓血也。"指出了本病与肾的关系。

朱震亨《丹溪心法》认为："痢有气虚兼寒热，有食积，有风邪，有热有湿。"此外，还提出"阳气下陷"也是其原因之一。

金元医家大多倡导火热病机。朱震亨指出：肠澼便脓血既有单纯热证，也有单纯寒证，又有寒热错杂证。

明代大多数医家承袭前人对痢疾病因病机的认识，指出痢疾有多方面的病因病机，如风寒暑湿、脾胃虚弱、积滞等。

其中周慎斋《慎斋遗书·痢》云："痢疾多因饮食所伤，湿热相搏。若里急后重，身不发热，饮食如常……为脾气。……若饮食少进，精神短少，四肢倦怠……为脾气不足，宜升阳为主。"提出本病的发生与脾有关。

马兆圣在《医林正印·痢疾》中指出本病的病机是气滞成积，郁而化热，成为湿热。

张介宾《景岳全书·杂证谟·痢疾》云："凡里急后重者，病在广肠最下之处，而其病本则不在广肠，而在脾肾。"指出本病与脾肾两脏相关。

清代俞昌《医门法律·痢疾门·痢疾论》云："冬月伤寒，已称病热，至夏秋热暑湿三气交蒸互结之热，十倍于冬月矣！外感三气之热而成下痢。"提出三气交蒸之说。

陈士铎在《辨证录》卷之七《痢疾门》中云："人有夏秋之间，腹痛作泻，变为痢疾，宛如鱼冻，久则红白相间，此是肝克脾土也。"指出肝木克脾土在发病中的地位。

唐宗海在《血证论·便脓》中云："黄坤载曰：人之大便，所以不失其常者，以肺主传送而肠不停，肝主疏泄而肛不闭……吾从此语旁通之，而因得痢证之原。以知痢者，肺气传送太力，故暴注大肠；肝气郁而不疏，故肛门闭塞，欲便不便，而为逼胀。"在肝郁的基础上进一步提出"肺金不清"在发病中的作用。

（二）传统典籍对休息痢的认识

许多溃疡性结肠炎患者症状多有反复，具有时发时止的特点，与古代文献中的休息痢颇为相似，而各医家对本病病因病机的认识却不尽相同。

隋代巢元方《诸病源候论·痢病诸候》云："休息痢者，胃脘有停饮，因痢积久，或冷气，或热气乘之，气动于饮，则饮动，而肠虚受之，故为痢也。冷热气调，其饮则静，而痢亦休也。肠胃虚弱，易为冷热，其邪气或动或静，故其痢乍发乍止，谓之休息痢也。"认为休息痢的形成是因肠胃虚弱，胃脘中有停饮，冷热气乘之而成。

宋代朱肱《类证活人书》云："休息痢，经年不愈，缘初起失于通利，致湿热之邪留于冲任之间。"指出休息痢的病因病机在于湿热之邪留于冲任之间。

明代医家多认为湿热痢是因初得不曾推下或止塞太早，以及初愈后不善调理所致。如《赤水玄珠·痢门·休息痢》云："休息痢者，愈后数日又复痢下，时作时止，积年累月不肯断根者是也。此因始得之时，不曾推下，就以调理之剂，因循而致也，又或用兜涩药太早，以致邪不尽去，绵延于胃肠之间而作者。"

秦景明《症因脉治·痢疾论》云："外感休息痢之因：外感六淫之邪，以成痢疾，或失于解表，或寒凉抑遏外邪，或早食膏粱助其邪热，或补涩太早，邪伏肠胃，则成休息之痢矣。……内伤休息痢之因：或因劳心过度，思虑伤脾，或因胃强脾弱，饮食伤损，或因寒凉不谨，胃肠受伤，脾肾相传，则内伤休息之痢作矣。"将休息痢分为外感、内伤两类加以论述。

另外，赵献可《医贯·后天要论·痢疾论》云："有一等休息痢者，经年累月，愈而复发，此系寒积在大肠底。"提出休息痢的病因病机在于寒积大肠。清代大多数医家继承了前人的观点，部分医家如唐宗海受西方医学的影响，提出休息痢止而复发，是瘀热留伏于膜油隐匿之地。唐宗海《痢症三字诀》云："若休息，瘀热脏，逾时发，攻下良。或逾时逾年而又复发，名休息痢，谓其已休止而又复生息也，是瘀热留伏于膜油隐匿之地。"

可以看出，明清以前各医家对痢疾病因病机的认识分为 3 种：一是感受外邪，外邪之中涉及湿、热、风、寒、暑，而其中对"热"的论述居多；二是脏腑功能失调，且本病的脏腑所属论及心、肺、肝、肾、脾、胃、小肠、大肠以及冲任二脉等；三是饮食不节，多因素食肥厚而成积。以上 3 种原因，可能独立为病，也可能相干为病，然而最终都会导致大肠传导失司，气血运行不畅，热壅肉腐，利下赤白。对于休息痢，多数医家认为，其原因在于湿痢初得不曾推下或止塞太早，以及初愈后调理不善。

通化宜平，圆执活变——朱生樑脾胃病临证经验集

三、朱师诊治特色

（一）朱师对溃疡性结肠炎的认识

中医传统文献无溃疡性结肠炎的病名，近年来多数医家认为本病当属"泄泻""肠风""下血""腹痛""痢疾"等范畴。《难经·五十七难》曰："大瘕泻者，里急后重，数至圊而不能便，茎中痛。"《赤水玄珠·痢门·休息痢》谓："休息痢者，愈后数日又复痢下，时作时止，积年累月不肯断根者是也。"朱师认为，本病当属"休息痢"为妥。

朱师认为，溃疡性结肠炎的病位在肠，涉及肺、肝、脾、胃、肾。对本病病因病机的认识，朱师将其概括为"风、湿、热、瘀"四字，即因先天禀赋不足、感受外邪、饮食不节、情志失调等因素导致脾胃运化失职，湿浊留滞，蕴久化热，下注肠道，以致肠腑气血凝滞，肠膜血络受损，大肠传导失司，血败肉腐而发为痈疡。泻痢日久，迁延不止，穷必及肾，终至脾肾两虚。总之，本病总属本虚标实之证，以脾虚为本，风湿热、气滞、血瘀为标；脾胃虚弱与风湿热瘀胶结是本病的基本病机；脾虚加之风、湿、热、瘀困阻，相互影响，以致疾病反复发作，缠绵难愈。

（二）辨证论治

1. 辨证要点

（1）明分期：朱师认为，辨治本病首当分期。缓解期以本虚为主，多为脾虚，兼见肾亏；发作期以标实为主，多为风湿热、气滞、血瘀。而发作期又当分初起、病进和末期3个阶段。初起气血旺则标实见，禀赋弱则本虚呈；病进多气多血，证候反复；末期气血渐衰，本虚渐显。诚如《赤水玄珠·痢门·休息痢》所言："休息痢者，愈后数日又复痢下，时作时止，积年累月不肯断根者是也"。

（2）抓主症：朱师认为，辨治本病宜抓主症。腹痛者，多实证，主因湿热下注，气血不调，不通则痛，虚则木克土，肝风内扰，络脉失养，不荣则痛；腹泻者，虚实各半，实为湿热，虚为脾伤，甚及肾阳，中州失守，传化失常；脓血便者，风夹湿热，肠络受损，瘀血内生，血行妄常。

（3）辨三邪：朱师认为，辨治本病须辨三邪。风、湿、热三气杂至，

60

合而为病，其风邪胜者多疼痛，湿邪胜者多黏液，热邪胜者多血溢。

（4）观病所：朱师认为，辨治本病应观病所。其病围于尾端，灌肠良效；侵及尾端，灌肠辅之；非此，则多口服。另有外治之法，如穴位敷贴，于痛证良验，而泄泻可脐疗兼按摩，见脓血则求诸三里、三阴交。灌肠药物常用白头翁、黄柏、黄连、仙鹤草、白及、地榆、生地黄、红藤、枳壳、败酱草、乌梅、地锦草等。结合患者病情，可酌情加用锡类散、云南白药等，以提高清肠凉血止痢、化湿解毒泄浊、止血护膜生肌之功效。

2. **辨证施治**　朱师治疗该病，辨证分以下 6 型，均以经验方辨证化裁。

（1）经验方：《素问·灵兰秘典论》云："三焦者，决渎之官，水道出焉。"《难经·六十六难》曰："三焦者，原气之别使也，主通行三气，经历于五脏六腑。"由此可见，三焦既是气升降出入的通道，又是水液运行的通道。水液的运行全赖于气的升降出入，人体的气依附于血、津液而存在。朱师认为，三焦的功能与本病的病机密切相关。基于以上理论，朱师提出治疗本病以调气清血化湿为基本法则，创制了经验方红藤肠安汤。本方以红藤、枳壳为君。红藤清热解毒，为治肠痈腹痛之要药。枳壳味苦、辛，性微寒，入脾、肺、大肠经，上可清泄肺金之风热，中可除脾胃之痞满，下可通肠腑之气机。红藤合枳壳行气活血，所谓"行血则便脓自愈，调气则后重自除"。生地黄凉血止血，黄连泻火解毒，败酱草祛瘀消痈，木香行气导滞，共为臣药。佐以祛风之防风，燥湿之白术，化湿之藿香、苏梗，理气之陈皮，或辅以健脾之四君、温肾之四神、和解之四逆。诸药合用，共奏清肠凉血、芳化湿浊、理气和络、调肝和脾之功效。红藤肠安汤组方严谨，切中溃疡性结肠炎的病机，标本兼顾，验于临床，有桴鼓之应。

（2）分型论治

1）**湿热内蕴型**：症见腹泻脓血便，里急后重腹痛，肛门灼热，口苦口臭，小便短赤，舌红苔黄腻，脉滑数或濡数。治以经验方加白头翁、仙鹤草等。

2）**脾胃虚弱型**：症见腹泻，脓血便，食少，肢体倦怠，神疲懒言，舌质淡胖或有齿痕，苔薄白，脉细弱或濡缓。治以经验方加党参、茯苓、山药等。

3）**脾肾阳虚型：**症见久泻不愈，质清稀或完谷不化，甚则滑脱不禁，腹痛喜温喜按，腰酸膝软，舌质淡胖或有齿痕，苔白润，脉沉细或尺弱。治以经验方加附子、干姜、补骨脂等。

4）**肝郁脾虚型：**症见痛泻，泻后痛缓，腹泻前有情绪紧张或抑郁恼怒等诱因，食少，胸胁胀闷，嗳气，舌质淡红，苔薄白，脉弦或细弦。治以经验方加柴胡、郁金、党参、茯苓等。

5）**阴血亏虚型：**症见大便秘结或少量脓血便，腹痛隐隐，午后发热，盗汗，五心烦热，头晕眼花，舌红少苔，脉细数。治以经验方加乌梅、熟地黄、阿胶、黄柏炭等。

6）**气滞血瘀型：**症见腹痛，腹泻，脓血便，血色紫暗或黑，胸胁胀满，腹内包块，妇女月经异常，舌紫或有瘀斑瘀点，脉弦涩。治以经验方加当归炭、参三七等。

3. 临证要诀

（1）**重脾胃：**溃疡性结肠炎虽病位在肠，但治在三焦，而三焦之中，首重脾胃。脾胃者，中州之官，运化之权衡，气机升降之枢纽，气血生化之源泉。朱师认为，小肠受盛化物，大肠传导变化，实为脾脏运化功能之补充，胃腑降浊功能之延续，兼之脾胃为后天之本，理当重视。痢起夏秋，湿热因天，生冷由人，土气受损，无以制湿，湿蒸热壅，气机阻滞，瘀血内停，病由之生，故当顾护脾胃，开郁运气，药取芳香化湿之品，方用辛开苦降之法，如藿香、苏梗、半夏、黄连、陈皮、枳壳等；病情迁延，屡止屡发，虚滑后重，经久不愈，气血耗损，且瘀且滞，理当补益脾胃，或兼益肾，药取健脾温阳之属，方用补中益气之道，如党参、白术、芍药、茯苓等；而病发之际，寒滞温之、湿胜化之、宿食消之、积滞导之、腹痛和之、气陷举之，均观脾胃，细审详辨，因势利导。

（2）**调气血：**溃疡性结肠炎多因邪侵肠腑，湿热蕴结，气机不利，血行不畅所致。利下赤白，白伤气而赤伤血，赤白相间则气血俱伤，故伤气分则当调气，伤血分则需和血，即《素问病机气宜保命集》所谓"行血则便脓自愈，调气则后重自除"。朱师认为，调气当重四脏营卫，和血当分凉血活血。脾主中州，为气机升降之枢纽，故宜健脾气，如白术、山药、党参；肺为华盖，主气主宣肃，故宜宣肺气，如藿香、桔梗，宜固卫气，如防风、白术；肝主疏泄，条达周身之气，故宜理肝气，如柴胡、木香、佛手；肾为胃关，主蛰司封藏，故宜益肾气，如肉豆蔻、补骨脂。血溢脉外，止血当先，仙鹤草、白及、地榆、槐花、茜草等尤擅；而湿热壅蒸，理当凉血，宜生地黄、牡丹皮；郁热清化，宜黄芩、黄连、红藤、败酱草；壮热烦渴，救液存阴，宜黄连、阿胶；肠络血瘀，宜当归、参三七之类。

（3）祛三邪：溃疡性结肠炎由风湿热三邪所客而发，痛泻痢各有侧重，故观其主次而制之。

1）祛风邪：《素问·生气通天论》云："风者，百病之始也，清静则肉腠闭拒，虽有大风苛毒，弗之能害。"《素问·阴阳应象大论》言："春伤于风，夏生飧泄。"风能胜湿，风能引经，风能实便。祛风常用防风、羌活、荆芥炭等。

2）祛湿邪：凡泻皆兼湿，正如《素问·阴阳应象大论》所云"湿胜则濡泻"。故朱师认为，治疗该病的重点当在祛湿，一曰化湿，一曰利湿。湿不重者以清化为主，药选健脾化湿之品，如白豆蔻、薏苡仁、藿香、苏梗等；湿重者以分利为主，药用利湿泻浊之属，如泽泻、车前草、车前子等；间以燥湿之苍术等。

3）祛热邪：《素问·至真要大论》云："诸呕吐酸，暴注下迫，皆属于热。"《时病论》亦云："热痢者，起于夏秋之交，热郁湿蒸，人感其气，内干脾胃……热挟湿食，酝酿中州，而成滞下矣。"属热毒者，予白头翁汤合香连丸；入血者，重用仙鹤草、茜草、生地黄、红藤、败酱草清热凉血和络，常收良效；里急后重者，予木香、槟榔、制大黄，取木香槟榔丸之义。

（4）分缓急：溃疡性结肠炎可分发作期和缓解期。隋代巢元方《诸病源候论》列"痢病诸候"凡四十论，不仅多列新久，且单列一条，谓："休息痢者，胃脘有停饮，因痢积久，或冷气，或热气乘之，气动于饮，则饮动，而肠虚受之，故为痢也。冷热气调，其饮则静，而痢亦休也。肠胃虚弱，易为冷热，其邪气或动或静，故其痢乍发乍止，谓之休息痢也。"故朱师认为，该病在缓解期以补虚为主，发作期以治标为主。该病初起，气血旺则标实见，禀赋弱则本虚呈；病进多气多血，证候反复；末期气血渐衰，本虚渐显。故初起时祛风化湿和中，病进时清热利湿止血，恢复时益气养阴清热。

（5）**溃疡性结肠炎的日常调理**：朱师认为，防治溃疡性结肠炎，除了药物治疗以外，饮食调理和情绪调节也非常关键。《素问·痹论》指出："饮食自倍，肠胃乃伤。"本病除了控制饮食的量，对质也有要求：首先不宜寒凉，其次不宜湿腻，然后避免辛辣；尤其海鲜诸物，性味大寒多湿，且现代研究发现，这些异种蛋白能引起人体变态反应性疾病，而乳蛋类、淡水鱼虾蟹虽有偶发，或因结构差异，诱发该病的概率不及海产品，其具体机制待研究。盖因该病脾虚为本，脾虚易湿，得阳始运，而寒凉之品伤阳，湿腻之物碍脾，辛多泻肺，湿久及肾。故食疗可予甘温之品，佐以理气清热调血之物。同时，《素问·阴阳应象大论》认为思多伤脾，而目前发现情绪波动可能与该病症情的反复加重存在一定关联。

（李富龙）

消化性溃疡

一、概述

消化性溃疡（peptic ulcer）是胃肠黏膜被胃酸和／或胃蛋白酶消化形成的溃疡，可发生在食管、胃、十二指肠、胃空肠吻合口和含有胃黏膜的梅克尔（Meckel）憩室。临床上，胃、十二指肠溃疡较为常见。本病的发生主要与胃酸和胃蛋白酶的消化作用、幽门螺杆菌感染、非甾体抗炎药、神经系统和内分泌系统紊乱等相关。本病属于中医"胃脘痛""胃疡病""泛酸"等范畴。

二、中医药研究进展

（一）病名

胃脘痛的记载可以追溯至商周时期，甲骨文中曾出现过类似病证。《阴阳十一脉灸经》（甲本）载："臂巨阴之脉……其所产病：胭（胸）痛、癔（脘）痛。"有关胃脘痛的论述始见于《黄帝内经》，其中记载了胃脘痛的症状，尚有"当心而痛""心痛"等病名，并明确指出胃脘痛可出现胃腑病变。及至金元时期，胃脘痛首先作为病证名提出。张元素在《医学启源·主治心法》中首载"胃脘痛"病名。李杲在《兰室秘藏》中单设胃脘痛一门，并明确指出胃脘痛的病位不在心，而在脾胃，至此胃脘痛首次作为独立病证而出现。至明清时期，各医家对于胃脘痛的辨证论治已渐趋完善。虞抟在《医学正传·胃脘痛》中分析造成前代医家将胃痛与心痛混称的原因说："《内经》曰：木郁之发，民病胃脘当心而痛……古方名为脾疼者是也。胃之上口为贲门，贲门与心相连，故《经》所谓胃脘当心而痛，今俗呼为心痛者，未达此义耳……古方九种心痛……详其所由，皆在胃脘，而实不在于心也。"胃脘痛的病名因此而正式确立。

（二）病因病机

中医认为，胃脘痛是由多种致病因素共同作用的结果，大致可分为外感六淫、内伤情志、饮食失宜等。

1. 外感六淫 《黄帝内经》认为，风、寒、湿、热诸邪单独或相兼犯胃，皆可导致胃脘痛发作。《素问·五常政大论》所云"少阳司天，火气下临……心痛、胃脘痛"和"太阴司天，湿气下临……大寒且至……心下否痛"，分别指出了外感火热之邪和寒湿之邪而致胃脘痛。《诸病源候论·虚劳病诸候上·虚劳心腹痛候》曰："风邪所乘，邪正相干，冷热击搏，故心腹俱痛。"认为风邪外侵，致胃脘气滞，拘急而痛。历代医家多认为外感六淫之邪为胃脘痛的重要诱发因素。

2. 内伤情志 《灵枢·百病始生》曰："喜怒不节则伤脏……脏伤则病起于阴也。"《灵枢·本神》曰："愁忧者，气闭塞而不行。"《素问·举痛论》曰："思则气结……怒则气逆，甚则呕血及飧泄，故气上矣。"忧思可以损伤脾胃，脾胃气机郁滞不畅而致胃脘痛。而怒则伤肝，肝主疏泄、主情志，所以肝郁气滞、情志失调亦可导致胃脘痛的发生。《三因极一病证方论·九痛叙论》曰："若五脏内动，汩以七情，则其气癖结，聚于中脘，气与血搏，发为疼痛。"说明情志不畅是引发胃脘痛的重要因素。内伤七情，皆可损伤肝脾，如若肝失疏泄，则气机不能条达，横逆犯胃，而疼痛暴作；如若脾失健运，则脾胃之气机升降失和，壅滞中脘，经络不通，或病理产物随之而生，则发为胃脘痛。

3. 饮食失宜　饮食失宜是造成胃脘痛的重要病因。胃受纳饮食以供养全身。饮食不当可以直接影响脾胃的受纳运化，使升降失调，导致胃脘痛的发生。《素问·痹论》云："饮食自倍，肠胃乃伤。"《医学正传·胃脘痛》说："致病之由，多因纵恣口腹，喜好辛酸，恣饮热酒煎煿，复食寒凉生冷，朝伤暮损，日积月深……故胃脘疼痛。"由此可见，饥饱无常，最易伤及胃气；饮食偏嗜，恣食肥甘厚味，更易导致湿热中阻，产生胃脘疼痛。脾胃主收纳运化腐熟，饮食失宜，则收纳运化腐熟失司，中焦气机升降失和；久则气血耗伤，机体得不到濡养而虚弱，正气不足，无力抵御外邪，抑或各脏腑之气失调，横逆犯胃，发为胃脘痛。

4. 体质因素　脾胃为仓廪之官，主受纳和运化水谷，若先天禀赋不足，或劳倦过度，或久病脾胃受损等，均能引起脾胃虚弱、中焦虚寒，或胃阴亏损、失其濡养而发生胃脘疼痛。《灵枢·百病始生》曰："风雨寒热，不得虚，邪不能独伤人。"《景岳全书·杂证谟·心腹痛》言："气血虚寒，不能营养心脾者，最多心腹痛证……或心脾肝肾气血本虚。"素体脾胃虚弱，运化失职，气机升降失和，或中阳不足，中焦虚寒，湿浊内生，寒湿交杂，中阳复而被困，胃脘失其温养，气机为寒湿所阻，而发生疼痛；或胃阴不足，虚热灼烧胃络，胃络不得营阴之充养，则易发挛急，间或有血溢脉道，瘀血停脘之证，皆可发为胃脘痛；脾胃虚弱，易为外邪侵淫，入里则邪停中脘，与正气相搏，正不能胜邪，正邪之气停滞积聚，中枢气机升降失和，发为疼痛。中土虚，则他脏来犯，尤以肝为甚，木乘土，克之太过，则土不能受纳，脾不能升，胃不能降，气聚而发疼痛。

（三）辨证论治

1. 古代医家观点　对胃脘痛治法的认识在《黄帝内经》中早有记载。《灵枢·邪气脏腑病形》曰："胃病者，腹膜胀，胃脘当心而痛，上支两胁，膈咽不通，食饮不下，取之三里也。"宋代以前诸医家皆认为寒邪客胃、中焦虚寒、痰饮食积、郁热积聚等病机导致中脘气机不得宣通而发胃脘痛，治疗上多以散寒、理气为主。张仲景在《伤寒论》和《金匮要略》中创建了胃脘痛辨证施治的规范和方药："服桂枝汤，或下之，仍头项强痛，翕翕发热，无汗，心下满微痛，小便不利者，桂枝去桂加茯苓白术汤主之。"提出病水气者治宜利水通阳；"伤寒，阳脉涩，阴脉弦，法当腹中急痛者，先与小建中汤。"

隋唐时期，《新修本草》提出"诸病通用药"，为胃脘痛的分型治疗提供了一系列通用的药物。孙思邈提出内外结合的方法治疗胃脘痛，内服汤剂用以行气、散寒、温阳、杀虫，外用针灸补泻调和经气。王焘《外台秘要》保留了唐以前治疗胃脘痛的理法方药，并在此基础上增加针灸治疗的穴位，并首次提出要注意饮食如忌生冷物、油腻、黏食等，治疗时饮食不慎会抵消药性，甚至会助长病邪，引发旧邪。

及至宋代，对于本病的内治法开始占据主导地位，以脾胃本虚易为邪气所侵为主要病机，治法多以补气、理气为主，兼以散寒、温阳、化湿、活血、化瘀攻下等法。治疗时重食治，《太平圣惠方》首载胃脘痛食治方："摄生者，先须洞晓病源，知其所犯，以食治之。"

金元四大家李杲认为，疼痛的发生是经络不通所致，形成了补土派的学术特点，治则主要是胃寒胃虚者温散温补，胃热阴亏者清润并用，燥湿消导者攻补兼施，气血不畅者行气活血。朱震亨治疗胃脘痛明确了辨证施治。《丹溪心法·心脾痛》有云："大凡心膈之痛，须分新久。若明知身受寒气，口吃寒物而得病者，于初得之时，当与温散或温利之药；若曰病得之稍久则成郁，久郁则蒸热，热久必生火。"治疗上主要从"气、血、痰、癖"四方面着手，并提出"诸痛不可补气"的治疗原则，认为胃脘痛由气滞所致，如用参术等补气之品，则会壅滞气机，使疼痛加重。

明清时期，胃脘痛的辨证论治形成了较为完备的理论体系，多数医家开始结合辨证进行立法组方。张介宾提出："微实者，宜调不宜攻；大实者，或上或下，非攻不可；纯虚者，或气或血，非大补不可。"明确了寒热虚实治疗的不同。叶桂在《临证指南医案》中提出胃脘痛论治应首分阴阳，通降为顺；治肝安胃，灵活变通；久痛入络，分而治之；首创养胃阴之说，并且提出胃脘痛从痰论治七法：补气化痰法、温阳化痰法、通阳化痰法、滋阴化痰法、理气化痰法、清热化痰法、化痰逐瘀法。叶桂更首创滋养胃阴之说，如"胃虚少纳，土不生金，音低气馁，当与清补。（胃阴虚不饥不纳）麦冬、生扁豆、玉竹、生甘草、桑叶、大沙参"（《临证指南医案·脾胃》），认为胃阴充足才能恪守纳谷之职，并强调胃脘痛病初在气（经），治当以辛香理气为主，久痛则入血（络），治当以辛柔和血为主。营气虚者治以甘温填补之法，有形之滞治以攻逐之法。其门人在总结其治疗经验时言："若肝阴胃阴未亏，肝阳亢逆犯胃，先生立法用药则远柔用刚……若肝阴胃汁已虚，木火炽盛，风阳扰胃，用药忌刚用柔……至于平治之法，则刚柔寒热兼用"（《临证指南医案·木乘土》），并提出了"通补为宜，守补则谬"（《临证指南医案·胃脘痛》）的观点。

2. 近现代医家观点　丁甘仁认为，胃脘痛与肝、脾、胃的关系密切，治疗上应从"脾、湿"入手。在此基础上，章次公运用中医学"六腑以通为用"的理论，针对消化道"不通则痛"的发病因素特点，制订了温胃祛寒、滋养柔润、建中补虚、通降攻下、理气解郁、祛瘀止血、清胃降火、燥湿化痰及消导助运的治疗法则，采取"通则不痛"的攻下类中药进行治疗，取得了良好的临床疗效。蔡淦认为，"脾胃湿热内蕴"是脾胃病引发烧心、脘胀、腹痛、恶心等症状的常见病机，治宜健脾补中，佐以甘寒或甘苦，或辛通开泄，以清热化湿，研制了乐胃煎、胃一方等方剂，临床取得良好疗效。

三、朱师诊治特色

（一）朱师对消化性溃疡的认识

朱师认为，消化性溃疡当属中医"胃脘痛"范畴，其病位在胃，与肝脾关系密切。其发病原因可归纳为七情内伤、饮食不节、外感六淫等。若情志不调、饮食不节、感受外邪，则损伤脾胃，导致脾胃功能失调，肝胃气机失和，气机逆乱阻滞，脾胃升降功能障碍，气滞不通、郁滞化热、胃火内炽，脾阴不制胃阳，胃膜血络损伤则形成溃疡。朱师认为，对于脾胃病，宜遵叶桂"脾宜升则健，胃宜降则和"之原则，禀"平正轻灵"之用药法度；脾胃处中土，为斡运气机之枢纽，脾胃升降如常则肝升肺降有度，而肝升肺降有度亦有益于脾胃升降如常。辨证当以"虚实为纲，寒热为目"，首辨虚实，次辨寒热，兼调气血；脾胃病病机中之虚，多以脾胃本虚为主，实者多以气、血、痰、湿、食为主；寒热者，或偏于一邪，或寒热错杂；治疗时虚则补之，实则泻之；在气者，疏肝宣肺以燮理之；在血者，活血通络以化之。

（二）辨证论治

1. 肝胃不和证

主症：胃脘胀痛，连及两胁，攻撑走窜；次症：嗳气频频，纳呆食少，精神抑郁，夜寐不安。舌脉：舌质淡红，苔薄白，脉弦。

治法：疏肝理气，和胃止痛。

方药：柴胡疏肝散（《景岳全书》）加减。

2. 肝胃郁热证

主症：胃脘灼痛，痛势急迫，伴烦躁易怒；次症：嘈杂反酸，口干口苦，渴喜凉饮，烦躁易怒。舌脉：舌红，苔黄，脉弦数。

治法：疏肝泄热，和胃降逆。

方药：化肝煎（《景岳全书》）合左金丸（《丹溪心法》）加减。

3. 脾胃虚寒证

主症：胃脘隐痛，遇寒或饥时痛剧，得温或进食则缓，喜暖喜按。次症：面色不华，神疲肢怠，四末不温，食少便溏，或泛吐清水。舌脉：舌质淡胖、边有齿痕，苔薄白，脉沉细。

治法：温中健脾。

方药：黄芪建中汤（《金匮要略》）加减。

4. 胃络瘀阻证

主症：胃脘疼痛，痛有定处而拒按；或痛有针刺感；或痛胀相兼，食后痛胀尤甚。次症：病程日久，胃痛反复发作而不愈；呕血、便血之后，面色晦暗无华，唇暗；女子月经愆期，色暗。舌脉：舌质紫暗，或见舌苔剥脱，舌下散布瘀斑或舌下脉络紫暗，隐隐而现，脉涩或沉弦。

治法：化瘀舒络，行气和胃。

方药：失笑散（《太平惠民和剂局方》）合丹参饮（《时方歌括》）加减。

四、临证要诀

（一）辨治关键在肝脾胃

一治胃。胃腑以通为顺，以降为和。胃脘痛初期以实为主，气滞、食积、痰浊、瘀血内蕴，气机阻滞、胃失和降，治以理气、消积导滞、化痰、通瘀，通降和胃。《类证治裁》云："六腑以通为补。"

二治脾。脾与胃同居中焦，以膜相连。脾主胃为行其津液，其气主升，主运化，喜燥恶湿，故临床上脾气虚、脾阳虚及脾虚湿盛者多见。在脏腑辨证用药中特别注重"脾宜升则健，治以燥药升之"的特点。有健脾和胃、温运脾阳、健脾化湿等法。

三治肝。肝病可及脾胃，即"木克土"，也有因脾胃先病，引"土虚木乘"。肝体阴而用阳，性喜条达而恶抑郁，主疏泄。若肝郁不舒，横逆犯脾胃，或肝胃不和，或肝脾不调，而见病症。近代医家夏应堂指出："至于胃脘痛大都不离乎肝，故胃病治肝，本是成法。"临床以肝郁气滞、肝胃郁热及肝脾不调者多见。有疏肝理气、清肝和胃、柔肝健脾法。

（二）制酸止血、护胃生肌为常法

外邪侵袭、饮食不节、情志失调致脾胃受损、纳化失常，肝失疏泄、气机郁滞，进而产生痰、食、湿、瘀、热等病理因素，胃膜血络受损而形成溃疡。在辨证基础上，宜加用煅瓦楞、海螵蛸、仙鹤草、参三七粉、当归、黄芪等制酸止血、托疮生肌药物。

（孙　吉）

急性胰腺炎

一、概述

急性胰腺炎（acute pancreatitis，AP）是指多种病因引起的胰酶激活，继以胰腺局部炎症反应为主要特征，伴或不伴其他器官功能改变的疾病。AP 的常见病因有胆石症、高三酰甘油血症、酒精等。其中，胆源性胰腺炎仍是我国 AP 的主要病因，高三酰甘油血症性胰腺炎的发病率近年呈上升趋势。当三酰甘油 ≥ 11.3mmol/L 时，AP 极易发生；而当三酰甘油 < 5.65mmol/L 时，发生 AP 的危险性明显减少。其他病因包括奥迪括约肌功能障碍（sphincter of Oddi dysfunction，SOD）、外伤性、高钙血症、药物和毒物、血管炎、先天性（如胰腺分裂、十二指肠乳头旁憩室、环形胰腺等）、肿瘤性（如壶腹周围癌、胰腺癌）、感染性（如柯萨奇病毒、人类免疫缺陷病毒、腮腺炎病毒）、自身免疫病（如系统性红斑狼疮、干燥综合征）、α₁- 抗胰蛋白酶缺乏症等。医源性因素如内镜逆行胰胆管造影术（endoscopic retrograde cholangiopancreatography，ERCP）、腹部手术等诱发的 AP 发病率近年也呈上升趋势。

关于 AP 的发病机制尚未完全阐明，近几年提出的假说主要有"胰腺自身消化学说""炎症介质学说""肠道细菌易位学说""细胞凋亡学说""胰腺腺泡内钙超载学说"等。

随着人们对 AP 发病机制认识的不断深入，其治疗观点也经历了一个逐步演变进化的过程，即经历了从"早期手术治疗"到"保守治疗"，再到"个体化方案治疗"，直至目前的"全身综合治疗体系"等变化。目前，西医对尚无手术指征的重症急性胰腺炎（SAP）患者的常规治疗主要包括禁食、抑制胰腺外分泌和胰酶抑制剂的应用，抑制胃酸分泌、补液、抗感染、维持体内酸碱及电解质平衡等肠外营养治疗措施。中医药在该病治疗过程中的作用日益显现。2019 年《中国急性胰腺炎诊治指南》明确提出："生大黄口服或灌肠、芒硝外敷等可以缓解腹痛、腹胀、全身炎症反应；复方制剂，如清胰汤、大承气汤、柴芍承气汤有抗炎、缓解肠麻痹、保护肠黏膜屏障等作用。"

二、中医药研究进展

（一）古代对急性胰腺炎病名的认识

急性胰腺炎（AP）在《黄帝内经》的阐述中属于"脾热病""脾心痛"等范畴。《灵枢·厥病》云："厥心痛，腹胀胸满，心尤痛甚，胃心痛也……痛如以锥针刺其心，心痛甚者，脾心痛也。"《杂病源流犀烛·心病源流》云："腹胀胸满，胃脘当心痛，上支两胁，咽膈不通，胃心痛也。"《三因极一病证方论·内所因心痛证治》云："脾心痛者，如针锥刺其心腹，蕴蕴然气满。""胃心痛""脾心痛"都属于"厥心痛"之一。而疾病进展时出现的"心腹胀满硬痛而手不可近"，"心下痛，按之石硬"，以及冷汗淋漓、脉微肢厥等病象，又与中医之"结胸"类似。《伤寒论·辨太阳病脉证并治下》云："太阳少阳并病，而反下之，成结胸，心下硬，下利不止，水浆不下，其人心烦。"

（二）胰腺归属于中医的脾脏

从古代文献的解剖描述来看，胰腺当归属于脾脏。《脾胃论·脾胃虚则九窍不通论》载："脾长一尺，掩太仓。"王清任《医林改错》载："脾中间有一管，体相玲珑，名曰珑管。"以上所指的"脾"，实际上的解剖位置和形状与胰腺相符，所指"珑管"类似于副胰管的结构，故从现代医学对胰腺的解剖位置的认识来看，胰腺当归属中医学脾脏范畴。

从西医的角度讲，胰腺有内分泌、外分泌的功能，其外分泌腺分泌的消化酶有帮助消化的作用，而中医的"脾"有"升清降浊""运化水谷精微"的作用，因此我们认为将胰腺归属为"脾脏"能比较准确地体现胰腺的生理功能。

（三）急性胰腺炎的病因病机

中医将急性胰腺炎的病因病机归结为阳明腑实、瘀热互结，肝胆湿热、蕴结中焦，肝气不疏、肝郁气滞，湿热困脾、热毒互结等。这种对病因病机的认识结合了疾病发展不同时期的证候特点。

1. **阳明腑实，瘀热互结** 过食辛辣温燥之品，化热生火，或情志不遂，气郁化火犯胃，或邪热壅盛，汗出过多；或误用发汗，津液外泄，致使肠中干燥，阳明腑实。"六腑以通为用，以降为和"，腑气不通则实热之邪内积，气滞不行。邪热炽盛，闭阻不通，络阻血瘀，热毒血瘀互结，而致腹部胀满疼痛。

2. **肝胆湿热，蕴结中焦** "土得木而达"，肝的疏泄功能与脾的升清、胃的降浊是否协调密切相关；反之，若因感受湿热之邪，或脾虚水湿内生，日久化热，或长期过食肥甘厚味生湿助热，土壅侮木，则影响肝胆正常功能。湿、热结聚不散则酿生热毒，热毒炽盛又易导致血热妄行而致血瘀，热毒血瘀互结，肉腐血败成脓，发为心腹胸脘及胁部疼痛之症状。

3. **肝气不疏，肝郁气滞**　肝为刚脏，喜条达而恶抑郁，在志为怒。由于情志不调，导致气机不畅，肝气郁结，而成肝郁气滞的证候。"气为血之帅"，若气滞则血液运行无力，瘀滞脉内，阻塞经络，气郁日久化火，伏火郁蒸血液，而致瘀阻内停，最终导致热毒血瘀互结而发为"腹痛"之病。

4. **湿热困脾，热毒互结**　"脾主运化、主升清"，脾脏常因感受湿热之邪，或过食辛热肥甘，酿成湿热，内蕴脾胃，或因过度思虑致情绪郁闷，心境低落，气机郁滞。由此导致脾失健运，内生湿热；湿郁日久则化热，湿、热结聚不散则酿生热毒；热毒炽盛又易导致血热妄行而致血瘀，进而发为脘腹疼痛之症状。

三、朱师诊治特色

急性胰腺炎的病变部位主要在脾、胃、肝、胆，重症时涉及心、肺、肾、脑、肠等脏腑、奇恒之腑。故根据急性胰腺炎发病部位，腹痛、腹胀、恶心呕吐的临床症状，可将其归属于"腹痛""脾心痛""结胸病""胃心痛"等范畴。

急性胰腺炎的病因为嗜食肥甘、嗜酒多饮、素患胆疾，关键病机是气郁、热结、瘀滞、腑实，故朱师提出"清下理活并用，通腑泻下为要"的治疗法则，其内涵为"清热解毒、通腑泻下、理气活血之法兼而并用，其中通腑泻下尤为关键"。在急性胰腺炎的全程管理中，以通腑泻下为主导的"通法"贯穿始终，且至关重要。

急性胰腺炎发病时因全身炎症反应综合征、肠屏障功能损害、肠道菌群移位、微循环障碍等而出现胰腺水肿渗出、腹内压升高，甚则腹腔间室综合征，引起腹痛、腹胀、腑气不通。其中医证型则表现为阳明腑实证、热毒壅盛证、瘀血阻络证、肝胆湿热证，其中阳明腑实证是贯穿发病早、中期的最重要证型。"方从法出，法随证立"，因此"通腑泻下尤为重要"。疾病的早、中期还可因不同发病原因而表现为发热、呕吐、黄疸、胁痛，见于热毒壅盛证、肝胆湿热证、瘀血阻络证，故清热解毒、活血理气、清利肝胆也为常用法则。通法之中包罗万象，凡使阴阳平秘、气血和畅、表里和解、寒热均衡之法均为广义通法。通腑泻下为通，清热解毒、活血理气亦为通。正如《医学真传·心腹痛》所云："通之之法，各有不同。调气以和血，调血以和气，通也；下逆者使之上行，中结者使之旁达，亦通也；虚者助之使通，寒者温之使通，无非通之之法也。"

四、中医辨治

（一）辨证论治

1. **通腑泻下法**　通腑泻下法是临床中最常用的治疗方法，也是经现代科学研究证实的方法。常用的遵循通腑泻下法的方剂有大承气汤、大柴胡汤、柴芩承气汤。急性胰腺炎的病人常表现为腹胀、腹痛、大便秘结不通、发热、黄疸等，通过通腑泄浊复方的使用，可以使大便得通，腑气得降，腹胀缓解，体温降低，黄疸减轻，其作用机制主要是松弛奥迪括约肌，缓解肠道痉挛，抑制菌群移位，抑制炎症因子。

2. **清热解毒法**　急性胰腺炎的病人常因全身炎症反应综合征而引起级联瀑布反应，从而导致促炎细胞因子和抗炎细胞因子的失衡，进而导致病情加重，表现为持续高热，体温持续大于38.5℃，口大渴、汗大出、面红目赤、甚则面目青紫、腑气不通。往往血培养并不提示有细菌感染，此时指南并不推荐预防性使用抗生素，结合舌脉，辨证以热毒瘀结型为多，治宜清热解毒、泻下存阴。

在常用经验方或自拟方的基础上，加用红藤、金银花、连翘、焦栀子、蒲公英、紫花地丁、败酱草等清热解毒药，以解热毒炽盛之象。现代中药药理学研究发现，清热解毒药对多种细菌及其他病原微生物均具有一定的抑制作用，增强免疫功能，既对急性胰腺炎时的胰腺外分泌及多种消化酶活性有抑制作用，又能抑制炎症过程，防止休克、继发感染等并发症，从而对胰腺有良好的保护作用。

3. **活血化瘀法**　临床中很多情况下因患者嗜酒，导致肝胆湿热，湿困中焦，湿热化火，火热熏蒸，破血妄行，瘀而不化，而成血瘀之证候，表现为痛有定处，口渴不欲饮，肌肤甲错，临床中甚至可见格雷·特纳征（Grey Turner sign）和卡伦征（Cullen sign）。此时多按瘀血阻滞辨证，在治疗上使用活血化瘀的方法，往往取得良好疗效。

在活血化瘀原则指导下，常用方剂为桃核承气汤，也有在自拟方中加用丹参、桃仁、红花等活血化瘀药，均取得了很好的疗效。现代药理研究表明，活血化瘀药能改善胰腺微循环，降低血液黏稠度，改善胰腺局部血供，纠正胰腺组织缺血，防止胰腺坏死。

4. 疏肝利胆法 很多急性胰腺炎的病人表现为脘腹胀满，腑气不通，喜叹息，易怒烦躁。结合舌脉，往往这类患者常伴有胆囊或胆管疾病，可以辨证为肝郁气滞、胆失疏泄。此时采用疏肝利胆的方法，效果较好。常用龙胆泻肝汤、柴芩承气汤等辨证加减，或在经验方、自拟方的基础上加柴胡、郁金、焦栀子、金钱草、海金沙等。

研究表明，疏肝利胆法可以松弛奥迪括约肌，从而促进胆汁、胰液的排泄，有效缓解胰管的压力，有效改善黄疸症状。疏肝利胆法还能够降低实验性大鼠血清细胞因子水平。

（二）分期论治

1. 急性胰腺炎初期（急性反应期） 急性胰腺炎初期为发病至1周左右。患者表现为急腹症发病，腹痛腹胀并重，痛势较剧，痛时拒按，痛而有形，得食则甚等，舌红，苔黄厚腻，脉沉实或弦数。此期病因病机多为酒食伤脾，气机郁闭，湿热内结，瘀血阻滞，腑气不通，即气郁、热结、瘀滞、腑实。以阳明腑实证为多见，亦兼见气滞血瘀证、肝胆湿热证、热毒壅盛证。病变脏腑以脾为主，涉及肝胆。

治疗法则为"清下理活并用，通腑泻下为要"，方拟经验方"清下解胰方（清下化瘀方）"：生大黄、柴胡、延胡索、丹参、赤芍、焦栀子、枳实、红藤等。

（1）若兼见肝胆湿热证，表现为胁痛、发热，舌红，苔黄腻，脉弦数，方拟清下解胰方加金钱草、茵陈、广郁金。

（2）若兼见气滞血瘀证，表现为刺痛、痛有定处，舌紫暗，脉沉涩，方拟清下解胰方加桃仁、当归、川芎。

（3）若兼见热毒壅盛证，表现为发热烦躁、腹痛拒按，舌质红，苔黄，脉滑数，方拟清下解胰方加蒲公英、败酱草。

2. 急性胰腺炎中期（全身感染期） 急性胰腺炎中期又分为前期和极期。此期正邪交争，前期可能正胜邪退，病势得到控制，多为发病2周内；极期则为邪胜正衰，气血逆乱，脏腑衰竭，多为发病2~3周内。患者表现为腹痛拒按，发热呕吐、大便不通，甚则神昏谵语、高热烦躁、四肢厥逆，脐周或两胁青紫色或灰黑色改变，舌红或紫绛，苔黄，脉数或涩。此期病因病机为气郁、热结、瘀滞、腑实进一步加重，热毒炽盛、正邪交争、病势迅猛，甚则可肉腐化脓；或上攻心肺，或下伐肝肾，或热伤血络，甚或终成气血逆乱之脏衰危症。病变脏腑以脾为主，涉及心、肺、肾、肝。

中期的前期治疗法则以清热解毒、活血化瘀为主，辅以通里攻下。方拟清活解胰方（清下解胰方加蒲公英、败酱草、川芎）。

极期的辨治如下：

（1）若兼见喘脱证，表现为喘逆剧甚、不能平卧、烦躁不安、面青唇紫，大便秘结，舌紫绛，脉弱或浮大无根，方拟清活解胰方合参附汤。

（2）若兼见内闭外脱证，表现为神志不清、四肢厥冷、呼吸喘促，舌干绛，苔灰黑，脉弱，方拟清活解胰方合四逆汤。

（3）若兼见气血两燔证，表现为身热烦躁、躁扰不宁、神昏谵语，舌绛，苔黄，脉数，方拟清活解胰方合犀角地黄汤。

3. 急性胰腺炎后期（恢复期） 急性胰腺炎恢复期，正虚邪恋，正气耗伤，多为发病3周后。患者表现为腹痛绵绵，神疲乏力、少气懒言、腹胀纳呆，舌淡，少苔，脉细弱。此期病因病机为久病而致脏腑衰弱、气阴亏虚、阴阳亏损。病变脏腑为脾、肝、肾。

此期治疗法则为益气养阴、疏肝健脾；和中守正，清理余邪。方拟和中解胰方：太子参、白术、茯苓、木香、陈皮、砂仁、柴胡、黄芩、黄精、玉竹、红藤。

（1）若兼见肝郁脾虚证，表现为两胁胀满不适、腹泻、纳呆，舌苔薄白，脉弦缓，方拟和中解胰方加郁金、枳壳、焦山楂、焦六曲。

（2）若兼见脾阳亏虚证，表现为腹胀便溏、四肢不温、食少纳呆，舌淡胖，苔白滑，脉沉弱，方拟和中解胰方加附子、干姜。

五、临证要诀

（一）初期：通里攻下，给邪出路

急性胰腺炎初期多表现为阳明腑实证，治疗以通腑泻下为主，辅以清热解毒、活血化瘀、疏肝理气。以大承气汤的变方清下解胰方（清下化瘀方）为主，推陈致新、荡涤肠胃，使脏腑畅通，给邪以出路。通过"清下理活并用，通腑泻下为要"，可改善肠屏障功能，防止肠道菌群移位，改善微循环，清除内毒素。

（二）中期：解毒活血，截断扭转

急性胰腺炎中期是病情发展加重或缓解的关键期，而且中期的前期尤为关键。随着急性胰腺炎病情的进展，气郁、热结、瘀滞、腑实可能进一步加剧。热毒炽盛、瘀热内结、气滞血瘀、肉腐为脓，或上攻心肺，或下伐肝肾，或热伤血络，甚或终成气血逆乱之脏衰危症。中期的早期治疗法则以清热解毒、活血化瘀为主，辅以通里攻下。若监护及时、施治得当，可起到截断扭转的作用，防止向极期发展；否则发展至极期，会出现"上攻心肺""下伐肝肾"的重症，出现多器官衰竭。因此，中期的解毒活血、截断扭转可抑制全身炎症反应综合征，保护器官功能，促进炎症消退和积液吸收，降低胰管内压，降低继发感染发生率。

（三）后期：益气养阴，和中守正

急性胰腺炎后期，因久病而出现气阴两虚、阴阳俱损、正虚邪恋的证候，表现为神疲乏力、腹胀纳呆、少气懒言等耗气伤津之象。通过益气养阴、和中守正，可以提高机体免疫力，改善肠屏障功能，促使胰腺修复和胰周炎症吸收。

（周秉舵　孔　婧）

肠易激综合征

一、概述

肠易激综合征（irritable bowel syndrome，IBS）是一种慢性肠道运动功能紊乱性疾病，主要表现为腹痛和排便异常或排便习惯改变，并且缺乏可解释症状的形态和生物化学异常。早在 1818 年就有关于 IBS 主要症状的描述——"腹痛、消化紊乱及腹胀"。但由于 IBS 缺乏特征性的症状和体征，诊断十分混乱，最初的命名也十分混乱，如"腹胀性绞痛""神经性肠绞痛""痉挛结肠（或痉挛性结肠炎）""黏液性结肠炎""过敏性结肠炎""易激结肠"等。直到 20 世纪 40 年代，Dolkart PE 等才提出"肠易激综合征"这一概念，并沿用至今。

依据罗马Ⅳ标准，IBS 典型的临床表现为反复发作的腹痛，最近 3 个月内每周至少发作 1 天，伴有以下 2 项或 2 项以上：①与排便有关；②发作时伴有排便频率改变；③发作时伴有粪便性状（外观）改变。诊断前症状出现至少 6 个月，近 3 个月持续存在。根据患者的主要异常排便习惯，可分为便秘型（IBS-C）、腹泻型（IBS-D）、混合型（IBS-M）和不定型（IBS-U）4 个主要亚型。在我国，临床上以腹泻型 IBS 最为多见。但 IBS 西医诊断的确切病因和发病机制尚不明确，可能与心理因素、胃肠运动紊乱、内脏感觉功能障碍、肠道感染、食物因素、遗传因素、自主神经功能异常等相关，但随着科学技术与检查手段的进一步发展，该病可能更多聚焦于与肠道微环境相关的社会 - 心理 - 神经 - 微生态系统。目前治疗以心理治疗、饮食调理和药物治疗为主。根据主要临床表现，IBS 应属于中医"泄泻"或"便秘"或"腹痛"范畴，是运用中医药治疗的优势病种之一。

二、病因病机

中医古籍中并无"肠易激综合征"病名，根据其"痛""泻""秘"的临床表现特点，比较符合古代医家对"腹痛""泄泻""便秘"等病证的表述，而关于"痛泄""大肠泄""气秘"等疾病的记载也贴合西医对 IBS 的认识。朱师认为，小肠泌清别浊和大肠传导功能的正常发挥是脾胃升清降浊正常生理功能的体现，若脾胃升降失常，小肠泌清别浊功能失司，大肠失于传导，则发为便秘或泄泻；若气机郁滞或血虚不荣，则肠道蠕动失常，发为腹痛。为与西医病名相对应，可根据西医的分类，将腹痛不明显的 IBS-D 归属于中医学"泄泻"范畴，腹痛不明显的 IBS-C 归属于中医学"便秘"范畴，而不定型 IBS 则腹痛往往常见且比较明显，可归属于中医学"腹痛"范畴，混合型 IBS 则根据发病时的主要证候进行相应归属。

朱师认为，本病病位在大、小肠，分别与肺和心相表里。肺主一身之气，心主神明，故大小肠的功能与气机之通畅、神明之通透有关。肝为将军之官，主疏泄，调情志之舒畅；脾胃为仓廪之官，主运化，司气机之权衡。肝脾相和，则肠腑畅通，分清泌浊无碍；肝郁脾虚，则清浊不分，大便或泄或结，腹痛时作。先天禀赋不足，或久病体虚，或房室过度，则肾气不足，甚则命门火衰，较气血生化乏源更甚，可见五更泄不止，正所谓司疏泄者肝也，主闭藏者肾也。

朱师认为，感受外邪、饮食不节、情志失调、体质虚弱均可导致痛、秘、胀等病证的出现。其中：①六淫致病，湿邪为要：湿性重浊，易伤阳腑、侵阴位。湿阻手太阳、阳明之脉，不得宣发，则黏腻滞下；湿困足太阴之脉，不得温化，则腹痛快利，或夹暑热，或夹风寒。燥邪发散，易耗阴液、侵阳位，使肠腑不得润下，津液不得滋养，大便难而腹痛绵绵，或夹风热，或夹风寒。②脾主中州，肝郁为重：肝气郁滞，横逆犯脾，脾虚则运化失司，气血乏源，清浊不分，泄泻时作，气虚则推行无力，大便困难；久病及肾，甚至损肾阳，则阳气虚衰，阴盛寒凝，腹中冷痛；脾虚而内湿生，脾弱则外湿盛，内外交困，病情缠绵。③七情致病，忧思为主：肝主疏泄，脾主运化，思则气结，肝气不疏，气滞于内，肠结于中，腹痛便秘；忧则气乱，脾运失司，清浊不分，便秘泄泻，肝失条达，攻窜游走，腹痛绵延。

朱师认为，本病的基本病机为肝失疏泄，脾失运化，肠道清浊失司、传导失调。疾病过程中可产生气、血、痰、湿、虚、瘀、热诸病理变化，使病情缠绵难愈。本病初起以实证居多，随着病情的发展逐渐演变为虚实夹杂以及虚证表现，其虚以脾虚、阳损为主，其实以气郁、湿阻、瘀滞多见。概而言之，本病外因湿，内因脾，重因情；基本病机为肝郁脾虚，多属本虚标实。

三、辨证论治

（一）辨证思路

朱师认为，治疗本病首先应重视整体与局部的关系，既要关注局部痛、泻、秘的轻重缓急，又要关注全身脏腑气血阴阳的盛衰；其次要处理好标与本的关系，既要着力解决患者当下的疾苦，又要注意调理患者的体质病因；最后要重视情志疏导，加强饮食起居调摄。

（二）治疗原则

针对本病"肝失疏泄，脾失运化，肠道清浊失司、传导失调"的主要病机，遵从"疏肝健脾，祛湿止痛"的临床指导原则，从调理胃肠功能着眼，关注情志因素，重视当下症结，燮理脏腑升降，以改善肠道微环境。应当根据证型辨证施治，以理气化湿为要，依病情可分别施以疏肝理气、健脾化湿、益肾温阳、祛瘀止痛、泻热导滞等法。

（三）分型论治

1. 泄泻病

（1）肝气郁滞

证候：腹痛而泻，伴腹中雷鸣，攻窜作痛，矢气频作，每于抑郁恼怒或情志紧张之时诱发，平素亦多胸胁胀闷、嗳气食少，或合并脏躁之证。舌淡红苔薄，脉弦。

治法：抑肝宁神，健脾扶土。

主方：痛泻要方合四逆散。

药物：白芍、白术、陈皮、防风、柴胡、枳壳、甘草等。

（2）脾胃虚弱

证候：大便时溏时泻，迁延反复，完谷不化，饮食减少，食后脘闷不舒，稍进油腻食物则大便次数明显增加，面色萎黄，神疲倦怠。舌淡苔白，脉细弱。

治法：健脾渗湿，益气止泻。

主方：参苓白术散。

药物：党参、茯苓、白术、白扁豆、陈皮、莲子等。

（3）脾肾阳虚

证候：黎明五更之前腹痛肠鸣即泻，泻下完谷，泻后则安，形寒肢冷，腰膝酸软。舌淡苔白，脉沉细。

治法：温补脾肾，固涩止泻。

主方：四神丸。

药物：肉豆蔻、补骨脂、五味子、吴茱萸、大枣等。

（4）寒湿困脾

证候：泄泻清稀，甚如水样，腹痛肠鸣，脘闷食少，苔白腻，脉濡缓。

治法：芳香化湿，解表散寒。

主方：藿香正气散。

药物：藿香、白术、茯苓、陈皮、厚朴、大腹皮、紫苏、白芷、半夏等。

2. 便秘病

（1）肝气郁滞

证候：大便干结或不甚干结，欲便不得出或便而不爽，肠鸣矢气，腹中胀痛，胸胁满闷，嗳气频作，食少纳呆。舌苔薄腻，脉弦。

治法：顺气导滞。

主方：六磨汤。

药物：木香、乌药、沉香、大黄、槟榔、枳实等。

（2）脾胃虚弱

证候：粪质并不干硬，虽有便意但难排出，汗出气短，便后乏力，面白神疲，肢倦懒言。舌淡苔白，脉弱。

治法：补气润肠。

主方：黄芪汤。

药物：黄芪、火麻仁、陈皮、茯苓、枳壳等。

（3）脾肾阳虚

证候：大便干或不干，排出困难，小便清长，面色㿠白，四肢不温，腹中冷痛。舌淡苔白，脉沉迟。

治法：温阳通便。

主方：济川煎。

药物：肉苁蓉、牛膝、当归、升麻、泽泻、枳壳等。

（4）肠胃积热

证候：大便干结，腹胀腹痛，面红身热，口干口臭，心烦不安，小便短赤。舌红苔黄燥，脉滑数。

治法：泻热导滞，润肠通便。

主方：麻子仁丸。

药物：大黄、枳实、厚朴、火麻仁、杏仁、芍药等。

（5）阴寒积滞

证候：大便艰涩，腹痛拘急，胀满拒按，胁下偏痛，手足不温，呃逆呕吐。舌苔白腻，脉弦紧。

治法：温里散寒，通便止痛。

主方：大黄附子汤。

药物：附子、大黄、细辛等。

（6）阴虚肠燥

证候：大便干结如羊屎状，形体消瘦，头晕耳鸣，两颧红赤，心烦少眠，潮热盗汗，腰膝酸软。舌红少苔，脉细数。

治法：滋阴通便。

主方：增液汤。

药物：玄参、麦冬、生地黄等。

（7）血虚津亏

证候：大便干结，面色无华，心悸气短，失眠多梦，健忘，口唇色淡。舌淡苔白，脉细。

治法：养血润燥。

方药：润肠丸。

药物：当归、生地黄、火麻仁、桃仁、枳壳等。

3. 腹痛病

（1）肝气郁滞

证候：脘腹疼痛，胀满不舒，痛引两胁，时聚时散，攻窜不定，得嗳气、矢气则舒，遇忧思恼怒则剧。舌红苔薄白，脉弦。

治法：疏肝解郁，理气止痛。

主方：柴胡疏肝散。

药物：柴胡、香附、枳壳、芍药、川芎、甘草。

（2）脾胃虚寒

证候：腹痛绵绵，时作时止，痛时喜按，喜热恶冷，得温则舒，饥饿劳累后加重，得食或休息后减轻，神疲乏力，气短懒言，形寒肢冷，胃纳不佳，大便溏薄，面色不华。舌质淡苔薄白，脉沉细。

治法：温中补虚，缓急止痛。

主方：小建中汤。

药物：桂枝、饴糖、白芍、甘草、生姜、大枣。

（3）瘀血阻络

证候：腹痛如锥如刺，痛势较剧，腹内或有结块，痛处固定而拒按，经久不愈。舌质紫暗或有瘀斑，脉细涩。

治法：活血化瘀，理气止痛。

主方：少腹逐瘀汤。

药物：当归、赤芍、川芎、蒲黄、五灵脂、没药、延胡索、肉桂、干姜、小茴香。

（4）饮食停滞证

证候：脘腹胀痛，疼痛拒按，嗳腐吞酸，厌食，痛而欲泻，泻后痛减，粪便奇臭，或大便秘结。舌苔厚腻，脉滑。

治法：消食导滞。

主方：枳实导滞丸。

药物：大黄、枳实、神曲、黄连、黄芩、泽泻、白术、茯苓。

四、临证要诀

（一）调畅气机，从情入手

忧郁恼怒，情志所伤，肝气郁结，失于条达，横逆乘脾；或思虑太过，暗耗脾气，致脾运失司。水谷不分，混杂而下，则为泄泻；气机失畅，则痛处游走，攻窜不定；气机郁滞，传导失职，则糟粕内停。诚如《景岳全书·杂证谟·心腹痛》所云"凡三焦痛证，惟食滞、寒滞、气滞者最多。"又，《景岳全书·杂证谟·泄泻》云："凡遇怒气便作泄泻者，必先以怒时挟食，致伤脾胃，故但有所犯，即随触而发……盖以肝木克土，脾气受伤而然。"因此，治疗该病，必先理气，而理气之先，则在调肝，调肝之要，首当移情。盖肝主疏泄，调畅气机，通达情志，而情志所伤常致肝气郁结，疏泄不及，则气机壅滞，运行不畅，发为诸症。理气不伤阴的香橼、玫瑰花、佛手，活血兼调气的川芎、香附等，可酌情选用。

痛泻要方补脾疏肝，祛湿止泻，实为治肠易激综合征之首方。因防风辛香升浮，入肝脾二经，香能入脾，可舒脾升清，升阳止泻，助运胜湿，辛散入肝，复肝之疏泄，行气散肝，而不伤阴；白芍借土气入脾，以增养血和脾止泻作用；白术借土气助脾，使补脾止泻力强；陈皮土炒能增温中理气燥湿之功。止泻可用石榴皮、赤石脂等；止痛可重用白芍与甘草，加枳壳、延胡索、川楝子等；通便可用全瓜蒌、望江南、虎杖、枳实、郁李仁、火麻仁等，临证中可升阶梯或降阶梯选用。

（二）日常调摄，饮食为要

中华医学会消化病学分会胃肠动力学组在《肠易激综合征诊断和治疗的共识意见（2007，长沙）》中提出："治疗目的是消除患者顾虑，改善症状，提高生活质量。治疗原则是在建立良好医患关系基础上，根据主要症状类型进行对症治疗和根据症状严重程度进行分级治疗。注意治疗措施的个体化和综合运用。"因而，日常调摄是治疗该病的重点，而饮食的控制，尤显重要。避免辛辣刺激食物，如咖啡、浓茶、酒精等；避免过量的脂肪性或异种蛋白食物，如海鲜、山珍等；减少易产气食物，如奶制品、大豆、扁豆等；同时，可以根据症情，选择进食高纤维素食物，刺激结肠运动以通便。固涩之芡实、莲子，渗湿之薏苡仁、冬瓜，健脾之山药，消暑之藿香、扁豆等药食同源之品，亦可选食。

（邓玉海）

胆囊炎、胆石症

一、概述

胆囊炎（cholecystitis）、胆石症（cholelithiasis）是临床常见病、多发病，临床表现为右上腹隐痛，或伴右肩背部放射隐痛不适，可伴恶心、呕吐、嗳气、反酸、厌食油腻等消化道症状。

胆石症是最常见的慢性胆囊炎危险因素。慢性结石性胆囊炎占所有慢性胆囊炎的 90%～95%；慢性非结石性胆囊炎则不常见，占所有慢性胆囊炎的 4.5%～13%。常见并发症有慢性胆囊炎急性发作、胆源性胰腺炎、Mirizzi 综合征、胆石性肠梗阻。对于慢性胆囊炎、胆石症患者，应按是否有症状、是否有并发症分别进行个体化治疗。治疗目标为控制症状、预防复发、防治并发症。

二、中医药研究进展

（一）古代对胆囊炎、胆石症的认识

《黄帝内经》最早提及"胆胀"病名。《灵枢·胀论》曰："胆胀者，胁下痛胀，口中苦，善叹息。"本病应属于中医学"胁痛""痞满"等范畴。肝位居胁下，其经脉布于两胁，又胆附于肝，与肝互为表里，其脉亦循于肝，故胁痛常责之于肝胆。

（二）病因病机

肝胆的疏泄功能主要调节机体的情志活动。肝失疏泄引起的情志变化有抑郁和亢奋两方面。抑郁为疏泄不及、气机郁结，亢奋为疏泄太过、暴怒气逆，均可导致肝胆气机不畅而产生胁痛。正如《杂病源流犀烛·肝病源流》所云："气郁，由大怒气逆，或谋虑不决，皆令肝火动甚，以致胠胁肋痛。"肝主疏泄，协助脾胃之气升降和胆汁的分泌，又胆附于肝，经脉络属，二者为表里之脏。外湿内侵或湿自内生，湿郁化热，湿热互结侵犯肝胆而使肝胆失于疏泄条达导致胁痛。《素问·刺热》云："肝热病

者……胁满痛。"《证治汇补·腹胁门·胁痛》论述胁痛内因时指出："至于湿热郁火，劳役房色而病者，间亦有之。"

《素问·六节藏象论》曰："凡十一脏，取决于胆也。"胆为三焦阳气升降出入之枢纽，因此胆气疏泄不利可直接影响各脏腑特别是脾胃功能活动，而见恶心、呕吐、嗳气、腹胀、厌食油腻等症状。《灵枢·经脉》云："胆足少阳之脉……是动则病口苦，善太息，心胁痛不能转侧。"

三、朱师诊治特色

（一）朱师对胆囊炎、胆石症的认识

朱师认为，本病病位在胆，与肝、脾、胃关系密切。其中，气滞、血瘀、湿热是本病的主要病因。肝为刚脏，喜条达而恶抑郁，主调畅气机。如因情志不遂，或暴怒伤肝，致使肝失条达，疏泄不利，气机不畅，则导致肝郁气滞。气为血帅，气行则血行，所以气滞日久，血行不畅，病变就由气滞转为血瘀，或气滞血瘀同时出现。或因饮食不节，过食肥甘，损伤脾胃，湿热内生，或因湿热之邪外袭，郁结少阳，而使枢机不利，导致肝胆经气失于疏泄，形成肝胆湿热。这些都是引起胁痛之因。而气血郁滞，湿热不散，久郁化热，熏蒸煎熬，又可形成结石。气滞、血瘀、湿热三者之中，又以气滞为先。气滞日久，易于化火伤阴，而致肝阴耗伤，脉络失养，导致胁痛。

肝络失和，胆失通降是本病的基本病机。肝居胁下，胆附于肝，内藏"胆汁"。肝经属肝络胆，肝胆互为表里。肝主疏泄，胆汁通过肝的疏泄功能下注于肠，以助脾胃的消化。或因情志所伤，或因饮食不节，致使中焦湿热蕴结，或因气滞引起血液运行不畅，进而瘀血渐生，阻于胁肋。这些因素最终导致肝胆疏泄不利，使肝络失和，胆失通降，进而引起胁痛，即所谓"不通则痛"。而实证日久化火伤阴，或久病精血亏虚，日久耗伤阴津，均可导致肝脏阴血不足，肝胆失于濡养而引起胁痛，即所谓"不荣则痛"。

朱师还认为，结石的成因是身体内阴阳不平衡，造成清浊不分，清中有浊，浊中有清，污浊之府夹清则湿而生溃烂之症，清明之府混浊则杂质过多而沉积为石。胆石症的发作多因肝失疏泄，杂质积聚，日久成石，阻塞通道，进而运化失调加剧，反复沉积；杂质沉积倍增，症状明显加重，阻塞不通产生疼痛，即"痛则不通，通则不痛"之理。

（二）辨证论治

1. 肝胆气滞型 症见右上腹胀痛，餐后或进食油腻后加重；或兼见右肩背不适，胸闷胀，嗳气频频，食欲减退，右上腹或胆囊区可有压痛，舌淡或淡暗，苔白或白腻，脉弦细。

治以疏肝利胆，理气止痛。

方药组成：苏梗、半夏、柴胡、黄芩、枳壳、香附、郁金、金钱草、川芎、茵陈、鸡内金、白芍、延胡索、甘草。

脘腹痞闷，舌苔白腻者，加苍术、陈皮；口苦心烦甚者，加栀子、龙胆、夏枯草；恶心呕吐者，加姜竹茹。

2. 肝胆湿热型 症见右胁下持续性胀痛或阵发性加重或绞痛时作，发热畏寒或寒热往来，口苦咽干，或身目发黄，尿赤如茶，大便秘结，舌淡红或红，苔黄或黄腻，脉弦滑。

治以清胆利湿，通腑排石。选用院内自制郁茵利胆颗粒加减。

方药组成：茵陈、黄芩、金钱草、焦栀子、虎杖、郁金、枳壳等。

腑实便秘者，加全瓜蒌、望江南、火麻仁，阳明腑实者予大黄；发热盛者，加牡丹皮、连翘。

3. 胆胃不和型 症见右胁胀满或胀痛，甚则胀痛牵引右肩背，脘腹胀满，纳呆，食少，大便溏泄，恶心呕吐，舌淡红，苔薄白，脉弦滑。

治以利胆和胃，降浊排石。方用温胆汤合柴胡疏肝散加减。

方药组成：柴胡、半夏、枳壳、白芍、川芎、香附、川连、生姜、太子参、大枣、甘草、桂枝、焦栀子。

胃中灼热疼痛者，加煅瓦楞、乌贼骨、吴茱萸；痛甚者，加郁金、川楝子；纳少纳呆者，加焦楂曲；口苦者，酌加夏枯草、龙胆。

四、临证要诀

（一）胆腑宜通宜降

胆为六腑之一，主决断，与肝相表里，生理功能以通行下降为顺。胆腑清利则肝气条达，脾胃健运，肠能传导，三焦通畅；胆与肝相系，受肝的余气而藏泻胆汁，为中精之腑，而肝的疏泄功能亦包括胆液的疏通畅泄。胆囊炎、胆石症多为情志失调、饮食不节导致肝胆气滞，湿热郁结中焦而发，久而久之成沙石之患。在疾病治疗过程中，宜始终注重胆腑通利，胆气顺降。

（二）疏肝理气、通络排石贯穿始终

胆附于肝，与肝相表里。肝气郁结，失于条达，胆气不通，阻于胁肋，故见胁肋胀痛。胁肋即为肝胆之分野，胆经又行于人身之侧。无论肝气郁滞、肝胆湿热或胆胃不和，肝失疏泄是基本病机，治法上疏肝理气贯穿始终。肝疏泄有常，胃得以顺降，胆腑才能通利，气行则湿热易解。柴胡、香附、川芎、佛手、枳壳之类是也。

湿热浸淫，煎熬胆汁成沙成石，气滞络瘀则结石更甚，胆腑壅塞不通，则胁痛难以缓解，因此排石通络以助胆腑畅利，为针对此病之症结所在。金钱草、海金沙、郁金、延胡索之属是也。

（汤　瑾）

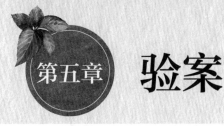

第五章　验案

口臭案

◎ 口臭案 1

徐某，女，58 岁。初诊日期：2018 年 4 月 9 日。

患者 2 个月前无明显诱因出现口臭，伴嗳气、多食则泛酸，进食粗粮则胃痛，近期消瘦逾 5kg，遂于中山医院就诊，行胃镜（ZS0018843924）检查示慢性胃炎，病理（18G08327）示（胃窦）慢性非萎缩性胃炎、慢性炎症（++）、活动性（++）、萎缩（-）、肠化生（+）、异型增生（-）。曾在外院口服中药治疗，症状未见明显改善。自发病以来，患者无腹痛腹泻，无恶心呕吐，无胸闷心悸，无恶寒发热。

刻诊：患者口臭，嗳气，多食泛酸，偶有胃痛，胃纳不佳，胃怕冷，大便日行 1～2 次，夜寐安。舌红，苔厚黄腻，边有齿痕，脉细。

中医诊断： 口臭；辨证分型：肝胃郁热兼有脾胃寒湿错杂。

西医诊断： 慢性胃炎。

治以疏肝泄热，温化痰湿。方拟柴胡疏肝散、左金丸合苓桂术甘汤加减。

处方：苏梗 12g，半夏 12g，白术 12g，白芍 12g，茯苓 12g，桂枝 6g，黄连 3g，吴茱萸 3g，生姜 3g，煅瓦楞 30g，乌贼骨 10g，柴胡 9g，延胡索 9g，香附 12g，黄精 12g，砂仁 3g，厚朴 12g，陈皮 6g，薏苡仁 15g。每日 1 剂，水煎，早晚分服。

二诊（2018 年 5 月 7 日）：服上方后，患者烧心、嗳气较前缓解，仍有口臭，泛酸较多，怕冷，晨起腰痛，失眠。舌红，苔厚白腻，边有齿痕，脉细。原方去白术、桂枝、薏苡仁，加丁香 3g、焦栀子 9g、川芎 9g、夜交藤 30g。

三诊（2018 年 5 月 21 日）：服上方后，口臭明显改善，胸闷，仍有泛酸，大便不畅，1～2日一行，舌红，苔薄黄。二诊方去苏梗、半夏、茯苓，加旋覆梗12g、代赭石15g、党参12g、丹参12g、全瓜蒌15g、枳实12g。

患者服上方14剂后，诸症消失，病瘥。

按 口臭指口中出气臭秽，可为他人嗅出，自己能觉察但也有无感觉的。口臭在中医学典籍中又名"腥臭""臭息""口中胶臭""口气秽恶"等。口臭病位主要在脾胃，但与其他脏腑也有密切的关系。

本例患者或因饮食不节，或因情志不畅，或因劳倦失宜，以致肝气不舒，郁而化热，横逆犯胃，胃火内炽，致浊气产生，出于口而令己与人闻及臭气；肝木克土，肝胃不和，故见泛酸、嗳气、胃痛；脾胃虚寒，故见胃怕冷、胃纳不佳；舌红，苔厚黄腻，边有齿痕，脉细，提示肝胃郁热、脾胃虚寒兼夹湿热内蕴之象。故治疗当以疏肝泄热，温化痰湿为主。

方中柴胡味苦辛、性微寒，入肝、胆经，善疏肝解郁。《药品化义》曰："柴胡，性轻清，主升散，味微苦，主疏肝。"《神农本草经百种录》云："柴胡，肠胃之药也。观经中所言治效，皆主肠胃，以其气味轻清，能于顽土中疏理滞气，故其功如此。"黄连、吴茱萸配伍，取左金丸之方义，以黄连苦寒泻火，以辛热之吴茱萸疏肝解郁，降逆止呕，并制黄连之过于寒凉，两药相合，苦降辛开，一清一温，共奏清肝降逆、行气止痛之效。白术、茯苓、桂枝取自苓桂术甘汤，健中温化痰湿疗效好。生姜味辛微温，归肺、脾经，可健胃温中止呕。苏梗、半夏、厚朴取自半夏厚朴汤，有行气散结、降逆化痰之功。煅瓦楞、乌贼骨平肝潜阳，制酸止痛；白芍、香附、延胡索疏肝理气、养血柔肝、活血止痛；黄精平补肺脾肾，砂仁、薏苡仁、陈皮理气化湿和胃。

二诊中加入的焦栀子，味苦性寒，归心、肝、肺、胃、三焦经，主清热解毒、泻火除烦。《名医别录》认为栀子可疗"胸心大小肠大热，心中烦闷，胃中热气"。《神农本草经疏》云："栀子……清少阴之热……胃中热气亦除。"故栀子乃治胃热口臭之良药。丁香加强温中降逆之功，川芎、夜交藤活血安神。三诊患者口臭明显改善。

（王轶）

◎ 口臭案 2

朱某，女，35 岁。初诊日期：2018 年 4 月 30 日。

患者服用抗幽门螺杆菌（Hp）药 2 周后出现口臭，胃脘胀痛不适，晨起尤甚，伴泛酸，自行口服雷贝拉唑及莫沙必利后出现嗳气，遂来院就诊。自发病以来，患者无腹痛腹泻，无恶心呕吐，无胸闷心悸，无恶寒发热。

刻诊：患者口臭，胃脘胀痛不适，晨起尤甚，伴泛酸、嗳气，大便日行 1 次，排便不畅，便质干，夜寐安。既往有胆石症病史。舌红，苔黄腻，脉细。

中医诊断： 口臭；辨证分型：肝胃郁热兼有脾虚积滞。

西医诊断： 慢性胃炎。

治以疏肝泄热，健脾导滞。方拟丹栀逍遥散、左金丸合枳术丸加减。

处方：苏梗 12g，半夏 12g，白术 12g，白芍 12g，茯苓 12g，柴胡 9g，黄连 3g，吴茱萸 3g，生姜 3g，延胡索 9g，香附 12g，金钱草 15g，虎杖 15g，黄精 15g，砂仁 3g，枳壳 12g，枳实 12g，陈皮 6g，焦栀子 9g。每日 1 剂，水煎，早晚分服。

二诊（2018 年 5 月 14 日）：服上方后，胃脘胀痛较前缓解，仍有口臭，耳鸣腰酸，大便干结，日行 1 次，失眠早醒，月经先期。舌质红，苔黄腻，脉虚。原方去砂仁，加煅瓦楞 30g、玉竹 12g、望江南 15g、川芎 9g、夜交藤 30g。

三诊（2018 年 6 月 4 日）：服上方后，患者口臭、胃痛、大便干结明显好转，仍有失眠早醒，耳鸣。二诊方去金钱草，加枸杞 15g。

患者服上方 14 剂后，诸症消失，病瘥。

按 本例患者服用抗生素后致肝气不舒，郁而化热，横逆犯胃，胃火内炽，故见口臭、泛酸；肝木克土，脾失健运，故见胃脘胀痛；胃失和降，故见嗳气；饮食不节，肠胃积滞，耗伤阴液，大便内结、热伏于内，故见大便日行 1 次，排便不畅，便质干；舌质红，苔黄腻，脉细，均为肝胃郁热兼有脾虚之佐证。

该患者口臭与肝胃郁热、排便不畅均相关，故治疗亦应双管齐下。方中柴胡入肝、胆经，长于疏肝理气，焦栀子性味苦寒，归心、肝、肺、胃、三焦经，长于清热泻火祛湿，二者配伍清肝泄热。黄连、吴茱萸、生姜三药同用，共奏疏肝泻火、和胃止痛之功。金钱草甘淡微寒，归肝、胆、肾、膀胱经，清热利湿退黄，虎杖味苦性微寒，归肝、胆、肺经，长于利胆退黄，活血祛瘀，泻下通便，结合患者既往胆石症病史，二者伍用，既可疏肝利胆，又可通便导滞。枳壳、枳实同为一种，但枳实夏收，枳壳秋采，二者归脾、胃、大肠经，可破气消积、化痰散痞，助虎杖消导肠胃积滞。苏梗、半夏、白术、茯苓、砂仁、陈皮同用，健脾化湿，理气和胃，取二陈汤与四君子汤之义；黄精归脾、肺、肾经，气阴双补；煅瓦楞制酸止痛，又能消痰软坚，化瘀散结，配以延胡索、香附、白芍，行气和血止痛。全方共奏疏肝泄热、健脾导滞之功。

二诊患者主诉仍有口臭，耳鸣腰酸，大便干结，日行1次，失眠早醒，月经先期，一派阴虚肠燥之象，故去砂仁，加入玉竹、望江南滋阴润下。忧思过度或劳役过度，夜寐不安，亦会导致水湿内停，湿浊内生，浊气上升而口臭，故以川芎、夜交藤活血安神，辅助治疗。以煅瓦楞进一步制酸止痛。三诊则遵循原治则，在二诊基础上加枸杞益肾，获得满意疗效。

（王 轶）

◎ 口臭案3

陈某，女，41岁。初诊日期：2018年4月30日。

患者2个月前无明显诱因出现口臭，口干口苦，咽喉痛伴异物感，嗳气，泛酸，遂来院就诊。自发病以来，患者无腹痛腹泻，无恶心呕吐，无胸闷心悸，无恶寒发热。

刻诊：患者口臭，口干口苦，咽喉痛伴异物感，嗳气，泛酸，胃纳可，大便每日一行，夜寐安。精神萎靡，面色红润，舌红，苔黄腻，脉细。

中医诊断：口臭；辨证分型：肝胃郁热兼有气郁痰阻。

西医诊断：慢性胃炎。

治以疏肝泄热，理气化痰。方拟丹栀逍遥散、左金丸合半夏厚朴汤加减。

处方：苏梗 12g，苏叶 12g，连翘 9g，半夏 12g，厚朴 12g，柴胡 9g，黄连 3g，吴茱萸 3g，生姜 3g，香附 12g，焦栀子 9g，陈皮 6g，北沙参 30g，白豆蔻 3g，浙贝母 10g。每日 1 剂，水煎，早晚分服。

二诊（2018 年 5 月 14 日）：服上方后，口臭已除，泛酸、嗳气均较前好转，口干、咽喉异物感稍有改善。舌红，苔黄腻，脉细。原方加玉蝴蝶 6g。

患者服上方 14 剂后，诸症消失，病瘥。

⟦按⟧ 本例患者或因饮食不节，或因情志不畅，或因劳倦失宜，以致肝气不舒，郁而化热，横逆犯胃，胃火内炽，故见口臭、泛酸、嗳气；热郁于内，津液耗伤，故见口干；肝失疏泄，气郁痰阻，故见咽喉痛伴异物感；肝失疏泄，胆汁不循常道而上泛，故见口苦；舌红，苔黄腻，脉细，均为肝胃郁热兼有气郁痰阻之佐证。

方中柴胡、焦栀子疏肝利胆、清热利湿，黄连、吴茱萸、生姜泻肝清热、降逆止呕。苏梗、苏叶辛温，归肺、脾经，行气宽中，连翘味苦性微寒，归肺、心、胆经，清热解毒、消痈散结，三者同用，除咽喉之不适。半夏、厚朴、浙贝母、白豆蔻、陈皮健脾化湿，理气祛痰。北沙参益气养阴生津，香附疏肝理气活血。全方共奏疏肝泄热、理气化痰之功。该患者疗效甚好，二诊后口臭即除。

（王　轶）

◎ **口臭案 4**

刘某，女，67 岁。初诊日期：2018 年 4 月 30 日。

患者 4 个月前无明显诱因出现口臭，伴口中金属味，胃脘隐痛，泛酸易饥，嗳气，于外院就诊，查胃镜示反流性食管炎（A）、糜烂性胃炎，病理示慢性炎症（++）、萎缩（++）、肠化生（+）、异型增生（+）。自发病以来，患者无腹痛腹泻，无恶心呕吐，无胸闷胸痛，无恶寒发热。

刻诊：患者口臭，伴口腔金属味，胃脘隐痛，泛酸少，易饥饿，右上腹隐痛，消瘦，心悸，胃纳可，大便不畅，每日一行，夜寐安。既往胆囊已切除。精神萎靡，面色红润，舌红，苔薄黄，脉滑。

中医诊断： 口臭；辨证分型：肝胃郁热兼有胆热上逆。

西医诊断： 慢性胃炎。

治以疏肝利胆泄热。方拟旋覆代赭汤、左金丸合龙胆泻肝汤加减。

处方：旋覆梗 12g，代赭石 15g，黄连 3g，吴茱萸 3g，生姜 3g，煅瓦楞 30g，柴胡 9g，延胡索 9g，香附 12g，当归 9g，赤芍 12g，白芍 12g，金钱草 15g，黄精 15g，玉竹 12g，陈皮 6g，砂仁 3g，厚朴 12g，虎杖 15g。每日 1 剂，水煎，早晚分服。

二诊（2018 年 5 月 28 日）：患者服上方后，口臭已除，泛酸，咽喉有异物感，大便可。舌红，苔薄黄，脉滑。原方去金钱草，加苏叶 12g、苏梗 12g、半夏 9g。

患者服上方 14 剂后，诸症消失，病瘥。

（按）本例患者或因饮食不节，或因情志不畅，或因劳倦失宜，以致肝气不舒，郁而化热，故见右上腹隐痛、心悸；肝气横逆犯胃，胃火内炽，故见口臭、泛酸易饥、胃脘隐痛、消瘦；热郁于胆，胆汁不循常道，横逆犯胃，故见金属味；邪热下移肠道，肠道津亏，故见大便不畅。舌红，苔薄黄，脉滑，为肝胃郁热兼有胆热上逆之佐证。

方中柴胡微寒，善和解少阳、疏肝行气、清利胆热；延胡索行血中气滞，尚可行气中血滞，治气滞血瘀诸痛，《医学启源》称其"治脾胃气结滞不散，主虚劳冷泻，心腹痛，下气消食"，《本草纲目》将其功效归纳为"活血，利气，止痛，通小便"，并推崇其"能行血中气滞，气中血滞，故专治一身上下诸痛，用之中的，妙不可言"；二者配伍，使肝气得舒，胆热得清，气血相和。金钱草清热利湿、利胆退黄，为治肝胆湿热之良品；虎杖亦善于清肝利胆，内含蒽醌，故可泻下通便；二者伍用，清热祛湿，泻下通便。黄连、吴茱萸、生姜三药合用，清泻肝火，降逆止呕。旋覆梗性属沉降，性味苦辛咸而微温，和胃降气止呕，能治噫气呕吐，《汤液本草》认为"发汗吐下后，心下痞，噫气不除者"宜之。代赭石味苦气寒，质重而沉降，功善潜降肝阳，重坠降逆，《本草正》论其主下气降痰、清火，《长沙药解》云其"驱浊下冲，降摄肺胃之逆气，除哕噫而泄郁烦，止反胃呕吐，疗惊悸哮喘"。旋覆梗消痰化饮，降气止呕；代赭石平肝泻热，镇逆降气。旋覆梗以宣为主，代赭石以降为要，二药伍用，有通降和胃、降逆化痰之功。香附、当归、赤芍、白芍主行气活血、柔肝止痛，黄精、玉竹滋养脾阴、可制胃易饥饿，煅瓦楞制酸止痛，砂仁、厚朴、陈皮温中行气、燥湿消积。诸药配伍，以达疏肝利胆泄热之效。二诊口臭已除，加苏叶、苏梗、半夏理气化痰利咽。

（王 轶）

◎ 口臭案 5

张某，男，57 岁。初诊日期：2013 年 8 月 19 日。

患者口臭伴消瘦月余。月余来，患者每于餐后 2 小时左右始觉口中黏腻不适，家属亲友反映口气较重，口臭明显，严重影响社交生活。患者为防口臭加重，饮食诸多禁忌，甚至不敢正常进食，胃脘仍觉饱胀感明显，纳弱口黏，1 个月来体重减轻 1 ~ 1.5kg。岳阳中西医结合医院胃镜（2013 年 7 月 25 日）示萎缩性胃炎伴糜烂，肠化生（＋）~（＋＋），异型增生（＋）。

刻诊：口臭嗳气明显，伴消瘦，无泛酸烧心，小便调，大便溏薄，不思饮食。舌淡红，苔根黄，脉小弦滑。

中医诊断：口臭；辨证分型：湿浊困脾，瘀热交阻证。

西医诊断：慢性萎缩性胃炎。

治以运脾利湿，清热化瘀。

处方：藿苏梗各 6g，姜半夏 6g，白术 12g，茯苓 12g，黄连 3g，黄芩 12g，煅瓦楞 30g，柴胡 9g，延胡索 9g，当归 9g，赤芍 12g，生白芍 12g，预知子 12g，半枝莲 15g，栀子 9g，党参 12g，丹参 12g，枳壳 12g，砂仁 3g，生谷芽 30g，陈皮 6g。每日 1 剂，水煎，早晚分服。

二诊（2013 年 9 月 2 日）：口臭、口中黏腻明显改善，服药第 3 天开始好转，嗳气稍有改善，腹胀仍明显，大便不爽，日行 1 次，不成形。舌淡红，苔根稍黄腻，脉小弦滑。守一诊方去砂仁，加川朴 9g、大腹皮 30g。

三诊（2013 年 9 月 16 日）：口臭已去大半，腹胀略减，胃纳渐开，多食即觉口苦，舌淡红，苔根薄黄，脉小弦滑。守二诊方去半枝莲、大腹皮，加蒲公英 15g、虎杖 15g、砂仁 3g。

四诊（2013 年 9 月 30 日）：嗳气口臭有所反复，大便渐成形，腹胀稍好转。守三诊方加桑叶 6g、白菊花 6g。

五诊（2013 年 10 月 21 日）：口臭嗳气仍有反复，饭量仍不比从前，口苦口中黏腻感基本消失，大便成形，腹胀于晚饭后加重，日间不觉腹胀。舌淡红，苔根薄腻，脉小弦滑。四诊方去桑菊，加焦楂曲各 12g。

六诊（2013 年 11 月 4 日）：劳累后偶有口臭，大便时不成形，余症尽除。五诊方去虎杖，加白豆蔻（后下）3g、扁豆衣 9g。

如是调理 3 个月，口臭病除。

（按）此例病案，患者脾失健运，湿浊渐生，中焦升降之机受制，清阳不升则大便溏薄、味觉不敏，浊阴不降则嗳气腹胀、口气不清；湿浊阻滞气机日久，气滞为瘀，气郁化热，瘀热交阻，更加阻碍水谷运化，而出现消瘦；胃镜病理所见异型增生，也为瘀热辨证提供了病理依据。

全方以党参、白术健脾助运，砂仁、谷芽醒脾开胃，柴、芍、枳寓四逆散之义，佐以延胡索、藿苏梗、预知子理气和中，二陈汤佐煅瓦楞利湿化浊，芩、连、栀、半枝莲清热解毒，赤芍、丹参化瘀，共奏利湿化浊、清热消瘀之效。处方中还包含了半夏泻心汤辛开苦降的治疗方法，此法乃针对中焦疾病出现寒热互结、升降失司而设。《黄帝内经》云："辛以散之""苦以泄之"。以辛开痞结，温散寒邪，温运脾阳；以苦降上逆之胃气，泄胃中郁热。因胃为六腑之一，有"传化物而不藏"的生理功能，以通为补，而苦以降逆，正顺应了胃的生理特性。苦辛合用，寒温兼施，一开一降，一散一泄。胃肠气机转枢，升降有节，病势得减。患者腹胀纳呆，且胃镜病理提示有异型增生，因此以理气药配伍活血化瘀药，正所谓"气行血亦行"。肝气郁滞、疏泄失职，则横逆犯胃，形成肝胃不和，所谓"治肝可以安胃"，用柴、芍、枳等药使肝气条达、胃不受侮，则胃自安和。

（李熠萌）

口疮案

◎ 口疮案 1

金某，男，54 岁。初诊日期：2012 年 9 月 20 日。

患者反复口舌生疮半年余。其平时工作繁忙，奔走于两地工作生活，喜好饮酒，半年前出现反复口舌生疮，不能自愈，自服清热祛火药物未见好转，也未予重视。近日出现胃脘饱胀，不思饮食，遂于医院行胃镜检查，提示反流性食管炎、贲门炎、慢性胃炎。服用抑酸护胃药物治疗后，症状仍未见好转。患者平素性情急躁，因此心情更加烦躁，口中溃疡疼痛灼热，经友人推荐于朱师处就诊。

刻下：患者精神可，口舌生疮，饱胀不思饮食，大便偏干，身体烦热，每于睡前四肢犹如火炙。舌绛红，少苔，脉细数。

中医诊断：口疮；辨证分型：脾阴不足证。

西医诊断：口腔溃疡。

治以滋养脾阴，凉血清热。

处方：苏梗 12g，白术 12g，枳实 12g，半夏 9g，生姜 3g，柴胡 9g，生熟地黄各 12g，当归 9g，赤白芍各 12g，百合 12g，山药 12g，焦栀子 9g，陈皮 6g，甘草 6g。每天 1 剂，予 7 帖水煎，早晚分服。

二诊（2012 年 9 月 27 日）：患者诉口疮已缓，食欲渐振，四肢烦热明显减轻，大便仍干。胃镜病理报告示肠化生（＋＋），异型增生（＋）。舌绛红，少苔，脉细数。原方去焦栀子，加八月札 12g、生薏苡仁 15g、莪术 15g、玄参 15g，予 14 帖。

三诊（2012 年 10 月 11 日）：患者口疮明显好转，饱胀感已消，大便畅，心中甚喜，舌红，苔薄白，脉细。继服原方，嘱其清淡饮食，忌饮酒，定期复查。

原方服用半月后，诸症皆除。

(按) 口腔溃疡属中医"口疮"范畴。朱师指出，口疮多见脾阴不足，血分有热。口疮病位在口舌，脾开窍于口，太阴脾经连舌本，系舌下。经云："口唇者，脾之官也。"可见口疮的发病与脾密切相关。患者常因嗜食辛辣刺激、饮酒过度，积劳成疾或者五志过极，耗伤脾阴。《素问·平人气象论》云："脏真濡于脾。"脾对脏腑、四肢百骸、形体诸窍都有濡养的作用。阴液亏少，濡养无权，同时脾阴不足，阴火内烁，导致心火上炎，则舌疮口糜，多缠绵难愈。

本案患者平素饮食不节，嗜好饮酒，久之灼伤脾阴，导致运化失职，则不思饮食，脘腹饱胀，大便偏干。《景岳全书》云："以脾阴不足，故易于伤，伤则热生于肌肉之分，亦阴虚也。"脾主四肢、肌肉，脾阴不足，濡养失司，则四肢烦热。朱师认为，脾阴和胃阴有别，临床上应详辨。本案参其脉症属脾阴不足，用药亦当有别，不可混淆。朱师用生熟地黄、当归、赤白芍、百合滋阴凉血。熟地黄味甘，为脾之所喜。《本草分经》提出熟地黄"补脾阴，利血脉，益真阴"。各脏腑阴分虚损者，熟地黄皆能补之。生地黄为甘寒之品，除烦热，并制约熟地黄温滞之性。生熟地黄、当归、白芍合用，体现出朱师注重育阴和营之义，既入太阴经补脾，又入血分调营血。赤芍、白芍合用，清热凉血、和中缓急。《素问（遗篇）·刺法论》云："欲令脾实……宜甘宜淡。"方中朱师用山药、百合、白术、白芍、甘草等甘淡平补之品，具有滋脾阴、健脾气之效，补而不燥，滋而不腻，行而不滞。吴绶云："山药入手、足太阴二经，补其不足，清其虚热。"提出山药更为"补脾阴之要药"。苏梗轻清芳香，有升举清阳之功而不伤阴助火，既顾护脾阴，又升发脾之清阳，奏甘润轻灵之功；柴胡、枳实合用，一升一降，恢复胃肠升降功能，其中柴胡升提脾气，推动脾气运行，枳实行气消痞。此处体现朱师滋脾阴不忘反佐与升提。陈皮理气行滞，半夏和胃，焦栀子除三焦火邪。二诊诸症均减轻，大便仍干。朱师认为，大便干是脾阴不足、津液枯燥，导致肠道干涩，仍宜滋养脾阴治疗，去焦栀子防其性寒；病理报告提示胃黏膜癌前病变，予生薏苡仁伍八月札、莪术，共奏理气散结、化瘀抗癌防变之功；加玄参清热养阴生津。综观全方，朱师临床注重辨证，四诊合参，究其病因；治疗口疮用药注重滋脾调营、甘淡平补、甘润轻灵。

（韩　宁）

◎ 口疮案 2

张某，女，67 岁。初诊日期：2013 年 2 月 21 日。

患者反复舌下溃疡伴灼热 3 年余，素来性情急躁，舌下溃疡反复发作，不能自愈，伴有胃脘胀闷，时有嗳气。曾因口腔溃疡多次去外院口腔科就诊，服用维生素 C 未见好转，遂于朱师处就诊。

刻诊：患者精神可，形体干瘦，舌下溃疡伴灼热，脘腹胀闷，时有嗳气，大便干结，夜间早醒，多梦。舌质红，少苔，脉数。

中医诊断：口疮；辨证分型：脾阴不足证。

西医诊断：口腔溃疡。

治以滋养脾阴，凉血清热。

处方：苏梗 12g，半夏 9g，黄芩 9g，生姜 3g，珍珠母 30g，夏枯草 15g，生熟地黄各 12g，当归 9g，赤白芍各 12g，焦栀子 9g，陈皮 6g，黄精 15g。每天 1 剂，水煎，早晚分服。

二诊（2013 年 2 月 28 日）：患者诉口疮明显好转，灼热已除，纳食尚可，仍有胃脘闷满，嗳气，大便稍干。舌绛红，苔薄，脉数。原方去夏枯草，加柴胡 9g、枳壳 12g。

三诊（2013 年 10 月 11 日）：患者口疮已愈，胃脘不适、嗳气较前好转，大便日行 1 次、质稍干，夜寐尚可，夜间梦减少。舌淡红，苔薄，脉细。原方去生熟地黄。

上方服用 1 个月后，诸症皆除。

按 《慎柔五书·虚损·虚损秘诀》云："损病六脉俱数，声哑，口中生疮……经云：数则脾气虚，此真阴虚也。"提出口疮，脉数为脾阴虚。

吴澄《不居集》曰："脾胃之元气虚者，多因思虑伤脾，或因劳倦伤脾。脾虚胃弱，中宫营气不和，肢体困倦，饮食日减……此营气虚消之阳虚也，以温补为先，如六脉数而不清，滑而无力，大便闭结，嘈杂……此脾阴虚，本经血虚胃热，以清补为主。"指出临证辨清脾阴脾阳，养阴宜分脾阴胃阴。四诊合参，本案患者证属脾阴不足。患者素来脾气急躁，日久五志过极则化火损伤脾阴，故方用生熟地黄、当归、赤白芍滋脾阴凉血。黄精甘、平，为补脾阴之品，健脾益气补脾阴。热盛则佐以夏枯草、焦栀子苦寒之品，坚阴清热；珍珠母善治阴血不足，风阳内动的虚烦不眠、惊悸多梦；朱师滋阴补虚常加理气药，陈皮理气散滞，补而不滞，并配伍生姜调畅中焦，使之升降有序。

二诊口疮好转，灼热已除，故去夏枯草防伤正气，加柴胡、枳壳，一升一降合用，以调节中焦升降功能，恢复运化，除闷满。三诊诸症皆消，故去生熟地黄。

朱师善用苏梗治疗升降失调引起的脘腹满闷。本案患者大便干结，则单用苏梗行气消滞，其辛香温通，有升举清阳之功而不伤阴助火，滋阴不忘反佐，乃补脾阴之大法也；半夏、生姜、黄芩，寒热并用，辛开苦降，降逆和胃，脘胀、嗳气则消失矣。

（韩　宁）

◎ 口疮案 3

朱某，女，53 岁。初诊日期：2012 年 7 月 5 日。

患者反复口腔溃疡半年余，已连续服用牛黄解毒丸 3 个月，无明显效果。既往萎缩性胃炎病史 3 年余，腹胀不适，长期服用胃复春，症状未见好转。近日出现口腔溃疡加重，自觉咽喉部梗阻感，大便呈屎球状，遂于朱师处就诊。

刻诊：患者精神可，口舌生疮，时有腹胀不适，咽部梗阻不适，屎球状便，夜间尚可。舌绛红，剥光苔，脉细数。

中医诊断： 口疮；辨证分型：脾阴不足证。

西医诊断： 口腔溃疡。

治以滋养脾阴，凉血清热。

处方：苏叶梗各 12g，玉蝴蝶 6g，牛蒡子 12g，柴胡 9g，生熟地黄各 12g，当归 9g，赤白芍各 12g，蒲公英 15g，香附 12g，枳壳 12g，甘草 6g。每天 1 剂，水煎，早晚分服。

二诊（2012 年 7 月 19 日）：患者诉原方服用后症状好转，故于外院原方配药 7 剂。现口疮已缓，腹胀不适较前好转，咽部不适已消失，排便仍艰，夜间睡眠易早醒，舌绛红，少苔，脉细数。原方去苏叶梗、玉蝴蝶、牛蒡子，加枳实 12g、川朴 9g、川芎 9g、夜交藤 30g。

三诊（2012 年 7 月 26 日）：患者口疮明显好转，大便畅，2 日一行，腹胀不适较前好转，舌红，苔薄白，脉细。继服原方。

上方服用 1 个月后，诸症皆除。

（按） 《不居集》提出："亦有因别经先病而传于脾胃者，有因脾胃先病而传于他脏者，当参酌而调补之。"又《症因脉治》中有："脾虚亦有阴阳之分，脾阴虚者，脾血消耗，脾火内炎。"指出脾阴虚可因慢性病迁延不愈所致，临床中脾阴虚可导致口腔糜烂、手足烦热等表现。

本案患者素有胃病，久治未愈，久之损伤脾阴，导致虚火上炎，表现为口腔溃疡、大便干。四诊合参，本案属脾阴不足，故用生熟地黄、当归、赤白芍滋脾阴凉血，四药合用体现出朱师注重育阴和营之义，既入太阴经补脾，又入血分调营血。《本草纲目》曰："白芍药益脾，能于土中泻木；赤芍药散邪，能行血中之滞。"赤白芍合用，敛阴凉血。白芍、甘草为甘淡之品，补脾阴，两药合用更缓肝木而不克脾土。香附、柴胡辛温之品，用于反佐，也体现出无阳则阴无以生，无阴则阳无以化，阴阳互根互用。朱师常用香附配伍蒲公英，共奏清热降逆之效。香附虽为气病之总司，但不燥不散，无伤阴之弊。柴胡、枳壳两药合用，一升一降，恢复胃肠升降功能。苏叶、苏梗合用行气利咽，玉蝴蝶配伍牛蒡子清热肃肺利咽，而且牛蒡子可培土生金，亦可润肠通便。二诊诸症均减轻，咽喉部梗阻感已消，故去苏叶梗、玉蝴蝶、牛蒡子。大便仍干，成屎球状，虽然大便干是脾阴不足导致肠道失润，但朱师加入枳实、厚朴导滞之品，承《伤寒论》麻子仁丸降气润肠滋脾之义。夜间早醒，加川芎、夜交藤，一动一静，养心安神。朱师在本案中，滋脾阴凉血的同时，注重缓肝木而不克脾土，培土生金，体现了《不居集》"亦有因别经先病而传于脾胃者，有因脾胃先病而传于他脏者"之义。

（韩 宁）

◎ **口疮案 4**

蒋某，男，70 岁。初诊日期：2012 年 10 月 18 日。

患者口腔溃疡 15 个月余。1 年半前曾因肺癌行手术治疗后，又做了 2

次放疗，此后口疮时发，食谷不馨，进生冷食物泛酸、烧心，查胃镜提示放疗后食管炎、慢性胃炎。近日口疮严重，胃胀不知饥，心悸失眠，遂于朱师处就诊。

刻诊：患者精神一般，形体消瘦，口舌生疮，胃胀不知饥，时有泛酸、烧心，大便可，心悸失眠。舌绛红，少苔，脉细数。

中医诊断： 口疮；辨证分型：脾阴不足证。

西医诊断： 口腔溃疡，放疗后食管炎，慢性胃炎，肺癌术后。

治以滋养脾阴，凉血清热。

处方：苏梗 9g，白术 12g，茯苓 12g，川连 3g，吴茱萸 3g，生姜 3g，柴胡 9g，枳壳 12g，生熟地黄各 12g，当归 9g，赤白芍各 12g，百合 12g，麦冬 12g，党丹参各 9g，黄精 15g，陈皮 6g，川芎 9g，夜交藤 30g，甘草 6g。每天 1 剂，水煎，早晚分服。

二诊（2012 年 10 月 25 日）：患者口疮较前好转，泛酸、烧心好转，纳差，时有干咳，心悸较前好转，大便尚可，舌绛红，少苔，脉细数。原方去黄精，加北沙参 15g、百部 12g、象贝母 9g、谷芽 30g。

三诊（2012 年 11 月 1 日）：患者口疮明显好转，无泛酸、烧心，纳食较前好转，干咳已少，大便稍干，夜寐尚可，舌淡红，少苔，脉细。上方去白术，改生白术 30g。

上方服用后，诸症皆除。

按 《素问·气交变大论》曰："岁金不及，炎火乃行……民病口疮。"首次提出口疮这一病名，并倡"火"为此病的病因。《寿世保元》云："口疮，连年不愈者，此虚火也。"《杂病源流犀烛》也云："虚火上泛，亦口糜，或服凉药不效……阴亏火泛，亦口糜。"均指出口疮，尤其经久不愈，为虚火所致。

本案患者因肺癌术后放疗损伤脾胃，忧思多虑伤及脾阴，脾阴不足，濡养无权则形体消瘦，口舌生疮；运化不及则胃胀；舌绛红，少苔，脉细数，为阴虚的表现。本案证属脾阴不足，血分有热。朱师治疗脾阴虚及胃阴虚，用药有别，滋脾阴注重调营血，喜用甘淡滋脾阴，酸甘化脾阴，甘凉降虚火，甘温升清阳。此案用生熟地黄、当归、赤白芍滋脾阴凉血。熟地黄"补脾阴，利血脉，益真阴"，与当归、白芍合用，有育阴和营之义；生地黄为甘寒之品，除烦热；甘草、白芍酸甘化阴；赤芍、白芍合用，清热凉血。黄精、百合、麦冬皆为滋脾阴、养肺阴之良药。诸药合用，共奏滋养脾阴、凉血清热之效。

方中党参、白术、茯苓及甘草四药，益气健脾生津，有升清助运之功，苏梗升发脾之清阳，生姜、柴胡性温，升清阳，提脾气，体现朱师用药不忘反佐。

"脾为孤脏，中央土以灌四傍。"脾阴虚则脾阴不能滋养其他脏腑，可见心神不宁、心悸，故加入丹参、麦冬滋养心阴；柴胡、枳壳两药合用，一升一降，恢复胃肠升降功能；川连、吴茱萸合用，泄肝清热、制酸；陈皮理气；川芎、夜交藤，一动一静，养心宁神。

二诊口疮减轻，仍有纳差，时有干咳，脾阴不足，阴液不能上输于肺，故加谷芽养胃，加北沙参、百部、象贝母润肺止咳。三诊患者诸症均减轻，大便稍干，故改炒白术为大剂量生白术，有润肠之功。

（韩　宁）

食管瘅案

◎ 食管瘅案 1

赖某，男，47 岁。初诊日期：2015 年 7 月 25 日。

患者反复泛酸、烧心、胸痛半年余，伴有食后胃胀、嗳气。外院胃镜（2015 年 7 月 24 日）示反流性食管炎（LA-C）、浅表性萎缩性胃炎，病理示萎缩（++）。遂至我院胃食管反流病专科门诊就诊。

刻诊：泛酸，烧心，胸痛，食后胃胀，嗳气，胃纳可，无咽喉梗阻感，无胃痛，大便每日 4～5 次、不成形，舌红苔薄黄，脉弦。

中医诊断：食管瘅；辨证分型：肝胃郁热证。

西医诊断：反流性食管炎。

治以疏肝泄热，和胃降逆。方拟疏肝和胃方（自拟）加减。

处方：旋覆梗 12g，代赭石 15g，黄连 3g，吴茱萸 3g，生姜 3g，赤石脂 30g，煅瓦楞 30g，乌贼骨 10g，柴胡 9g，延胡索 9g，香附 12g，炒白术 15g，炒白芍 15g，茯苓 15g，黄精 15g，黄芩 15g，木香 12g，砂仁 3g。每日 1 剂，水煎，早晚分服。

二诊（2015 年 8 月 1 日）：服药后胸痛已少，胃胀嗳气较前缓解，烧心症状明显减轻，大便次数较前减少至每日 3 次，仍不成形。舌红苔薄白，脉弦。以原方继续服用。

三诊（2015 年 8 月 15 日）：烧心、泛酸已除，胸痛偶发，大便每日 1 次、偏稀，舌红苔薄白，脉弦。上方去代赭石。

患者服上方 14 剂后，诸症消失，病瘥。

（**按**）中医学根据临床症状，将反流性食管炎归入"吐酸""嘈杂""胸痛"等范畴。由于胃食管反流病临床症状繁多，单用某一症状作为病名并不全面。朱师认为，该病病名以"食管瘅"为妥。瘅者，热也。食管瘅即指感受内外热邪，使食管受损，引起烧心、泛酸等症状的一种疾病。该病名既指出病位所在，又指出该病主要因热而起。

《证治汇补·胸膈门·吞酸》曰："大凡积滞中焦，久郁成热，则木从火化，因而作酸者，酸之热也。"《素问·至真要大论》曰："诸呕吐酸，暴注下迫，皆属于热。"肝气调和，通而不滞，散而不郁，则脾升胃降，促进脾胃运化功能。若肝气郁滞，郁热化酸，横逆伤及脾胃，脾胃升降失常，胃气当降不降，则上逆吐酸。故治疗应以疏肝泄热，和胃降逆为主。本方为多个经典方化裁而来：柴胡、香附、白芍取自《景岳全书》的柴胡疏肝散。柴胡疏肝理气，调畅气机；香附疏肝行气止痛；白芍可养血敛阴、柔肝止痛，以防肝火犯胃。黄连、吴茱萸取自《丹溪心法》左金丸。黄连大苦大寒，可清热燥湿、泻火解毒；吴茱萸辛散苦泄，能疏肝解郁、降逆止呕，性热又可制约黄连寒凉之性。白术、茯苓、砂仁、木香取自《重订通俗伤寒论》的香砂六君子汤。白术、茯苓益气健脾，以防木侮；砂仁、木香行脾胃之气。旋覆梗、代赭石取自《伤寒论》旋覆代赭汤，和胃降逆化痰。黄精可防辛散燥热之品伤及脾阴，又可益气健脾，以防木侮；生姜辛散温通，可健胃散寒、和中降逆止呕，并引诸药入经。同时，生姜有解毒功效，可降低药物毒副作用。煅瓦楞、乌贼骨制酸止痛；延胡索行气活血止痛；赤石脂涩肠止泻，可治泄泻。二诊诸症明显缓解，提示辨证正确，继续服用上方。三诊烧心、泛酸已除，大便仍偏稀，代赭石苦寒可能加重泄泻，故舍去不用。诸药合用，疏肝泄热，和胃降逆，配伍精当，疗效卓著。

（徐亭亭）

◎ **食管瘅案2**

胡某，女，55岁。初诊日期：2018年5月12日。

患者咽喉梗阻感与胸前区不适5个月余。胃镜（2017年12月）示反流性食管炎（A）、糜烂性胃炎，病理示炎症（++）、肠化生（+）。服用抑酸药后症状改善不明显，经人介绍至朱师专科门诊就诊。

刻诊：自觉咽喉梗阻，胸前区不舒，胃脘不适，胃纳可，大便每日2次、不成形，便后腹痛。舌淡，苔薄白腻，脉细。

中医诊断： 食管瘅；辨证分型：痰气互结证。

西医诊断： 反流性食管炎。

治以行气化痰，疏肝和胃。方拟半夏厚朴汤等加减。

处方：苏叶12g，苏梗12g，半夏12g，厚朴12g，炒白术15g，炒白芍15g，茯苓15g，黄连3g，吴茱萸3g，生姜3g，煅瓦楞30g，柴胡9g，延胡索9g，黄芩15g，砂仁3g，陈皮6g，黄精15g，香附12g。每日1剂，水煎，早晚分服。

二诊（2018年5月26日）：服上方后，咽喉与胸前区不适已少，偶有胸痛，舌淡脉细。上方加当归9g。

三诊（2018年6月2日）：服上方后，咽喉梗阻已除，偶有胃胀痛，胸痛，舌淡苔白腻，脉细。上方去苏叶、炒白术、茯苓，加赤芍12g、川楝子9g、甘草6g。

服上方14剂后停药，症状平稳，无明显不适。

按 《诸病源候论·妇人杂病诸候三》云："咽中如炙肉脔者，此是胸膈痰结，与气相搏，逆上咽喉之间结聚，状如炙肉之脔也。"对于该病成因，《太平圣惠方》云："亦有愁忧思虑，五脏气逆，胸膈痰结，则喉中如哽。"七情不遂，气机郁滞，郁而生痰，结于咽喉。《妇人大全良方》曰：

"夫心胸嘈杂，妇人多有此证。原疾之由，多是痰也。"若痰阻中焦，阻碍脾胃升降，可引起胸前区不适。因此，无论咽喉梗阻，还是胸前区不舒，皆因肝气郁滞，凝结成痰，痰气互结引起，故应疏肝和胃，行气化痰。本方由半夏厚朴汤、半夏泻心汤、香砂六君子汤合左金丸化裁而来：半夏厚朴汤中，半夏化痰散结，厚朴下气除满，苏叶助厚朴行气宽胸、宣通郁结之气，茯苓淡渗利湿，助半夏化痰。患者胃脘不适，肠鸣下利，脾胃升降功能受阻，故以半夏散结除痞，黄连、黄芩泄热开痞，以恢复脾胃功能。辅以香砂六君子汤健脾行气、化痰。柴胡、香附、延胡索、吴茱萸疏肝解郁行气，苏梗理气开郁、宽中和胃。黄精可防香燥之品伤及胃阴。二诊时患者偶有胸部不适，脉细，加当归补血祛瘀止痛。三诊患者咽喉梗阻已除，减去苏叶、白术、茯苓，因患者偶有胃痛、胸痛，故加赤芍辅助当归祛瘀止痛，川楝子行气止痛，甘草配白芍酸甘养阴止痛。诸药合用，共奏疏肝和胃、化痰降逆之效。

（徐亭亭）

◎ 食管瘅案 3

陈某，男，66 岁。初诊日期：2017 年 12 月 16 日。

患者反复泛酸、嗳气 3 个月余，伴胃脘烧灼感，至外院查胃镜（2017 年 11 月）示反流性食管炎（LA-A）、浅表糜烂萎缩性胃炎，病理示炎症（++）、萎缩（+）、肠化生（+）。后至我院朱师门诊就诊。

刻诊：泛酸，嗳气，胃纳一般，有时胃胀痛，怕冷，大便每日 3 次，有时不成形，舌淡苔薄，脉细。

中医诊断：食管瘅；辨证分型：中虚气逆。

西医诊断：反流性食管炎。

治以健脾益气，和胃降逆。方拟小建中汤合藿香正气散加减。

处方：藿香 6g，苏梗 6g，半夏 12g，炒白术 12g，炒白芍 12g，茯苓 12g，桂枝 6g，黄连 3g，吴茱萸 3g，生姜 3g，赤石脂 30g，乌贼骨 10g，柴胡 9g，延胡索 9g，黄精 15g，砂仁 3g，木香 12g，黄芩 12g，陈皮 6g。每日 1 剂，水煎，早晚分服。

二诊（2017 年 12 月 30 日）：泛酸已少，仍有嗳气，胃胀已少，大便已成形，每日2～3次，胸前区不适，口苦，肝区痛，舌淡苔薄，脉细弦。上方去黄精，加怀山药15g、香附12g、郁金12g。

三诊（2018年1月20日）：泛酸少，偶有胃胀，肝区痛已少，纳可，大便次数较前减少，稍不成形。上方去郁金，加芡实15g。

按 李杲《脾胃论》曰："若胃气一虚，脾无所禀受，则四脏经络皆病。"《素问·六微皆大论》曰："出入废则神机化灭，升降息则气立孤危。"当脾胃虚弱时，脾胃升降功能受损，升降失常则致中虚气逆。脾胃五行中属土，位居中焦，乃气血化生之源。脾升胃降，促进水谷精微的输布。《医学衷中参西录》云："阳明胃气以息息下行为顺。"《临证指南医案》指出："太阴湿土得阳始运，阳明阳土得阴自安。"脾喜燥而恶湿，胃喜润而恶燥，若脾胃虚弱，运化乏力，湿邪内蕴，升降失常而致该病。《王旭高临证医案》亦云："心中若嘈，饮食厌纳，时吐酸水，是脾胃不足而夹痰饮者也。"应以健脾益气，和胃降逆作为治疗准则。方中小建中汤温中补虚，六君子汤健脾益气，以使脾胃得健，升降得调；合以柴胡、延胡索，疏肝理气；黄芩、藿香、赤石脂，醒脾燥湿止泻；左金丸疏肝解郁，清热燥湿止胃酸，加乌贼骨制酸止痛；黄精可防香燥之品伤及胃阴，又可健脾益气。二诊时患者肝区不适，口苦、胸前不适，提示肝气不疏，肝火沿肝经上逆，予以香附、郁金疏肝理气止痛，山药健脾止泻。三诊在此基础上加芡实健脾祛湿。

（徐亭亭）

◎ 食管痹案4

许某，女，58岁。初诊日期：2017年5月13日。

患者反复食后胸前区痛伴背脊痛半年余。胃镜（2017年4月）示反流性食管炎（LA-A），巴雷特（Barrett）食管可能，浅表糜烂性胃炎，胆汁反流；病理示炎症（+），萎缩（+），肠化生（+）。患者认为Barrett食管、胃肠化生为癌前病变，遂急至朱师门诊就诊。

刻诊：胸前区疼痛，后背痛，嗳气频频，偶有泛酸、烧心，偶有胃胀，无心慌气急，胃纳一般，大便2日1次、偏干。舌红苔黄腻，脉弦滑数。

中医诊断： 食管瘅；辨证分型：肝胃郁热证。

西医诊断： 反流性食管炎，Barrett 食管，胆汁反流。

治以疏肝泄热，和胃降逆。方拟柴胡疏肝散合左金丸加减。

处方：苏梗 12g，半夏 9g，黄连 3g，吴茱萸 3g，生姜 3g，煅瓦楞 30g，柴胡 9g，延胡索 9g，香附 12g，当归 9g，赤芍 12g，炒白芍 12g，北沙参 30g，砂仁 3g，望江南 15g，焦栀子 9g，厚朴 12g。每日 1 剂，水煎，早晚分服。

二诊（2017 年 5 月 20 日）：胸痛背痛已少，胃胀已少，偶有嗳气，大便不畅、2 日 1 次，口干，脉细弦。上方去当归、砂仁，加生地黄 15g、虎杖 15g、焦山楂 12g、焦六曲 12g。

三诊（2017 年 6 月 2 日）：服上药后，胸前区痛、背痛已除，大便偏烂，口苦，脉细弦。上方去虎杖、焦山楂、焦六曲，加郁金 12g、茵陈 15g。

按 《灵枢·经别》云："足阳明之正，上至髀，入于腹里，属胃，散之脾，上通于心。"明确论述了脾胃与胸之间的关系。《证治准绳》云："胃脘之受邪，非止其自病者多，然胃脘逼近于心，移其邪上攻于心，为心痛者亦多。"指出脾胃疾病可引起胸痛。《圣济总录·胸痹门》中"胸膺两乳间刺痛，甚则引背胛"的症状记载，与胃食管反流病引起的胸痛、背脊痛表现颇为相似。《素问·六元正气大论》曰："木郁之发……民病胃脘当心而痛。"若思虑太过，肝气阻滞，气机不畅，肝气上逆，气滞血瘀，而致心脉痹阻，不通则痛。《灵枢·五邪》也提出："邪在肝，则两胁中痛。"方中柴胡、延胡索、香附疏肝理气，辅以焦栀子疏肝清热。黄连、吴茱萸疏肝理气，清热燥湿，制酸止痛。苏梗、半夏、砂仁、厚朴和胃理气，降逆除满，恢复脾胃升降功能。望江南泄热通便；北沙参滋养胃阴；当归、赤芍活血祛瘀止痛。二诊患者胃胀、胸痛已少，口干明显，故减砂仁、当归，加生地黄甘寒养阴、生津止渴，虎杖辅助望江南通便，焦山楂、焦六曲健脾消食和胃。三诊患者大便偏稀，嗳气已除，口苦明显，故去虎杖、焦山楂、焦六曲，加郁金、茵陈疏肝利胆，治疗胆汁上逆引起之口苦。

（徐亭亭）

◎ 食管瘅案 5

胡某，男，22 岁。初诊日期：2007 年 10 月 27 日。

患者因泛酸、嗳气反复发作 1 年就诊，伴胃脘隐痛胀满，食欲不振，乏力。胃镜检查（2007 年 10 月 15 日）示反流性食管炎（A），红斑渗出性胃炎；胃黏膜病理示慢性炎症（＋），活动性（＋），Hp（－）。

刻诊：时有泛酸嗳气，胃脘隐痛，脘胀纳差，大便溏，舌淡红苔薄白，脉细。

中医诊断： 食管瘅；辨证分型：中虚气逆证。

西医诊断： 胃食管反流病。

治以疏肝理气，健脾和胃。方拟旋覆代赭汤合左金丸加减。

处方：旋覆梗 12g，代赭石 12g，黄连 3g，吴茱萸 3g，生姜 3g，煅瓦楞 30g，柴胡 9g，延胡索 9g，香附 9g，枳壳 12g，焦栀子 9g，太子参 15g，砂仁 3g，陈皮 6g，大枣 12g，甘草 6g，郁金 12g，川楝子 9g，佛手 6g，谷芽 30g。每日 1 剂，水煎，早晚分服。

二诊（2007 年 11 月 10 日）：泛酸嗳气稍减轻，胃脘隐痛好转，仍觉脘痞纳差，舌淡红苔薄白，脉细。上方去香附、川楝子，加苏叶 12g、苏梗 12g、半夏 12g。

三诊（2007 年 11 月 24 日）：泛酸嗳气明显减轻，胃脘隐痛胀满渐无，纳谷渐馨，大便较前成形，舌淡红苔薄白，脉细。上方去郁金、谷芽，改柴胡 12g、延胡索 12g，加厚朴 9g。

患者服上方 14 剂后，诸症大减。后以原方出入，痛去瘥愈。

（按）朱师认为，气机不畅为本病病机的基础，饮食不节、情志失调、外邪入侵、起居失当、禀赋不足或久病体虚是本病的重要病因；病机可概括为肝失疏泄，胃失和降，导致胃气上逆。而且病情常常慢性迁延，易引起脾胃功能受损，升降失司，运化无力等各种症状。故本病虚证较少，实证、虚实夹杂证、热证居多，初起以实证、热证居多，随着病情的发展逐渐转变为虚实夹杂以及虚证表现。

本病主要是中焦脾胃升降功能失调，胃气上逆为病。但其本在肝，肝失疏泄，气机阻滞，横逆犯胃，肝胃不和，则胃酸过多，并随胃气上逆反流至食管而吞酸烧心，故治疗大多围绕肝、脾、胃展开，以调理肝之疏泄贯穿始终，以平复胃逆、改善症状为目的。朱师临床处方守法度，擅灵变。如提出治肝宜疏柔并用，不宜过用辛香燥散之品，防劫耗肝阴；治脾宣化行气，不宜独进甘温补气，防滋腻而生膜胀；治胃宜和润通降，不宜破泄，防破气伤津，处处顾护胃的润降之性。方中旋覆梗、代赭石伍用，宣降合法，奏通降和胃、降逆化痰之功；黄连、吴茱萸辛开苦降，清温并施，祛邪而不伤正，泻火而不伐胃，使火降热清，湿浊得利；柴胡、枳壳一上一下，一升一降，能疏肝郁而和脾胃、理气机，以助脾气升清，胃腑降浊；半夏、生姜和胃降逆；太子参、甘草、大枣健中；佛手、香附、砂仁、陈皮、川楝子理气，苏叶梗宽中，谷芽消食，煅瓦楞制酸。久病多瘀，酌用郁金理气活血。诸药配伍，可使肝气疏利和顺，脾胃升降有序，则诸症自愈。

（周　赟）

◎ 食管瘅案6

庄某，女，55岁。初诊日期：2007年11月3日。

患者胸骨后闷堵不适半年，伴咽喉不利，烧心泛酸，食后反胃，胃脘胀闷，无胸痛，无口干口苦。外院胃镜（2007年6月22日）示反流性食管炎（LA-A），慢性浅表性糜烂性胃窦炎；胃黏膜病理示慢性炎症（++），活动性（+++），Hp（++）。经西医PPI制酸治疗4个月无明显疗效。

刻诊：胸骨后闷堵不适，咽喉梗梗如有堵塞，时有泛酸，舌淡红苔薄黄，脉细弦。

中医诊断： 食管瘅；辨证分型：气郁痰阻证。

西医诊断： 胃食管反流病。

治以开郁化痰，降气和胃。方拟半夏厚朴汤合旋覆代赭汤加减。

处方：半夏9g，厚朴9g，柴胡12g，延胡索12g，旋覆梗12g，代赭石15g，枳壳12g，川楝子9g，黄连3g，吴茱萸3g，瓜蒌皮15g，苏叶9g，苏梗9g，夏枯草15g，六曲12g，甘草6g，佛手9g。每日1剂，水煎，早晚分服。

二诊（2007年11月24日）：泛酸已除，胸闷咽梗稍减轻，仍觉食后反胃，舌淡红苔薄白，脉细。上方去夏枯草、六曲、佛手，加生姜 3g、陈皮 6g、川芎 9g、砂仁 3g。

三诊（2007 年 12 月 15 日）：胸骨后闷堵感明显减轻，咽喉梗梗好转，舌淡红苔薄白，脉细。治疗有效，续守原方。

患者续服上方后，诸症大安。后虽症状时有反复，经上方加减治疗后仍能获效。患者于 2009 年复查胃镜仅提示胃炎。

（按）朱师认为，反流性食管炎初病在"气"，先由气郁而衍生血、火、痰、湿、食诸郁。"郁"有抑而不扬、滞而不行、运而不畅之义。《丹溪心法》云："气血冲和，万病不生，一有怫郁，诸病生焉。故人身诸病，多生于郁。"戴思恭进一步解释说："郁者，结聚而不得发越也。当升者不得升，当降者不得降，当变化者不得变化也。此为传化失常，六郁之病见矣。"气郁首责于肝，肝病及脾，脾胃气滞，升降失常，浊邪上犯，见吞酸吐苦、胸膈痞闷等症。脾气损伤，运化失司，聚湿生痰或食滞不化，可见呕恶痰涎、嗳气酸腐等。

朱师从"六郁"论治反流性食管炎可谓提纲挈领、执简驭繁。如李用粹在《证治汇补》中所言："郁病虽多，皆因气不周流，法当顺气为先，开提为次，至于降火化痰消积，犹当分多少治之。"临证治疗以畅达气机为要，依病情分别施以活血、化痰、利湿、清热、消食之剂，做到理气而不耗气，活血而不破血，清热而不败胃，祛痰而不伤津。

在治疗上提出以"肝郁"为切入点，治以"疏肝理气、和胃降逆"大法，强调"肝脾同调"。方中柴胡利肝胆，解气郁，疏肝理气，乃肠胃之要药；枳壳除胀散满，善解阳明之邪以降浊，两药相伍，可达解肝郁而不伤脾胃之妙。半夏、厚朴下气消痞。旋覆梗、代赭石降逆化痰。黄连、吴茱萸平调寒热，既解肝郁又降气逆。气机不畅，郁久化热，故予延胡索、川楝子、夏枯草行气泻热。配瓜蒌皮、苏叶梗理气宽胸化痰，六曲健胃消食，共助运化，病瘥而安。

（周　赟）

◎ 食管瘅案 7

季某，女，49 岁。初诊日期：2018 年 4 月 14 日。

患者泛酸、烧心反复发作年余，伴胸骨后灼痛，咽喉疼痛，口臭，胃纳可，多食反胃。胃镜（2017 年 9 月 2 日）示反流性食管炎（A），胆汁反流性胃炎伴糜烂。经制酸治疗 4 个月无明显疗效。

刻诊：胸骨后闷堵不适，咽喉不利，口臭，时有泛酸烧心，舌红苔薄黄，脉弦。

中医诊断：食管瘅；辨证分型：肝胃郁热证。

西医诊断：胃食管反流病。

治以疏肝泄热，和胃降逆。方拟柴胡疏肝散合左金丸加减。

处方：柴胡 9g，延胡索 9g，黄连 3g，吴茱萸 3g，半夏 12g，旋覆梗 12g，代赭石 15g，煅瓦楞 30g，香附 9g，当归 9g，焦栀子 9g，赤芍 12g，白芍 12g，焦山楂 12g，六曲 12g，枳壳 12g，乌贼骨 10g，陈皮 6g，生姜 3g，厚朴 12g。每日 1 剂，水煎，早晚分服。

二诊（2018 年 5 月 12 日）：咽喉不适已除，烧心泛酸稍好转，口臭减轻，舌红苔薄黄，脉弦。上方去焦栀子、焦山楂、六曲，加黄芩 15g、砂仁 3g。

三诊（2018 年 5 月 26 日）：烧心泛酸减轻，胸骨后疼痛好转，无口臭，舌淡红苔薄白，脉细。上方加怀山药 15g 健脾善后。

患者服上方 14 剂后，诸症大减，虽偶有发作，但症状轻微，可不服药，亦不影响生活。

按 《素问·至真要大论》指出"少阳之胜，热客于胃，烦心心痛，目赤欲呕，呕酸善饥"；又说"诸逆冲上，皆属于火""诸呕吐酸，暴注下迫，皆属于热"，首先提出吐酸属于火、热的主要病机。又，"瘅"在中医多指热证，故朱师将反流性食管炎命名为"食管瘅"，基本体现了本病的病位及病理机制。根据中医理论食管属胃、胃气所主的观点，其病位在胃与食管。

《素问玄机原病式》云："气逆冲上，火气炎上故也。"认为吐酸之病为胃火上逆、炎上之证。后世《四明心法·吞酸》指出肝气郁滞是发病的关键因素。朱师认为，肝气失于疏泄，气机郁滞，因郁而从阳化热为酸是主要病机，故对本证病例首先应着眼于调肝，采用疏肝、柔肝、平肝、泻肝、清肝诸法，使肝之疏泄功能恢复正常，常用柴胡疏肝散以疏肝理脾、和胃调气、缓急止痛。如首诊处方中旋覆梗、代赭石重镇降逆，黄连、吴茱萸泻肝清热，半夏、生姜和胃化痰，厚朴除胀散满、燥湿化痰、快膈畅中。再配以柴胡、焦栀子、香附等疏肝理气、调畅气机之品，其功益彰。

朱师临证擅施对药，为治疗胃食管反流病的特色。仍以上方为例，柴胡与枳壳配伍，助脾气升清，胃腑降浊，恢复中焦斡旋之功。煅瓦楞配伍乌贼骨制酸止痛，修复黏膜损伤之效倍增。黄连配伍吴茱萸为相反相成之制，取法于"和"，无过寒伤胃阳、过热劫胃阴之弊。半夏配伍生姜取小半夏汤之义，功擅化痰开痞散结，对于本病所致胸膺满闷获效甚捷，且生姜解半夏毒，为相须相畏之制。

（周　赟）

◎ 食管瘅案 8

戴某，女，63 岁，初诊日期：2018 年 10 月 30 日。

患者 2017 年 1 月胃镜示反流性食管炎（A），浅表性胃炎，十二指肠球炎；食管造影未见异常。患者咽喉堵塞感近 1 年，食后胸前区堵，不能吃米饭与固体食物，嗳气多，泛酸，胃纳一般，口干口臭，胃怕冷，大便每日 1 次、质中，咽喉痒，咳吐白痰多。有慢性支气管炎病史。舌质紫暗，苔薄腻，脉细。

中医诊断：食管瘅；辨证分型：气郁痰阻，痰湿恋肺。

西医诊断：反流性食管炎。

治以疏肝理气，降逆化痰；方拟柴胡疏肝散、左金丸合半夏厚朴汤加减。

处方：苏叶 12g，苏梗 12g，半夏 12g，厚朴 12g，黄连 3g，吴茱萸 3g，生姜 3g，煅瓦楞 30g，煅牡蛎 30g，乌贼骨 10g，柴胡 9g，延胡索 9g，黄芩 12g，当归 9g，砂仁（后下）3g，枳壳 12g，北沙参 30g，鱼腥草 15g，紫菀 12g，陈皮 6g。每日 1 剂，水煎，早晚分服。

二诊（2018 年 11 月 13 日）：服上方后，患者咽喉堵、胸前区堵已明显改善，能够少量进食米饭，泛酸口臭已少，咽喉仍有白痰，嗳气，多吃胃胀，胃怕冷已少。舌苔白腻，脉细。上方去煅瓦楞、当归、乌贼骨，加白术 12g、白芍 12g、茯苓 12g、桂枝 6g，每日 1 剂，水煎，早晚分服。

三诊（2018 年 11 月 27 日）：服上方后，饮食已恢复正常，口臭已除，偶有泛酸、嗳气，咽喉仍痰多，咳之不利。舌苔薄白，脉细。上方加苏子 12g、白芥子 12g，每日 1 剂，水煎，早晚分服。

（**按**）食管瘅常有吞酸之症状。《医林绳墨》中形象地描述为："胃口酸水攻激于上，以致咽嗌之间不及吐出而咽下，酸味刺心，有若吞酸之状也。"本病的病位虽在食管和胃，但与肝胆脾肺关系密切，基本病机可概括为肝失疏泄，胃失和降，导致胃气上逆。

本例患者或因饮食不节，或因情志不畅，或因劳倦失宜，以致肝失条达，疏泄失职，气滞痰阻，壅塞于内，故见咽喉、胸前堵塞不适；肝气犯胃，胃气上逆，故见泛酸、嗳气；痰湿之邪停阻胃内，故不能吃米饭与固体食物，胃怕冷；痰湿阻肺，故见咳嗽痰多；痰湿之邪郁而化热，致浊气产生，出于口，令己与人闻及臭而恶。舌质紫暗，苔薄腻，脉细，均为气郁痰阻、痰湿恋肺之佐证。故治疗当以疏肝理气，降逆化痰为主。

正如《证治汇补·胸膈门·吞酸》所云："吞酸为中气不舒，痰涎郁滞，须先用开发疏畅之品。"本方中柴胡味苦辛、性微寒，入肝、胆经，善疏肝解郁。《药品化义》曰："柴胡，性轻清，主升散，味微苦，主疏肝。"《神农本草经百种录》云："柴胡，肠胃之药也。观经中所言治效，皆主肠胃，以其气味轻清，能于顽土中疏理滞气，故其功如此。"黄芩苦寒，归肺、胆、胃、大肠经，与柴胡配伍，通调表里，和解少阳，清泄少阳之热邪。黄连、吴茱萸配伍，取左金丸之方义，以黄连苦寒泻火，以辛热之吴茱萸疏肝解郁、降逆止呕，并制黄连之过于寒凉，两药相合，苦降辛开，一清一温，共奏清肝降逆、行气止痛之效。生姜味辛微温，归肺、脾经，既可发汗解表，又能温中止呕。苏叶、苏梗、半夏、厚朴取自半夏厚朴汤，有行气散结、降逆化痰之功。煅瓦楞、煅牡蛎、乌贼骨平肝潜阳，制酸止痛；当归、延胡索疏肝理气，养血柔肝，活血止痛；北沙参养胃阴；枳壳理气宽中，化痰消积；陈皮理气化湿和胃；鱼腥草、紫菀清热解毒，化痰止咳。诸药配伍，以达疏肝理气、降逆化痰之效。

二诊患者泛酸口臭已少，仍有嗳气，多吃胃胀，咽喉仍有白痰，乃脾虚运化不利之象，故去煅瓦楞、乌贼骨等制酸之剂，加入白术、白芍、茯苓、桂枝，取苓桂术甘汤之方义，温化痰湿以补中焦阳气之不足。三诊诸症均减，加入苏子、白芥子，取三子养亲汤之方义，以温肺化痰、降气消食，而得痊愈。

（王　轶）

◎ 食管瘅案 9

林某，女，56 岁。初诊日期：2017 年 5 月 2 日。

患者反复泛酸、烧心半年余。2016 年 11 月胃镜示反流性食管炎（A），胆汁反流，浅表性胃炎伴糜烂。胃镜病理示慢性炎症（++）。常服西药抑酸药半年多，症状无明显好转。

刻诊：泛酸，烧心，胃嘈，口苦，胃胀，嗳气，胃纳可，大便每日 1 次，潮热出汗。脉细，苔薄腻。

中医诊断：食管瘅；辨证分型：胆热犯胃证。

西医诊断：酸碱混合反流性食管炎，慢性胃炎。

治以疏肝利胆，和胃降逆。

处方：旋覆梗 12g，代赭石 15g，黄连 3g，吴茱萸 3g，生姜 3g，煅瓦楞 30g，珍珠母 30g，乌贼骨 10g，柴胡 9g，延胡索 9g，香附 12g，生地黄 12g，熟地黄 12g，知母 9g，炒黄柏 9g，川朴 12g，砂仁 3g，焦栀子 9g，陈皮 6g。14 剂，每日 1 剂，水煎，早晚分服。

二诊（2017 年 5 月 16 日）：服上药后，症状明显好转，泛酸烧心明显减少，胃胀、嗳气改善，潮热出汗改善，小便黄。脉细苔薄。上方加煅牡蛎 30g、赤小豆 30g。14 剂，每日 1 剂，水煎，早晚分服。

三诊（2017 年 6 月 6 日）：服上方后，泛酸、烧心、胃胀已除，口苦已缓，偶有嗳气，潮热出汗完全消失，小便已清。脉细苔薄。上方加薏苡仁 15g。14 剂，每日 1 剂，水煎，早晚分服。

患者服上方 14 剂后，诸症平，无明显不适。

按 《素问·奇病论》说："有病口苦……病名曰胆瘅。夫肝者，中之将也，取决于胆，咽为之使……胆虚气上溢而口为之苦。"《素问·痿论》又说："肝气热则胆泄口苦。"由此可见，口苦的继发病位在胆，而原发病位在肝。肝气郁结，郁久则化火，波及于胆，导致胆的功能失调，胆腑失于通降，胆火上炎，或胆气上溢，则口苦；土虚木乘，浊邪上犯，胃失和降，升降失常，则胃嘈、泛酸、烧心，均为胆胃气逆，上犯食管之症。方中旋覆梗、代赭石降气和胃；黄连、吴茱萸、乌贼骨、珍珠母制酸降逆；柴胡、厚朴升清降浊；香附、焦栀子、知母、黄柏疏肝理气、利胆泄热；生地黄、熟地黄、知母、黄柏滋阴潜阳；陈皮、砂仁、延胡索活血行气除胀。诸药合用，共奏疏肝利胆、清热制酸、和胃降逆之效。朱师认为，胆承受肝之余气，与肝相表里，除性喜条达疏泄之外，更为六腑之一，以通降下行为顺，且中清不浊为其特点，因而临证清泄、通降是治疗的关键。

（孙永顺）

◎ 食管瘅案 10

但某，男，68 岁。初诊日期：2017 年 12 月 14 日。

患者反复夜间呛咳半年多，伴泛酸烧心，胸痛。2017 年 9 月胃镜检查示反流性食管炎（A），慢性浅表性胃炎，胆汁反流。胃镜病理示慢性炎症（+），肠化生（+）。

刻诊：食后有时胃痛，胃纳一般，嗳气，胃怕冷明显，大便每日 1 次，脉细，苔薄。

中医诊断： 食管瘅；辨证分型：脾胃虚寒。

西医诊断： 反流性食管炎，慢性萎缩性胃炎。

治以疏肝理气，健脾和胃。

处方：苏梗 12g，半夏 9g，白术 12g，白芍 12g，茯苓 12g，桂枝 6g，黄连 3g，吴茱萸 3g，生姜 3g，煅瓦楞 30g，柴胡 9g，延胡索 9g，香附 12g，当归 9g，砂仁 3g（后下），川朴 12g，黄精 15g，焦栀子 9g，玉竹 12g，陈皮 6g。14 剂，每日 1 剂，水煎，早晚分服。

二诊（2017 年 12 月 28 日）：服上药后效果明显，胃怕冷基本已除，呛咳 2 次，泛酸、烧心已少，仍有胸痛，脉细，苔薄，舌紫暗。上方加赤芍 12g、黄芩 12g。14 剂，每日 1 剂，水煎，早晚分服。

三诊（2018 年 1 月 11 日）：服上药后，夜间呛咳已除，泛酸偶见，胃纳正常，大便调。体检示血脂高，颈动脉超声示斑块形成。脉细，苔薄，舌紫暗。上方去黄芩，加荷叶 12g、生决明子 15g。14 剂，每日 1 剂，水煎，早晚分服。

四诊（2018 年 1 月 25 日）：服上方后，无泛酸，无呛咳，无胸痛，嗳气少，胃纳佳。大便每日 2 ~ 3 次，胃怕冷又作，脉细，苔薄。上方去荷叶、生决明子。加焦山楂 12g、木香 12g。14 剂，每日 1 剂，水煎，早晚分服。

五诊（2018 年 2 月 8 日）：症状已少，夜间偶有嗳气，大便每日 2 次，夜寐难安，难以入睡，脉细，舌红苔薄。上方去赤芍、当归。加川芎 9g、夜交藤 30g。14 剂，每日 1 剂，水煎，早晚分服。

服药 3 个月，症情稳定，逐渐停药。

按 朱师认为，反流性食管炎病位在食管，而食管为胃气所主，功能归于六腑，"传化物而不藏也"。脾胃居中州，为人身气机升降之枢纽，胃纳脾运，燥湿相济，升降相因，则气化氤氲，生化气血津液，灌输脏腑经络、四肢百骸。脾胃为气血生化之源，中焦虚弱、气机郁滞，当升不升、当降不降；脾胃气虚而失其升降，肝气郁滞而失其条达。"脾宜升则健，胃宜降则和"，故以白术、茯苓、陈皮、半夏补脾助运，桂枝振奋中州阳气，如此则清气自升；砂仁、厚朴和胃降气，黄精、玉竹滋养胃阴，则浊阴自降，如此则升降相因；以柴胡、延胡索、香附疏肝解郁，畅达气机；"土得木而达"，用白芍柔肝敛阴，散收并用，可助脾升胃降；黄连、吴茱萸和胃疏肝，平降冲逆。诸药合用，共奏补虚降逆、燮理脏腑之效用。

（孙永顺）

吐酸案

◎ 吐酸案 1

张某，女，45 岁。初诊日期：2017 年 11 月 17 日。

患者泛酸，烧心，胸痛，半夜呛咳，已服西药耐信（埃索美拉唑镁肠溶片）月余无效。2017 年 11 月 7 日胃镜检查示胆汁反流性胃炎，胃窦多发息肉。胃镜病理示慢性炎症（++）。

刻诊：泛酸，烧心，胸痛，胃纳一般，大便每日 1 次，脉细，苔薄。

中医诊断：吐酸；辨证分型：胆热犯胃证。

西医诊断：胃食管反流病。

治以疏肝利胆，和胃降逆。

处方：旋覆梗 12g，代赭石 15g，黄连 3g，吴茱萸 3g，生姜 3g，煅瓦楞 30g，珍珠母 30g，乌贼骨 20g，柴胡 9g，延胡索 9g，香附 12g，当归 9g，川朴 12g，砂仁 3g（后下），黄芩 15g，陈皮 6g。14 剂，每日 1 剂，水煎，早晚分服。

二诊（2017 年 11 月 30 日）：服上药后，泛酸、胸痛已除，烧心改善，半夜呛咳明显减少，口唇多疮，脉细，苔薄。上方加焦栀子 9g、垂盆草 15g。14 剂，每日 1 剂，水煎，早晚分服。

三诊（2017 年 12 月 14 日）：服上药后，一般情况良好，呛咳已除，口唇发疮好转，脉细苔薄。14 剂，每日 1 剂，水煎，早晚分服。

按 胆与胃同为六腑之一。胆胃的相互协调作用，使清气上升，浊气下降。胆胃的升降关系，就是胆中清气引胃气上行，胃中浊气引胆汁下降，故有"胆随胃降，胃随胆升"之说。胆为"中精之府"，具有"藏"与"泻"的双重作用，且与肝之疏泄、胃之消谷、肠之化物、脾之运化关系密切。而胆气的通降有赖于胃气的通降，故通降是胆与胃生理上的共同要求，一旦通降失司，就会成为胆胃同病的病理基础。本案患者肝胆疏泄失利，郁而化热，横逆犯胃，胃失和降，则泛酸，烧心，胸痛，半夜呛咳。方中黄连、黄芩、焦栀子、垂盆草清肝胆之热，柴胡、延胡索、香附疏肝理气，旋覆梗、代赭石、厚朴泄浊降逆，煅瓦楞、珍珠母、乌贼骨、生姜、砂仁、陈皮和胃制酸。如此则胆胃和降,气顺中和,恢复中焦升降转输之功。朱师临证常用川黄连、吴茱萸降逆制酸,即左金丸之义,以黄连苦寒泻肝胆横逆之火、和胃降逆,以辛热之吴茱萸疏肝解郁、降逆止呕,并制黄连之过于苦寒;二药相反相成,常各取3g,药物轻灵流动,无过寒伤胃阳、过热劫胃阴之弊,一冷一热,一阴一阳,寒因热用,热因寒用,主辅相佐,阴阳相济,最得制方之妙,所以有成功而无偏胜之害也。

(孙永顺)

◎ 吐酸案 2

杨某,男,66岁。初诊日期:2017年12月11日。

患者泛酸半年余,加重1个月。2017年12月胃镜示反流性食管炎(LA-A),浅表萎缩糜烂性胃炎,十二指肠球炎;病理示炎症(++)、活动性(++)。

刻诊:泛酸时作,胃脘隐痛,反胃嘈杂,口干,胃纳可,腹胀,大便偏干,每日1次。脉细,苔薄黄。

中医诊断: 吐酸;辨证分型:肝胃郁热证。

西医诊断: 反流性食管炎,浅表萎缩糜烂性胃炎,十二指肠球炎。

治以疏肝泄热,制酸降逆。方拟柴胡疏肝散合左金丸加减。

处方:苏梗12g,半夏9g,白术芍各12g,茯苓12g,川连3g,吴茱萸3g,生姜3g,煅瓦楞30g,柴延胡各9g,黄精15g,砂仁3g,生地黄12g,厚朴12g,陈皮6g,望江南15g。每日1剂,水煎,早晚分服。

二诊(2017年12月25日):泛酸显减,胃脘隐痛已少,反胃几无,大便已调,脉细,苔薄黄腻。上方加香附12g、黄芩12g。

三诊(2018年1月8日):泛酸胃痛基本缓解,大便正常,唯每晚夜尿3~4次,脉细,苔薄白。上方去砂仁、生地黄,加炒知柏各9g、肉桂2g。

四诊(2018年1月22日):服上药,诸症悉解,夜尿减至1~2次,维持原方出入,调理善后。

按 食管,自咽至胃,为"胃之系",归属六腑,具有六腑通降和合、泻而不藏的特点。"气有余便是火。"朱师认为，反流性食管炎患者或因肝气怫郁、情志不舒，日久气郁化火；或因饮食不节、嗜食辛辣，化火生热，成肝胃郁热之证。如林珮琴所云："相火附木，木郁则化火，为吞酸胁痛。"故以苏梗、半夏相伍，其中苏梗善能理气宽中，行气而不破气，几无伤正之弊，通理中上二焦之气，"能使郁滞上下宣行，凡顺气诸品，惟此纯良"（《药品化义》），而半夏能"大和胃气"（《医学启源》），"辛燥开通，沉重下达，专入胃腑，而降逆气"（《长沙药解》），共奏宽中降逆之效；生姜和胃，止呕逆反胃；川连、吴茱萸、煅瓦楞制酸；柴胡、黄芩开郁泄热，升清降浊，燮理枢机；白术芍、茯苓调肝和脾，延胡索通行气血；陈皮、厚朴、砂仁畅达气机；肝胃郁热、津枯肠燥，大便偏干，故选黄精、生地黄、望江南益阴生津、清润降泄，推导糟粕。三诊时患者诉夜尿频多，朱师考虑患者年逾花甲，肾与膀胱俱虚，加上湿热蕴结阻碍膀胱气化，以致小便频数、淋漓不尽，故予炒知柏、肉桂，取滋肾通关丸之义，寒热并用，泄热化气利水，收效甚佳。

（王宏伟）

◎ 吐酸案 3

戴某，男，62 岁。初诊日期：2018 年 3 月 6 日。

患者泛酸烧心，口苦甚。已服用多种西药治疗，无明显疗效。2018 年 1 月胃镜示 Barrett 食管氩等离子体凝固术（APC）后，浅表性胃炎。

刻诊：口苦甚，口干，泛酸烧心，胃痛，胃纳可，有时胃胀嗳气，大便偏干，每日 1 次，脉细，苔薄黄。

中医诊断：吐酸；辨证分型：胆热犯胃证。

西医诊断：Barrett 食管 APC 后，浅表性胃炎。

治以疏肝利胆，和胃降逆。方拟旋覆代赭汤、茵陈蒿汤合左金丸加减。

处方：旋覆梗 12g，代赭石 15g，半夏 12g，川连 3g，吴茱萸 3g，生姜 3g，煅瓦楞 30g，珍珠母 15g，乌贼骨 10g，柴延胡各 9g，香附 12g，焦栀子 9g，川朴 12g，茵陈 15g，黄精 15g，陈皮 6g，玉竹 12g。每日 1 剂，水煎，早晚分服。

二诊（2018年3月19日）：服上药，口苦已少，泛酸烧心胃痛已少，多吃胃胀嗳气，大便每日1次，有时夹不消化食物，头晕，脉细，苔薄腻。上方去焦栀子，加赤石脂30g、黄芩15g、砂仁3g、木香12g。14剂。

三诊（2018年4月2日）：口苦已除，泛酸烧心胃痛、胃饥饿偶见，头晕已少，晚饭后仍有腹部作胀，脉细，苔薄。上方加太子参12g、枳壳12g。14剂。

按 胆附于肝之短叶间，内贮藏胆汁，为肝之余气所化生。胆气以降为顺。《灵枢·四时气》云："邪在胆，逆在胃，胆液泄则苦，胃气逆则呕苦。"《医学见能》云："胆……主升清降浊，疏利中土。"唐宗海又云："胆中相火如不亢烈，则为清阳之木气，上升于胃，胃土得其疏达，故水谷化；亢烈则清阳遏郁，脾胃不和。"Barrett食管归属于胃食管反流病。朱师认为，该病多因肝失疏泄、胆失和降，横克胃土，胆胃失谐，胃气反逆，邪热挟胆汁上犯，可出现口苦，甚至呕吐黄绿苦水，成胆热上逆、胆胃不和之证。症见口苦，口干，泛酸，胃痛，胃胀嗳气，舌红，苔黄，脉弦数。治拟清化胆热、和胃降逆。朱师以茵陈、栀子清化胆腑郁热、通利三焦，柴胡、香附、陈皮、川朴利气疏导，黄连、吴茱萸散肝制酸、和胃降逆，旋覆梗、代赭石平肝和胃，半夏、生姜降逆止呕，煅瓦楞、乌贼骨、珍珠母制酸，黄精、玉竹培补气阴，延胡索通调气血。清化、清降、清泄、疏郁、和胃、培补诸法并用，恢复肝胆脾胃升降气机，疏利中焦之常度。二诊以黄芩加强清化胆热，砂仁、木香调气行滞；三诊加太子参、枳壳，补中有通，通补兼施，培土建中，行气除胀。

（王宏伟）

泛酸案

朱某，女，65岁。初诊日期：2018年2月26日。

患者反复泛酸半年。2018年2月胃镜示胃溃疡，病理示炎症（++）、活动性（+）、肠化生（+）。

刻诊：泛酸，胃脘隐痛，胃脘作胀，纳一般，胃怕冷，嗳气频频，大便每日 1 次、不畅，脉细，苔薄。

中医诊断：泛酸；辨证分型：寒证。

西医诊断：胃溃疡。

治以健脾温中，疏肝降逆。方拟柴胡疏肝散合左金丸加减。

处方：苏梗 12g，半夏 9g，白术芍各 12g，茯苓 12g，桂枝 6g，川连 3g，吴茱萸 3g，生姜 3g，煅瓦楞 30g，柴延胡各 9g，黄精 15g，砂仁 3g，望江南 15g，川朴 12g，陈皮 6g，大腹皮 20g，八月札 12g，蒲公英 15g。每日 1 剂，水煎，早晚分服。

二诊（2018 年 3 月 12 日）：服上药后，胃脘痛已少，纳弱，嗳气已少，泛酸，大便不畅，脉细，苔薄。上方去八月札，加虎杖 15g、焦楂曲各 12g。

三诊（2018 年 3 月 26 日）：服上方后，胃纳已馨，大便已畅，不成形，每日 1～2 次，脉细，苔薄。上方去虎杖、六曲，加生决明子 15g、薏苡仁 15g。14 剂。

（按）张介宾《景岳全书》云："脾胃虚寒，中气不健，而三焦胀满者，是为气虚中满。其为证也，必多吞酸嗳腐，恶食恶寒……必属脏寒，此所谓脏寒生满病也，惟宜温补。"张介宾亦认为吞酸属于"脾气不强，胃脘阳虚之病"，治宜温补脾胃。朱师以小建中汤为主加味补虚缓急，以吴茱萸、砂仁温中止呕，苏梗、半夏辛散温通降逆，白术、茯苓、黄精培土健脾，柴延胡疏肝调气，黄连、吴茱萸、煅瓦楞制酸护胃，陈皮、川朴行气消胀，另配伍通腑泄浊之望江南、虎杖、决明子、大腹皮，消食健胃之山楂炭、六神曲，而八月札、蒲公英为肠化生而设之药对。组方补而不滞、培补中焦、调肝和胃，效若桴鼓。

（王宏伟）

梅核气案

武某，女，53 岁。初诊日期：2018 年 2 月 27 日。

患者咽喉堵，有异物感 10 个月。2017 年 7 月因胃角早期癌行内镜黏膜下剥离术（ESD）。2018年1月胃镜示胃角ESD后改变，萎缩性胃炎。

刻诊：咽喉堵，有异物感，胃纳一般，有时泛酸胃痛，嗳气，胃脘怕冷，大便每日1次、不成形，乏力，入睡困难。脉细，苔薄腻。

中医诊断：梅核气；辨证分型：痰气互结证。

西医诊断：胃角ESD后改变，萎缩性胃炎。

治以疏肝理气，健脾化痰。予半夏厚朴汤、六君子汤合小建中汤加减。

处方：藿苏梗各6g，半夏12g，白术芍各15g，茯苓15g，桂枝6g，川连3g，吴茱萸3g，生姜3g，赤石脂30g，柴延胡各9g，香附15g，党沙参各15g，川朴12g，陈皮6g，砂仁3g，川芎9g，夜交藤30g，八月札12g，半枝莲15g，枳壳12g。

二诊（2018年3月15日）：服上方后，胃痛泛酸已除，咽喉堵稍好转，胃脘怕冷有改善，有时咳嗽有痰，脉细，苔薄腻。上方去藿苏梗，加苏叶12g、鱼腥草15g、紫菀12g。

三诊（2018年4月2日）：服上药后，咳嗽胃痛基本已除，咽喉堵减轻，胃脘怕冷已少，纳可，大便调，牙龈肿痛，脉细，苔薄腻。上方去鱼腥草、紫菀、党沙参、桂枝，加熟地黄12g、玉竹12g、知母9g。14剂。

按 《诸病源候论》云："咽中如有炙肉脔者，此是胸膈痰结，与气相搏，逆上咽喉之间结聚，状如炙肉之脔也。"《太平圣惠方》又云："亦有愁忧思虑，五脏气逆，胸膈痰结，则喉中如哽。"朱师认为，该患者一方面因胃角早期癌行ESD，导致脾胃功能受挫，脾不能运化水湿，聚湿生痰；另一方面患病日久，七情忧思郁结，脏腑气机失调，肝气郁滞、失于疏泄；"木旺乘土"，脾失运化，脾不散精，肺失宣肃，如此津液不能归于正化，湿聚痰蕴。如《证治准绳》有"七情内伤，郁而生痰"的观点。情志怫郁，气机不畅，脾失健运，肺胃宣降失常，聚液为痰，痰与气搏结阻于咽，终成痰气互结之证，治以疏肝理气、健脾化痰。

藿香梗禀清和芳香之气，馨香而不猛烈，微温而不燥热，为醒脾快胃、和中止呕、振奋清阳之妙品；苏梗"能使郁滞上下宣行""宽胸利膈，疏气而不迅下"，为顺气纯良之品。朱师善用此药对（藿苏梗），以奏宽胸利膈、醒脾快胃、行气畅中、芳化痰湿、降逆止呕之效。半夏、厚朴开郁化痰、降逆散结，以解咽喉之梗噎不舒；陈皮、枳壳、砂仁行气化痰畅中；"病痰饮者，当以温药和之"，茯苓淡渗利湿，白术健脾燥湿，桂枝温通化饮，乃苓桂术甘汤之义；党参、白术健脾，以绝生痰之源；痰气互结，忿郁纠结，故以柴胡、枳壳升降气机；生姜温化痰饮、降逆止呕，同时制半夏毒，一药多用；川连、吴茱萸散肝泄浊；赤石脂固涩。二诊时患者诸症好转，唯咳嗽有痰，朱师予苏叶、紫菀、鱼腥草，以加强宣肃清化；三诊时咳嗽胃痛几除，牙龈红肿，因而去鱼腥草、紫菀、党沙参、桂枝，以熟地黄、玉竹、知母滋阴清降。

（王宏伟）

呕吐案

◎ 呕吐案 1

柴某，女，69 岁。初诊日期：2017 年 2 月 6 日。

去年 10 月起，患者无明显诱因出现反胃、呕吐、头晕。2016 年 3 月胃镜示胆汁反流性胃炎。

刻诊：时有呕吐，偶有反酸、烧心、心悸，胃纳一般，咽喉不适，口苦，乏力，大便每日 1～2 次，时干时稀。舌红，苔黄腻，脉弦细。

中医诊断： 呕吐；辨证分型：胆热犯胃证。

西医诊断： 胆汁反流性胃炎。

治以清肝利胆，和胃降逆。

处方：旋覆梗 12g，代赭石 15g，黄连 3g，吴茱萸 3g，生姜 3g，煅瓦楞 30g，乌贼骨 10g，苏梗 12g，半夏 12g，川朴 12g，柴胡 9g，延胡索 9g，香附 12g，砂仁 3g，川芎 9g，黄芩 15g，党参 12g，丹参 12g，陈皮 6g，金钱草 15g，夜交藤 30g。14 剂，每日 1 剂，水煎，早晚分服。

二诊（2017 年 2 月 20 日）：服上方后，反胃呕吐减少，咽不适较前缓解，胃纳一般，偶有烧心，大便日行 1 次。舌红，苔薄黄，脉弦细。上方加珍珠母 15g、象贝母 10g。14 剂，每日 1 剂，水煎，早晚分服。

三诊（2017 年 3 月 6 日）：服上方后，偶有烧心，胃纳一般，舌红，苔薄黄，脉弦。上方加枳壳 12g、丁香 3g。14 剂，每日 1 剂，水煎，早晚分服。

四诊（2017 年 3 月 20 日）：服上方后，诸症均减，偶有咳嗽。舌红，苔薄黄，脉弦。上方加紫菀 12g。14 剂，每日 1 剂，水煎，早晚分服。

四诊后，症情平稳，逐渐停药。

（按）《灵枢·四时气》曰："邪在胆，逆在胃，胆液泄则口苦，胃气逆则呕苦。"胆胃同属六腑，以通降为顺，胆气郁阻，疏泄不畅，胆汁不下行，可影响胆胃气机，使胃失和降，胃气上逆而致病，故症见呕吐、反酸、烧心；肝胆有热，故见口苦。方中柴胡、香附、金钱草、川芎、延胡索透泄肝胆郁热，疏调肝胆郁滞；厚朴、苏梗、陈皮、旋覆梗、代赭石宣通散结，降逆和胃，镇摄冲逆之气；黄芩、黄连苦寒泄热，半夏、生姜、吴茱萸辛温降逆，与黄芩、黄连合用，寒热互用和其阴阳，辛开苦降调其气机，另加乌贼骨、煅瓦楞制酸，党参补脾虚、建中州；二诊加入象贝母、珍珠母，更添收敛制酸、平肝降逆之功；三诊加入丁香、枳壳，温中理气，降逆止呕；四诊加入紫菀，下气消痰止咳。朱师在处方用药下，谨守疏肝和胃之旨，使肝胆之火得清，胃气得降，脾胃升降相宜，则诸症自解。

（王安安）

◎ **呕吐案 2**

江某，男，69 岁。初诊日期：2016 年 6 月 28 日。

患者胃癌术后，化疗后出现每日呕吐苦水 10 余次，已经西医治疗 3 个月无效，烧心，胃纳不振，嗳气频，食后即泻，每日大便 2~3 次、不成形。乙肝小三阳病史。经人搀扶前来就诊。

刻下：时泛苦水，烧心，嗳气，神疲乏力，消瘦明显。舌红，苔薄黄腻，脉细。

中医诊断：呕吐；辨证分型：胆热犯胃证。

西医诊断：胃癌术后，胆汁反流。

治以疏肝利胆，和胃降逆。

处方：藿香 6g，苏梗 6g，半夏 12g，白术 12g，白芍 12g，茯苓 12g，黄连 3g，吴茱萸 3g，煅瓦楞 30g，生姜 3g，柴胡 9g，延胡索 9g，香附 12g，黄芩 15g，怀山药 15g，砂仁 3g（后下），白豆蔻 3g（后下），焦栀子 9g，木香 12g，陈皮 6g，枳壳 12g，党参 12g，北沙参 12g。14 剂，每日 1 剂，水煎，早晚分服。

二诊（2016 年 7 月 19 日）：服上药后，呕吐苦水已改善，烧心已少，胃纳可，肠鸣，胃胀，嗳气，大便每日 1 次，脉细，苔薄。上方去焦栀子、怀山药。加太子参 15g、川朴 12g、炒谷芽 30g，改党参 15g、北沙参 15g。14 剂，每日 1 剂，水煎，早晚分服。

三诊（2016 年 8 月 29 日）：呕吐苦水渐少，胃纳改善，体重已增 1.5kg，胸痛，烧心、乏力仍有，脉细，苔薄。上方加金钱草 15g、黄精 15g。14 剂，每日 1 剂，水煎，早晚分服。

四诊（2016 年 9 月 15 日）：胃癌术后，继以前方服用。14 剂，每日 1 剂，水煎，早晚分服。

五诊（2016 年 10 月 11 日）：呕吐苦水少，胃纳一般，大便每日 1 次，胃镜检查未见明显异常。脉细，苔薄。上方加旋覆梗 12g、赤石脂 30g。14 剂，每日 1 剂，水煎，早晚分服。

六诊（2016 年 11 月 21 日）：胃纳正常，体重明显增加，偶有烧心，呕吐苦水，大便已成形，脉细，苔薄。上方加乌贼骨 10g。14 剂，每日 1 剂，水煎，早晚分服。

七诊（2017 年 1 月 9 日）：2016 年 11 月 CT 示胸部有小结节，呕吐苦水已少，纳可，烧心已少，体重增加，脉细，苔薄。上方加薏苡仁 15g、半枝莲 15g。14 剂，每日 1 剂，水煎，早晚分服。

八诊（2017 年 3 月 3 日）：2 月胃镜复查示全胃切除术后，食管-肠吻合，偶有泛吐苦水，纳已馨，大便调，脉细，苔薄。上方加八月札 12g、焦栀子 9g。14 剂，每日 1 剂，水煎，早晚分服。

九诊（2017 年 4 月 24 日）：偶有泛苦水，余无不适，脉细，苔薄。上方加甘草 6g。14 剂，每日 1 剂，水煎，早晚分服。

服药 1 年，病情稳定。

按 《素问·至真要大论》云："诸逆冲上，皆属于火；……诸呕吐酸，暴注下迫，皆属于热。"脾胃升降，有赖于肝胆疏泄功能。肝胆疏泄功能减退，则脾胃升降乖常，木郁化热，土壅酿湿，中焦湿热内阻，脾胃燥润失和，故表现为烧心、泛酸，嗳气；肝胆有热，横逆克胃，胃气上逆，故见呕苦。方中柴胡、白芍、延胡索疏肝利胆，升阳敛阴，解郁、调营而止痛；黄连、吴茱萸泻肝火、降胃气；黄芩、焦栀子泄热除湿；藿香、苏梗、砂仁、白豆蔻、香附、木香、枳壳宣畅气机，醒脾开胃，调中导滞；半夏、生姜祛痰化饮，和胃降逆；煅瓦楞敛酸；白术、茯苓、怀山药、党参、北沙参健脾助运，和中化湿，使脾胃生化不息。二诊时大便调，呕苦改善，去怀山药、焦栀子，加厚朴、炒谷芽理气消痞、消积和胃，党参、北沙参加量增强补益脾胃之力。三诊时予金钱草清泄肝胆残存湿热，黄精补气健脾、滋补胃阴；四诊效不更方，原方继进；五诊加旋覆梗降逆止呕，赤石脂厚肠胃；六诊加乌贼骨加强敛酸；七诊加半枝莲、薏苡仁清热解毒，化痰散结；八诊加八月札、焦栀子条达气机，疏泄湿热；九诊加甘草缓急安中。吴瑭有云"治中焦如衡，非平不安"。朱师临证施药，疏肝胆以调升降，适润燥以和脾胃，从而达其平和。

（王安安）

胃脘痛案

◎ 胃脘痛案 1

董某，女，43 岁。初诊日期：2018 年 1 月 15 日。

患者间断胃痛半年余，伴嗳气，平素月经量多，既往有贫血、子宫肌瘤病史。胃镜提示慢性浅表性胃炎，病理示肠化生（+）。

刻诊：胃脘部疼痛，或胀痛，或隐痛，伴嗳气，时有气短，纳食欠佳，二便调，夜寐欠佳；面色萎黄，舌淡红，苔薄白，脉沉细。

中医诊断： 胃脘痛；辨证分型：肝郁脾虚。

西医诊断： 慢性胃炎。

治以疏肝和胃，健脾益气。

处方：苏梗 12g，制半夏 12g，白芍 12g，白术 12g，茯苓 12g，桂枝

6g，黄连 3g，吴茱萸 3g，煅瓦楞子 30g，柴胡 9g，延胡索 9g，香附 12g，黄精 15g，生地黄 12g，熟地黄 12g，砂仁 3g，预知子 12g，半枝莲 15g，陈皮 6g，厚朴 12g。每日 1 剂，水煎，早晚分服。

二诊（2018 年 1 月 29 日）：胃脘部疼痛较前缓解，稍有胃胀，嗳气消失，气短疲乏，纳食可，二便调，夜寐安；舌淡红，苔薄白，脉沉细。原方加仙鹤草 15g、当归 9g、黄芪 12g。

三诊（2018 年 2 月 12 日）：胃脘疼痛明显缓解，伴胸闷气短，纳食可，二便调，夜寐安；舌淡、苔薄白，脉沉细。前方去苏梗、仙鹤草，加党参 12g、丹参 12g、全瓜蒌 15g。

患者服上方 14 剂后，诸症皆平。

（按）慢性胃炎以胃痛为主症，属中医"胃痛""胃脘痛"范畴。朱师认为，胃脘痛的病机有虚实之分，实者不通则痛，虚者不荣则痛，实者多肝胃不和，虚者多脾胃虚弱，常虚实夹杂。本案患者肝失疏泄，气机失调，胃气不和，又木郁乘土，致脾胃虚弱，气血生化乏源，故发为胃痛，乃虚实夹杂证，治宜补虚泻实。初诊以柴胡、香附、延胡索、预知子疏肝行气止痛，苏梗、半夏、陈皮、厚朴理气和中，黄连配吴茱萸取左金丸疏肝和胃止痛之义，黄精、砂仁、生熟地黄健脾补虚，使补而不滞，加桂枝以助阳通脉，加强行气止痛之功效。二诊时患者胃痛缓解，加仙鹤草、当归、黄芪补益气血，扶正固本。三诊患者胃痛已除，又有胸闷等心脉不畅之征象，故加党参、丹参、全瓜蒌，以补气活血、宽胸理气。

（郑新春）

◎ 胃脘痛案 2

钱某，女，44 岁。初诊日期：2018 年 2 月 26 日。

患者胃痛近半年，外院检查胃镜提示慢性糜烂性胃炎。服中药治疗效果不明显，遂慕名来诊。

刻诊：胃痛胃胀，伴嗳气、泛酸、烧心、口苦、易饥饿，平素急躁易怒，生气后胃痛加重。纳食欠佳，二便调，夜寐安；舌红，苔薄黄，脉弦细。

中医诊断：胃脘痛；辨证分型：肝胃郁热。

西医诊断： 慢性胃炎。

治以疏肝泄热，健脾和胃。

处方：苏梗 12g，制半夏 12g，白芍 12g，白术 12g，茯苓 12g，桂枝 6g，黄连 3g，吴茱萸 3g，煅瓦楞子 30g，珍珠母 15g，海螵蛸 10g，柴胡 9g，延胡索 9g，香附 12g，栀子 9g，黄精 15g，砂仁 3g，陈皮 6g，枳壳 12g。每日 1 剂，水煎，早晚分服。

二诊（2018 年 3 月 12 日）：胃痛较前减轻，泛酸、嗳气、烧心略缓解，伴口干，口苦、饥饿感消失，纳食可，二便调，夜寐安；舌红，苔薄黄，脉弦细。原方加玉竹 12g、预知子 12g、蒲公英 15g、天花粉 12g。

三诊（2018 年 3 月 26 日）：胃痛、泛酸烧心、口干口苦等症明显缓解，纳食可，二便调，夜寐安；舌红，苔薄白，脉弦细。守前方 14 剂以善后。

患者服上方 14 剂后，诸症平，无明显不适。

（按）慢性胃炎属中医"胃痛""胃脘痛"范畴。朱师认为，肝胃不和者多，郁而化热也较常见。本案患者肝失疏泄，郁而化热，横逆犯胃，胃气不和，故发为胃痛。初诊以柴胡、香附、延胡索疏肝行气止痛，苏梗、半夏、陈皮、枳壳理气和中，栀子、黄连清中焦郁热，且黄连配吴茱萸取左金丸疏肝泻热、和胃止痛之义，黄精、砂仁健脾补虚，加桂枝以助阳通脉，加强行气止痛之功效。二诊时患者胃痛缓解，仍有泛酸、嗳气、烧心等热灼阴伤之象，故加蒲公英清解火热之邪，玉竹、天花粉滋养胃阴，预知子行气止痛。

（郑新春）

◎ **胃脘痛案 3**

王某，女，71 岁。初诊日期：2018 年 3 月 6 日。

患者胃痛 3 年，外院检查胃镜提示慢性浅表性胃炎。服中成药枳术丸等治疗效果不佳，遂慕名来诊。

刻诊：胃痛，胃脘部怕冷，受凉或进食寒凉食物后加重。纳食一般，大便每日 3～4 次，不成形，小便调，夜寐安；舌红，苔白，脉沉细。

中医诊断： 胃脘痛；辨证分型：脾胃虚寒。

西医诊断： 慢性胃炎。

治以疏肝和胃，温阳健脾。

处方：藿香6g，苏梗12g，制半夏12g，白芍12g，白术12g，茯苓12g，桂枝6g，黄连3g，吴茱萸3g，赤石脂30g，煅瓦楞子30g，海螵蛸10g，柴胡9g，延胡索9g，香附12g，黄精15g，砂仁3g，黄芩15g，木香12g，陈皮6g，预知子12g，半枝莲15g。每日1剂，水煎，早晚分服。

二诊（2018年3月20日）：胃痛、胃脘部怕冷较前减轻，纳食有所改善，大便仍不成形，每日3~4次，小便调，夜寐安；舌红，苔白，脉沉细。原方去预知子、半枝莲，加防风10g、红藤15g、败酱草18g、川楝子9g、炙甘草6g。

三诊（2018年4月3日）：胃痛明显缓解，仍有胃怕冷，纳食可，大便每日2~4次、不成形，小便调，夜寐安；舌红，苔薄白，脉沉细。前方去桂枝、红藤、败酱草、防风，加党参12g、北沙参12g、白头翁12g、补骨脂9g、肉豆蔻9g。

患者服上方14剂后，诸症皆平，无明显不适。

（按）朱师认为，肝胃不和是胃痛的常见病机，常虚实夹杂，合并脾胃虚寒，患者表现为胃部怕冷，受凉加重，反复腹泻等。本案患者即为肝胃不和、脾胃虚寒的虚实夹杂证。初诊以柴胡、香附、延胡索、预知子疏肝行气止痛，苏梗、半夏、陈皮、木香理气和中，黄连配吴茱萸取左金丸疏肝和胃止痛之义，茯苓、白术、黄精健脾补虚，砂仁、藿香芳香辛散，化湿健脾，使中焦不滞，加桂枝以助阳通脉，加强行气止痛之功效。二诊时患者胃痛缓解，大便次数多、不成形，故加防风、红藤、败酱草祛风燥湿。三诊患者胃痛明显缓解，仍有胃脘部怕冷，大便次数多、不成形等虚寒之象，故加党参、补骨脂、肉豆蔻以温补脾肾，白头翁寒温并用、化湿止泻，而收全功。

（郑新春）

◎ **胃脘痛案4**

王某，女，72岁。初诊日期：2017年9月25日。

患者胃脘痛 3 个月余。2017 年 8 月胃镜示隆起糜烂性胃炎，病理提示萎缩（＋）、肠化生（＋＋）、异型增生（＋）。

刻诊：胃脘隐痛，泛酸烧心，嘈杂易饥，嗳气时作，大便不调，不成形，日行 1 次。脉弦细数，舌红，苔薄黄。

中医诊断： 胃脘痛；辨证分型：肝胃郁热证。

西医诊断： 糜烂性胃炎。

治以疏肝泄热，制酸和胃。方拟旋覆代赭汤、四逆散合左金丸加减。

处方：旋覆梗 12g，代赭石 15g，川连 3g，吴茱萸 3g，生姜 3g，赤石脂 30g，煅瓦楞 30g，乌贼骨 10g，柴延胡各 9g，黄芩 15g，八月札 12g，半枝莲 15g，薏苡仁 15g，黄精 15g，玉竹 12g，木香 12g，陈皮 6g，白芍 15g，甘草 6g。每日 1 剂，水煎，早晚分服。14 剂。

二诊（2017 年 10 月 9 日）：反酸烧心已少，胃脘嘈杂减轻，易饥饿，嗳气少，大便已成形，脉细，苔薄。上方去白芍，加煅牡蛎 30g、砂仁 3g。14 剂。

三诊（2017 年 10 月 30 日）：服药后诸症基本缓解，半夜偶有胃脘不适，烧心稍有，易饥饿感已显减，脉细，苔薄。上方去煅牡蛎，加珍珠母 15g。14 剂。

后坚持服药，药物稍事加减，症情日趋好转。

（按）《素问·六元正纪大论》谓："木郁之发……民病胃脘当心而痛。"患者情志抑郁，肝失疏泄，横逆犯胃克脾，胃脘隐痛发作；又秦景明《症因脉治》谓"恼怒忧郁，伤肝胆之气，木能生火，乘胃克脾，则饮食不能消化……遂成酸水浸淫之患矣"，认为该病乃因情志所伤，肝胆气郁，久蕴生火，横逆克土，而成泛酸烧心，嘈杂易饥；胃失和降，则嗳气时作；脾失运化，清阳不升，故大便不调，不成形；脉弦细数，苔薄黄，均为佐证。朱师以旋覆梗、代赭石和胃，黄连、吴茱萸清肝制酸，煅瓦楞、乌贼骨制酸止痛、修复黏膜损伤，柴胡、延胡索、黄芩疏调气血、清利肝胆，木香、陈皮、砂仁行气化滞，黄精、玉竹顾护脾胃气阴以防郁热伤津，白芍、甘草柔肝和脾，后又以煅牡蛎、珍珠母加强泄热制酸之力。诸药合用，共奏疏肝泄热降逆、制酸和胃止痛之效。尤其值得一提的是，朱师衷中参西，以八月札、半枝莲、薏苡仁配伍，理气散结、泄浊解毒、抗瘤防变，用于治疗病理之萎缩、肠化生、异型增生等癌前病变。

（王宏伟）

◎ 胃脘痛案 5

梁某，女，49 岁。初诊日期：2017 年 9 月 18 日。

患者反复胃痛 5 个月，加重 2 周。2017 年 9 月胃镜示慢性胃炎、胆汁反流，病理示炎症（++）、肠化生（+）。

刻诊：胃脘灼痛，泛酸烧心，纳一般，多吃胃胀，大便不畅，2 ~ 3 日一更，口中有异味，睡眠梦多，脉弦数，苔薄黄腻。

中医诊断：胃脘痛；辨证分型：脾胃湿热证。

西医诊断：慢性胃炎，胆汁反流。

治以健脾和胃，清热润下。方拟四逆散、枳术丸、左金丸加减。

处方：苏梗 12g，半夏 9g，白术 12g，枳实壳各 12g，川连 3g，吴茱萸 3g，生姜 3g，煅瓦楞 30g，柴延胡各 9g，虎杖 15g，望江南 15g，生决明子 30g，川朴 12g，大腹皮 20g，焦栀子 9g，黄精 15g，陈皮 6g，川芎 9g，夜交藤 30g。每日 1 剂，水煎，早晚分服。

二诊（2017 年 11 月 6 日）：偶有胃隐痛，肠鸣，大便 1 ~ 2 日一行，夜寐梦多，脉细，苔薄腻。上方去大腹皮、决明子，加乌药 9g。

三诊（2017 年 11 月 20 日）：无胃痛，近日便干，口苦，口中有异味，纳佳，饱胀已除，脉细。上方去乌药，加大腹皮 20g、荷叶 12g、金钱草 15g。14 剂。

四诊（2017 年 12 月 4 日）：服上药后，大便每日 1 次，已无饱胀。原方续进 14 剂。

后根据症情稍事加减，又调治月余，效佳。

按 患者素体偏胖，痰湿之体，又嗜辛辣滋腻醇厚之味，致宿食所化之热与中焦停聚之湿相合而成脾胃湿热之证。湿困中焦，热伤胃络，损伤胃肠，停聚胃肠而壅塞不通，胶结难解，故胃脘痛反复发作不已；脾失运化、胃失通降，伴见泛酸烧心，胃胀，纳欠佳，大便不畅等；湿热上泛，则口中有异味；热扰心神，故夜寐梦多纷扰。朱师以苏梗、半夏醒脾和胃，白术、枳实壳健脾行滞，黄连、吴茱萸、煅瓦楞清肝制酸止痛，焦栀子清利湿热，虎杖、望江南、决明子清热通便，川朴、陈皮、大腹皮行气宽中、消积导滞，柴胡、延胡索相合疏肝理气、活血定痛。川芎、夜交藤为朱师安神助眠之特色药对，川芎引清轻之气上达高巅，夜交藤养心血以奉君主之官，两药相合，养血行血、通络祛风、宁心安神，有活血不伤血、补血不滞血之妙。二诊加乌药，行气温散，恐前方中大队清解药物伤阳，是为佐制。三诊时口苦，口中异味不解，湿热挟胆热上逆，遂投荷叶、金钱草清疏胆热。胃脘痛的治疗，诚如明代医家周文采在《医方选要·心腹痛门》中所言："治之皆当辨其寒热虚实，随其所得之证施之。若外邪者，散之于外；内结者，逐之于内。寒则温之，热则清之，虚则补之，实则泻之，泄则调之，秘则通之，血则消之，气则散之，虫则追之，积则削之，加以健理脾胃，调养气血，斯得治之要也。"

（王宏伟）

◎ 胃脘痛案 6

沈某，女，61 岁。初诊日期：2018 年 1 月 29 日。

患者胃痛 2 个月。近 2 个月来经常胃脘痛，平素饮食不节，生冷瓜果不拒。2018 年 2 月 11 日胃镜示浅表性胃炎；肠镜（-）。

刻诊：嗳气、胃胀时作，胃纳一般，胃脘怕冷，大便偏烂，日行 1 次，脉细，苔薄白。

中医诊断：胃脘痛；辨证分型：脾胃虚寒证。

西医诊断：浅表性胃炎。

治以温中健脾，和胃止痛。方拟小建中汤、柴胡疏肝散合左金丸加减。

处方：藿苏梗各 6g，半夏 9g，白术芍各 12g，茯苓 12g，桂枝 6g，川连 3g，吴茱萸 3g，生姜 3g，赤石脂 30g，柴延胡各 9g，香附 12g，怀山药 15g，黄芩 15g，陈皮 6g，砂仁 3g。每日 1 剂，水煎，早晚分服。14 剂。

二诊（2018 年 2 月 12 日）：服上药后，嗳气已除，胃脘怕冷已除，胃痛减轻，近来咳嗽，咽喉痛，痰出色黄，舌红，苔薄黄。上方去藿苏梗、半夏、桂枝、怀山药、砂仁，加桑叶皮各 12g、银翘各 9g、杏仁 12g、鱼腥草 15g、紫菀 12g、南北沙参各 15g。

三诊（2018 年 2 月 26 日）：服上药后，咳嗽稍减，咽喉痛已除，脉细，苔薄腻。上方去桑叶，加开金锁 15g。

四诊（2018 年 3 月 12 日）：服上药后，咳嗽已愈，胃脘稍觉不舒，去所加肺系用药，以健脾和胃中药善后。14 剂。

后随访，症情缓解。

（按）饮食不节，劳倦伤脾，容易引起胃气壅滞，胃失和降，导致胃脘痛。《黄帝内经》曰："饮食自倍，肠胃乃伤。"《东垣试效方》言："夫心胃痛及腹中诸痛，皆因劳役过甚，饮食失节，中气不足，寒邪乘虚而入客之，故卒然而作大痛。"朱师宗《万病回春》所云"内伤不足者，饮食劳倦是也，温之、补之、调之、养之，皆为补也"，对于脾胃虚寒之胃脘痛，多采用滋补脾胃之法，振奋中焦脾胃元气。朱师喜用小建中汤加味，温中补虚、缓急止痛，且白芍常倍于桂枝，两药合用，开合相济，桂枝辛散通阳而不伤阴，白芍酸敛益阴而不恋邪，共奏调和气血、柔肝理脾、振奋中阳之效；辅以茯苓、怀山药健脾，藿苏梗芳化醒脾，半夏、陈皮、砂仁理气和胃，柴胡、延胡索、香附调理气血，小剂量黄连、吴茱萸散肝疏郁，赤石脂温中固涩。二诊时患者咳嗽痰出色黄，肺系有热，故去温热药物，加清肃肺热、化痰止咳之品。肺系病瘥后，转而再予健脾和胃方药，寓意培土生金，固本培元。

（王宏伟）

胃缓案

◎ 胃缓案 1

张某，男，63 岁。初诊日期：2017 年 9 月 18 日。

患者无明显诱因出现胃脘痞满 3 年余，近半年症状加剧，自诉胃胀无休止，食后尤盛。今年 3 月于当地医院查胃镜示浅表萎缩糜烂性胃炎，未予重视。上消化道钡餐造影提示胃下垂可能。近来症状加重，遂来院就诊。

刻诊：胃脘痞满，坠胀不适，偶有嗳气、泛酸、烧心，纳弱不振，大便 3～4 日一行、质干，夜寐尚安；舌红、苔薄腻，脉细。

中医诊断： 胃缓；辨证分型：脾气虚兼有肝胃郁热。

西医诊断： 胃下垂，慢性胃炎。

治以补气健脾，疏肝泄热。方拟枳术丸合左金丸加减。

处方：苏梗 12g，制半夏 9g，白术 15g，枳实 12g，枳壳 12g，川黄连 3g，吴茱萸 3g，生姜 3g，珍珠母 15g，煅瓦楞 30g，柴胡 9g，延胡索 9g，太子参 15g，望江南 15g，生决明子 30g，焦山楂 12g，六曲 12g，砂仁 3g，厚朴 12g，大腹皮 20g，陈皮 6g。每日 1 剂，水煎，早晚分服。

二诊（2017 年 10 月 23 日）：胃脘痞满较前稍缓解，胃纳一般，大便每日 1～2 行、质可，腰酸；舌红、苔薄腻，脉细。原方去太子参、生决明子，加党参 15g、北沙参 15g、茯苓 12g、白芍 15g、桂枝 6g。

三诊（2017 年 11 月 20 日）：胃痞已少，大便每日一行，近来嗳气、泛酸，夜间口角易流涎；舌淡，苔薄，脉细。上方去六曲，加乌贼骨 10g、益智仁 9g。

患者服上方 14 剂后，诸症消失，病瘥。

（按）胃下垂的记载最早来源于《黄帝内经》。《灵枢·本脏》曰："脾应肉，肉胭坚大者胃厚，肉胭么者胃薄。肉胭小而么者胃不坚；肉胭不称身者胃下，胃下者下管约不利。肉胭不坚者胃缓。"朱师认为，胃下垂的形成，责在长期饮食失节，情志内伤，或年老体衰，劳倦过度诸因，导致脾气亏虚，失于升举，肌肉失养，其脾气不升，转而下陷，则使宿食停痰留饮结聚于中，胃气失于通降，胃之蠕动减缓，排空延长，负担加重，渐至张力减弱，久而久之，胃体不支而终致下垂。临床上既可出现脘腹坠胀痞满、肢体倦怠乏力等脾虚不升的证候，又可见到纳差不饥、胃脘胀痛、排便不爽等胃失和降的表现。

朱师对胃缓的临床诊治经验丰富，辨证准确，临床疗效明显。本患者胃脘痞满，坠胀不适，食后尤盛，偶有嗳气、泛酸、烧心，胃纳不佳，大便 3～4 日一行、质干，夜寐尚安；舌红、苔薄腻，脉细。朱师辨证考虑为脾气虚兼有肝胃郁热，故治则定为补气健脾、疏肝泄热，方拟枳术丸合左金丸加减。《神农本草经》记载枳实"长肌肉，利五脏，益气"，《名医别录》记载枳实"消胀满……痞痛……安胃气"。现代药理研究表明，枳实能兴奋胃肠平滑肌，使其蠕动增强而有节律。枳实苦辛降泄、破气化滞、消痞除满、逐痰散结，以泻为主；白术苦甘升补，健脾益胃、燥湿和中，以补为要；二药伍用，补泻兼施，行气而不伤正，补正而不壅滞，共奏行气消积除痞、健脾益胃和中之功，使气机调畅、升降有序。《黄帝内经》云："诸逆冲上，皆属于火……诸呕吐酸，暴注下迫，皆属于热。"患者伴有嗳气、泛酸、烧心，属于肝胃郁热，加用黄连、吴茱萸有左金丸之义。黄连苦寒泻火，佐以辛热之吴茱萸疏肝解郁降逆，两药相合，苦降辛开，共奏疏肝清热和胃之功。加用珍珠母、煅瓦楞平肝潜阳、制酸止逆，柴胡、延胡索、厚朴、砂仁、大腹皮加强疏肝理气作用。脾气虚弱，痰浊中阻，加太子参、陈皮、半夏、砂仁健脾益气化痰。加焦山楂、六曲消食化积。

二诊时，患者胃脘痞满较前稍缓解，胃纳一般，大便每日 1～2 行，故去生决明子，加党参、北沙参、茯苓、白芍健脾益气养阴，改善纳食不佳症状。三诊时，患者胃脘痞满明显缓解，仍有泛酸、口角流涎症状，故加用乌贼骨加强抑酸作用，加益智仁补肾温脾摄涎，改善夜间口角流涎症状。三诊后服药 14 剂，患者症状全部缓解，痊愈。

朱师临证善用对药，如柴胡配枳壳、珍珠母合乌贼骨等。柴胡配枳壳，一上一下，一升一降，以助脾气"高下相召，升降相因"。珍珠母伍乌贼骨，平肝潜阳、制酸止痛。

（郑　琴）

◎ **胃缓案 2**

黄某，女，40 岁。初诊日期：2017 年 11 月 6 日。

患者半年前无明显诱因出现胃脘隐痛伴嗳气，得温痛减，未予重视。追问病史，患者多年情志抑郁，喜叹息。今年 6 月于外院查胃镜示浅表糜烂性胃炎，病理示肠化生（++）；上消化道钡餐造影提示胃下垂。无泛酸烧心，无恶寒发热，无恶心呕吐，无腹痛腹泻，近期无明显体重下降。既往有乳腺小叶增生病史及子宫肌瘤病史数年。

刻诊：患者胃脘隐痛坠胀，得温痛减，脱发，手足冷，胃纳可，大便1~2日一行、质可，失眠早醒。月经先后不定期，量少，色暗，无经行腹痛。舌质暗，苔薄黄腻，脉弦涩。

中医诊断： 胃缓；辨证分型：寒热错杂、气滞血瘀证。

西医诊断： 胃下垂，慢性胃炎。

治以寒热平调，理气活血；方拟半夏泻心汤合柴胡疏肝散加减。

处方：苏梗12g，半夏9g，白术15g，白芍15g，茯苓12g，桂枝6g，黄连3g，吴茱萸3g，生姜3g，煅瓦楞30g，乌贼骨10g，柴胡9g，延胡索9g，香附12g，八月札12g，蒲公英15g，黄精15g，王不留行12g，川芎9g，夜交藤30g，陈皮6g，厚朴12g，砂仁3g。每日1剂，水煎，早晚分服。

二诊（2017年11月20日）：服上方后，胃脘隐痛、坠胀伴嗳气较前好转，现大便量少，便下不爽，矢气多，手足冷，脱发，B超提示肾结晶，舌质偏暗，苔薄黄腻，脉弦细。原方加山药15g、金钱草15g、焦山楂12g、扁豆衣9g。

三诊（2018年1月8日）：服上方后，诸症均减，仍有胃脘隐痛，嗳气，经前期乳房胀痛，舌质偏暗，苔薄白，脉弦涩。上方去乌贼骨，加当归9g、赤芍12g。

四诊（2018年1月22日）：服上方后，诸症均减，偶有胃脘痞满、嗳气，口臭，时有肠鸣，舌质偏暗，苔白腻，脉细。上方去当归、赤芍，加荷叶12g、香橼6g。

患者服上方14剂后，诸症消失，病瘥。

（按）朱师认为，胃缓与脾胃、肝胆最为相关。脾胃为升清降浊的枢纽，脾司升清，胃主降浊，二者升降相因，脾升胃降，升举得当，不致胃下。若脾胃虚弱，脾失升清，无力举托，而致胃缓。另外，中气虚弱，气滞、水湿、痰饮、瘀血易生，上述因素均可导致胃缓。脾胃与肝胆同居中焦，相互影响，肝的疏泄功能是脾胃疏通畅达、脾升胃降的一个重要条件。肝疏可使气的运行通而不滞，肝气调畅则五脏安位，若脾胃（中气）虚弱，肝木易犯，再加情志抑郁，易致气滞，久而气滞血瘀，形成郁热与血瘀互结，以致脾不升清，肝失条达，气机下陷，五脏不安其位，而发胃缓。

本患者胃脘隐痛，得温痛减，脱发，手足冷，胃纳可，大便1～2日一行、质可，早醒失眠，舌质暗，苔薄黄腻，脉弦涩，既往有乳腺小叶增生病史及子宫肌瘤病史，均属于寒热错杂、气滞血瘀之证候。患者平素抑郁，肝气郁结，肝郁侮脾，日久脾胃气机条达失司，脾失升清，无力托举，导致胃缓，治当寒热平调、理气活血。方中半夏、黄连、生姜取半夏泻心汤之义，调和肝脾、寒热平调；陈皮、柴胡、川芎、香附、白芍取柴胡疏肝散之义，疏肝理气、活血止痛。加用八月札、苏梗、王不留行、当归，加强疏肝理气活血之力，亦能改善乳腺增生。川芎配夜交藤行气活血、养心安神，改善睡眠。二诊时，患者胃脘隐痛伴嗳气较前好转，但大便量少，便下不爽，矢气多，辨证考虑为中焦湿困，故加用山药、金钱草、焦山楂、扁豆衣健脾祛湿。三诊时，患者诸症均减，仍有胃脘隐痛，嗳气，经前期乳房胀痛，舌质偏暗，苔薄白，脉弦涩。因乌贼骨酸涩收敛，故去之，加当归、赤芍养血活血。四诊时，患者诸症均减，偶有胃脘痞满、嗳气，口臭，时有肠鸣，舌质偏暗，苔白腻，脉细，较三诊时苔从薄白变成白腻，提示中焦湿困仍明显，故去当归、赤芍，加荷叶、香橼加强理气祛湿之功。经过4次就诊，患者诸症消失，痊愈。

（郑 琴）

◎ 胃缓案3

曾某，男，30岁。初诊日期：2018年3月12日。

患者1个月前无明显诱因出现多食后胃脘痞满、坠胀，嗳气，无腹痛腹泻，无恶心呕吐，无胸闷心悸，无恶寒发热。上消化道钡餐造影提示胃下垂。既往患者有反流性食管炎病史、过敏性鼻炎数年。

刻下：患者多食后胃脘痞满，口唇干，手心易出汗，鼻易流涕、打喷嚏，胃纳一般，大便日行1次，夜寐安。舌暗红，苔薄白，边有齿痕，脉细。

中医诊断：胃缓；辨证分型：脾胃气阴两虚。

西医诊断：胃下垂。

治以补气养阴；方拟六君子汤、枳术丸合益胃汤加减。

处方：苏梗 12g，半夏 12g，白术 12g，茯苓 12g，枳壳 12g，黄连 3g，黄芩 12g，生姜 3g，煅瓦楞 30g，柴胡 9g，防风 10g，辛夷 6g，北沙参 30g，白豆蔻 3g，陈皮 6g，谷芽 30g。每日 1 剂，水煎，早晚分服。

二诊（2018 年 3 月 26 日）：服上方后，诸症均减，无明显不适主诉，舌淡红、苔薄白，脉细。原方继予 14 剂后，诸症消失，病瘥。

（按）朱师认为，胃缓的主要病机在于脾胃气机升降乖戾，浊踞清位，治疗重在把握"升""降"之寸度，而尤当注重和降法的运用，所谓"胃以通降为顺，通降为补"即是。具体当根据情况，或升降同施，或先降后升，或降寓升中。朱师临床强调辨证论治，灵活选方。朱师认为，胃下垂从病位上看首属脾胃，涉及肝、胆、肠等脏腑；病证虽以脾气虚为主，但常兼有肝胃不和、气阴两虚、气虚兼瘀、胃肠停饮等。根据脉、证，详审病因、病机进行综合论治，可以有效地缓解症状。本例患者参合四诊，朱师考虑为气阴两虚为主，方取六君子汤、枳术丸合益胃汤加减。方中半夏、陈皮、白术、茯苓乃六君子汤之义，健脾益气化湿，加用白豆蔻加强祛湿和胃之功；加苏梗、枳壳、谷芽理气消积，以助运化。本例患者脾胃虚弱不能上承津液、虚中有热，症见口唇干，故重用北沙参养阴益胃，取益胃汤之义。本例患者有过敏性鼻炎病史，故加用防风、辛夷疏风通窍。全方补润结合，升降相兼，益气扶中，和胃养阴，使阴生气复。本患者服此方 4 周后，诸症消失，痊愈。

（郑　琴）

◎ **胃缓案 4**

曹某，女，42 岁。初诊日期：2018 年 4 月 30 日。

患者胃脘痞闷隐痛、坠胀不适伴消瘦 3 个月余。2018 年 1 月上消化道钡餐造影提示胃下垂。2018 年 2 月于上海长海医院查胃镜示慢性非萎缩性胃炎，病理示（胃窦）少量浅表黏膜呈慢性炎改变；B 超提示肝胆胰脾均正常，右肾小囊肿，左肾结石。

刻诊：胃脘痞闷隐痛、坠胀，食后饱胀，嗳气，消瘦，无泛酸烧心，胃纳可，大便不畅、2～3日一行、质可，失眠早醒，月经正常；舌淡红、苔薄白，脉细。

中医诊断：胃缓；辨证分型：脾胃气虚，肝气郁滞。

西医诊断：胃下垂，慢性胃炎。

治以益气健脾，疏肝理气；方拟六君子汤合柴胡疏肝散加减。

处方：苏梗12g，制半夏12g，白术12g，白芍12g，枳实12g，枳壳12g，生姜3g，珍珠母15g，煅瓦楞30g，柴胡9g，延胡索9g，香附12g，虎杖15g，望江南15g，生决明子15g，厚朴12g，太子参12g，白豆蔻3g，川芎9g，夜交藤30g，陈皮6g。每日1剂，水煎，早晚分服。

二诊（2018年5月14日）：服上方后，诸症均减，无明显不适主诉，舌淡红、苔薄白，脉细。原方继予14剂后，诸症消失，病瘥。

按 吴瑭曰："治中焦如衡，非平不安。"朱师认为，胃缓为中焦气机失衡，升降逆乱，治当顺其脾升胃降之性，升脾降胃两相兼顾；否则，升脾太过则能忤犯胃降，胃降太过则可影响脾升。胃气失于和降，浊气下行不利，痞塞中焦必碍于脾，欲升其清则不能；脾气升运无力，失于转输，水湿停聚，也必影响胃降。胃气不降反升，则会出现胃气上逆之恶心、呕吐、嗳气、呃逆等症状。浊气不降则清气难升，土气日衰，运化力弱，更使浊邪蓄存胃中，此皆脾胃气机升降反作，浊踞清位使然。若为七情所伤，肝气失于疏泄，横逆克犯脾胃，致脾胃气机升降不利，而使病情加重。

本例患者参合四诊，朱师辨证考虑为脾胃气虚、肝气郁滞，故治疗法则是益气健脾、疏肝理气，方选六君子汤合柴胡疏肝散加减。选用半夏、白术、陈皮、太子参健脾益气祛湿，厚朴、枳实、枳壳、望江南、生决明子之属消积导滞，降胃通浊，推陈致新，使胃内潴留物通降，胃肠动力始得以增强，胃气下降，脾气方升。选用陈皮、柴胡、香附、白芍、枳壳、苏梗疏肝理气，达木疏土，斡旋中气，使肝气条达，则胃气始可振作，此即"土得木而达"之义。如是，上逆之胃气得降，下陷之清气得升，乖逆之气得调，中焦升降有序，上下相因，则弛缓之胃体乃有复位，胃缓诸症消除。

（郑 琴）

胃痞案

◎ **胃痞案 1**

李某，男，44 岁。初诊日期：2017 年 11 月 6 日。

患者近 1 年反复嗳气频频，空腹和食后皆有，严重影响生活质量，经多方诊治无效，遂求医于朱师。2017 年 1 月胃镜示浅表性胃炎。

刻诊：嗳气，胃纳少，偶有泛酸，胃脘作胀，大便每日 1 次，经常咳嗽，有白痰少量，口臭。脉细，苔黄腻。

中医诊断：胃痞；辨证分型：脾胃虚弱，痰湿中阻证。

西医诊断：功能性消化不良。

治以理气健脾，化痰燥湿。

处方：藿香 6g，苏梗 6g，半夏 9g，白术 12g，白芍 12g，茯苓 12g，桂枝 6g，黄连 3g，黄芩 15g，生姜 3g，煅瓦楞 30g，柴胡 9g，枳壳 12g，南沙参 15g，北沙参 15g，鱼腥草 15g，紫菀 12g，白豆蔻 6g，陈皮 6g。14 剂，每日 1 剂，水煎，早晚分服。

二诊（2017 年 11 月 20 日）：服上方后，嗳气基本已除，口气明显好转，泛酸、咳痰明显改善。脉细，苔薄。原方 14 剂，每日 1 剂，水煎，早晚分服。

患者服上方 14 剂后，诸症消失，病瘥。

按 《兰室秘藏·中满腹胀门》所述"或多食寒凉，及脾胃久虚之人，胃中寒则胀满，或脏寒生满病"，指出素体脾胃虚弱，中气不足，或饥饱不匀，饮食不节，或久病损及脾胃，纳运失职，升降失调，胃气壅塞，而生痞满。《类证治裁·痞满论治》亦云："饮食寒凉，伤胃致痞者，温中化滞。"

此患者嗳气，胃纳少，偶有泛酸，胃脘作胀，大便每日 1 次，经常咳嗽，有白痰量少，口臭，脉细，苔黄腻，一派脾胃虚弱、痰浊内蕴之象，当以益气健脾为主，佐以燥湿化痰泄浊。朱师以白术、茯苓之属，益气健脾、固本培元；白芍、桂枝合用，取小建中汤之义，振奋中阳、温化痰饮，合"病痰饮者，当以温药和之"之要旨；藿香、苏梗理气宽中、和胃消痞、芳化湿浊，黄连、黄芩、半夏寒温并用、辛苦降泄，半夏、生姜和中降逆、温化水湿，柴胡、枳壳升清降浊，南沙参、北沙参养阴生津，寄阴中求阳，阳得阴助而生化无穷；白豆蔻、陈皮理气化滞，煅瓦楞制酸，紫菀、鱼腥草清肃肺金、化痰止咳。二诊时症情已大见起色，后守方而进，诸症若失。

诚如《证治汇补》所云"大抵心下痞闷，必是脾胃受亏……久之固中气，参、术、苓、草之类，佐以他药。有痰治痰，有火清火……庶可疏导"，指出治疗胃痞先以益气健脾为根本，佐以治痰、清火等疏导之法以治兼症，补消兼施，与朱师之思想甚为契合。

（王宏伟）

◎ **胃痞案 2**

张某，男，79 岁。初诊日期：2015 年 3 月 10 日。

患者近半年来嗳气频繁。2015 年 3 月外院胃镜检查示糜烂性胃炎；病理示慢性炎症（++），萎缩（+++），肠化生（+++）。

刻诊：嗳气频，胃隐痛不适，纳一般，大便每日 1 次，脉细，苔薄。

中医诊断： 胃痞；辨证分型：肝胃不和。

西医诊断： 慢性萎缩性胃炎。

治以疏肝和胃。

处方：藿香 6g，苏梗 6g，半夏 9g，白术 12g，茯苓 12g，黄连 3g，吴茱萸 3g，生姜 3g，煅瓦楞 30g，柴胡 9g，延胡索 9g，黄精 15g，当归 9g，赤芍 12g，白芍 12g，八月札 12g，半枝莲 15g，砂仁 3g（后下），陈皮 6g，枳壳 12g。14 剂，每日 1 剂，水煎，早晚分服。

二诊（2015 年 3 月 24 日）：服上药后，嗳气已少，胃痛已少，脉细，苔薄。上方加龙葵 12g。14 剂，每日 1 剂，水煎，早晚分服。

三诊（2015 年 4 月 8 日）：服上药后，症状已少，脉细苔薄。上方 14 剂，每日 1 剂，水煎，早晚分服。

连续服药 6 个月，2015 年 9 月外院胃镜检查示中度浅表糜烂性胃炎，病理示慢性炎症（+），Hp 阴性。

按 《杂病源流犀烛·胃病源流》云："胃痛，邪干胃脘病也。……惟肝气相乘为尤甚，以木性暴，且正克也。"

此患者情志不舒，肝失疏泄，气机不畅，则脾的运化失常而致肝胃不和，故见胃脘隐痛、纳一般；脾失健运则见嗳气。清代医家叶桂在《临证指南医案》中提出"醒胃必先制肝""培土必先制木"。对于肝胃不和型胃痞，朱师遵循"木郁达之"的原则，重在疏利肝气，和降胃气、通降腑气，兼理气血。朱师从疏肝、健脾、和胃、通腑着眼，柴胡疏肝理气，白芍柔肝，藿香、苏梗、半夏芳香醒脾、宽中和胃，白术、茯苓培土健脾，柴胡、枳壳升清降浊，砂仁、陈皮、枳壳行气通腑，黄连、吴茱萸疏肝降逆，生姜和降胃气，当归、延胡索、赤芍活血行气；八月札、半枝莲理气解毒散结，针对萎缩、肠化生而设。二诊时，嗳气、胃痛已显减，考虑患者胃镜病理提示重度萎缩、肠化生，故增一味龙葵，加强解毒抗瘤，为既病防变之设。辨治切中肯綮，疗效确切。后无明显不适，坚持服药，冀望能够逆转病理之象。

经治6个月，胃镜复查，萎缩、肠化生已消失，患者不胜欢喜，感佩涕零。朱师用药之精当，疗效之确切，可窥见一斑。

（王宏伟）

◎ 胃痞案3

付某，男，67岁。初诊日期：2015年5月19日。

患者胃纳不振近1年，形体消瘦。2014年10月胃镜示慢性浅表性胃炎。

刻诊：无泛酸、胃痛，时有嗳气，胃怕冷，夜寐可，大便不畅，3～4日一行。舌淡，苔薄白，脉细。

中医诊断： 胃痞；辨证分型：脾胃虚寒。

西医诊断： 浅表性胃炎。

治以健脾理气，消食导滞。

处方：苏梗12g，半夏6g，白术15g，白芍15g，枳实12g，枳壳12g，生姜3g，煅瓦楞30g，柴胡9g，金钱草15g，望江南15g，党参12g，北沙参12g，砂仁3g（后下），白豆蔻3g（后下），焦楂曲各12g，谷芽 30g，陈皮 6g，川朴 12g。14 剂，每日 1 剂，水煎，早晚分服。

二诊（2015 年 6 月 23 日）：服上药后，胃纳较前改善，大便 2 日一行。舌淡，苔薄白，脉细。上方加全瓜蒌 15g。14 剂，每日 1 剂，水煎，早晚分服。

三诊（2015 年 7 月 21 日）：服上方后，胃纳可，体重增加 1.5kg。舌淡，苔薄，脉细。守方 14 剂，每日 1 剂，水煎，早晚分服。

患者经调治半年余，食欲基本如常，体重增加，无明显不适。

按 《类证治裁·痞满论治》所载"《保命集》曰：脾不能行气于肺胃，结而不散，则为痞"，指出中焦气机结而不散，发为痞证。《兰室秘藏·中满腹胀门》所述"或多食寒凉，及脾胃久虚之人，胃中寒则胀满，或脏寒生满病"，指出素体脾胃虚弱，中气不足，或饥饱不匀，饮食不节，或久病损及脾胃，纳运失职，升降失调，胃气壅塞，而生痞满。

此患者胃纳不振近 1 年，形体消瘦，胃怕冷，脉细苔薄，正是脾胃虚寒之征象。脾胃为"气血生化之源""气机升降之枢纽"。脾胃虚弱，纳化升降失常，清浊干于中焦，痞塞不通，故而胃纳欠佳；大肠传导为胃腑降浊功能之延续，脾胃虚弱，"脾不能为胃行其津液"，脾失运化、胃失和降、肠失传导，故而秘结（大便不畅，3～4 日一行）。朱师亦认为"六腑以通为用""腑病以通为补"，从健脾理气、和胃降逆、通腑降浊立法，以苏梗芳化醒脾、行气宽中，半夏、生姜和胃降气，白术、白芍柔肝和脾，柴胡、枳壳燮理升降，党参、白术、北沙参培补气阴；砂仁、白豆蔻温中行气，陈皮、厚朴行气宽中、除胀散满。《症因脉治·大便秘结论》云："诸气怫郁，则气壅大肠，而大便乃结。"枳实壳、金钱草、望江南、全瓜蒌通腑降浊，俾大便一畅，郁结之气亦随之消散，乃是"上病治下"之妙用；六神曲、谷芽消食养胃，"盒造变化者，可以推陈以致新"；山楂消食行气散瘀。

脾主四肢肌肉。脾胃为气血生化之源。此患者经半年调治，脾胃健旺、气血渐充，食欲基本如常，体重增加，无明显不适。如仲景所言："五脏元真通畅，人即安和。"

（王宏伟）

◎ **胃痞案 4**

肖某，女，68 岁。初诊日期：2017 年 1 月 16 日。

近 1 年，患者纳弱，伴时有泛酸、烧心，偶有食后胃胀，呕吐则舒，畏寒。2017 年 1 月胃镜检查示食管炎，慢性萎缩性胃炎；病理示慢性炎症（+），肠化生（++）。有干燥综合征、慢性尿路感染病史。

刻诊：头胀痛，便干多日。舌红，苔薄白腻，脉细。

中医诊断：胃痞；辨证分型：肝胃不和。

西医诊断：慢性萎缩性胃炎。

治以疏肝理气，健脾和胃。

处方：苏梗 12g，半夏 9g，白芍 12g，桂枝 6g，白术 12g，茯苓 12g，黄连 3g，吴茱萸 3g，生姜 3g，煅瓦楞 30g，柴胡 9g，延胡索 9g，黄精 15g，黄芩 15g，川朴 12g，砂仁 3g（后下），陈皮 6g，党参 12g，丹参 12g，枳壳 12g。14 剂，每日 1 剂，水煎，早晚分服。

二诊（2017 年 2 月 6 日）：服上药后胃纳渐馨，泛酸、烧心、呕吐已除，头胀痛仍有，食后胃胀，嗳气，腹部怕冷，大便日行 1～3 次，乏力，夜不安寐。脉细、苔薄。上方去黄精，加焦楂曲各 12g、木香 12g、川芎 9g、夜交藤 30g。14 剂，每日 1 剂，水煎，早晚分服。

三诊（2017 年 2 月 20 日）：服上方后，胃纳较前改善，大便日行 1～2 次，夜寐欠安。上方去焦楂曲，加香附 12g。14 剂，每日 1 剂，水煎，早晚分服。

四诊（2017 年 3 月 6 日）：服上方后，胃纳尚可，口苦口干，头胀痛。上方加金钱草 15g。14 剂，每日 1 剂，水煎，早晚分服。

五诊（2017 年 3 月 20 日）：服上药后，时有嗳气。上方去桂枝。加白豆蔻 3g（后下）。14 剂，每日 1 剂，水煎，早晚分服。

六诊（2017 年 4 月 10 日）：服上方后，胃纳明显改善，偶有口苦口干，大便每日 2 次、质稀，痛则泻，尿频。上方去夜交藤、香附、川朴，加知母 9g、黄柏 9g、肉桂 2g。14 剂，每日 1 剂，水煎，早晚分服。

七诊（2017 年 4 月 24 日）：服上方后，尿频改善，胃纳亦可。上方去金钱草、川芎。14 剂，每日 1 剂，水煎，早晚分服。

按 脾主运化、升清，胃主受纳、腐熟水谷；肝主疏泄，性喜条达而恶抑郁。肝木克土，肝气疏泄条达可助脾之运化而升发清阳之气，可助胃之受纳腐熟而降浊阴之气。如张锡纯在《医学衷中参西录》中所云："人之元气，根基于肾，而萌芽于肝。"脾土之运化水谷，全赖肝木之升发疏泄而后才能运化畅达健运，故曰土得木而达。如果情志失于畅达，肝气失于疏泄，肝木乘土，横逆犯胃，胃失和降，胃气上逆，或饮食失节，损伤脾胃，或久病劳倦伤脾，脾运失健，土虚木乘，致使肝胃不和、肝脾不和而出现纳弱、泛酸、胃痛、呕吐等症；肝气郁结、胃失和降，肠失传导，故而便干多日不解。此患者因脾胃素虚，加之情绪忧思不畅，成肝胃不和之证。朱师从醒脾气、和胃气、疏肝气着眼，遣方用药，以柴胡疏肝散、香砂六君子汤、左金丸加减，契合病机。二诊，服上药后胃纳渐馨，泛酸、烧心、呕吐已除，食后胃胀、嗳气、大便次数多、夜不安寐，加用焦楂曲消食健胃，木香行气除胀；川芎、夜交藤为朱师辨治失眠之特色药对，其中川芎引清轻之气上达高巅，夜交藤养心血以奉君主之官，合用之则养血行血、通络祛风、宁心安神，有活血不伤血、补血不滞血之妙。后据症状稍事加减，至六诊时，患者诉尿频，朱师以知、柏滋肾燥，以肉桂助气化，取滋肾通关丸之义，寒热并用，泄热化气利水，收效甚佳，后症状悉减。"脾宜升则健，胃宜降则和"，如此肝疏、脾健、胃和、腑通，则复清升浊降、传化如经，实现"胃满则肠虚，肠满则胃虚，更虚更满，故气得上下，五脏安定"（《灵枢·平人绝谷》）。

（王宏伟）

◎ 胃痞案 5

朱某，男，43 岁。初诊日期：2017 年 12 月 11 日。

患者食后痞满半年余。2017 年 11 月胃镜示糜烂性胃炎，病理示炎症（＋＋）、活动性（＋）、萎缩（＋）、肠化生（＋＋）。B 超：肝胆胰脾肾未见明显异常。

刻诊：胃脘痞满，嗳气，胃纳一般，胃脘怕冷，口干苦，神疲乏力，大便每日一行，不成形。脉细弱，苔薄白。

中医诊断：胃痞；辨证分型：脾胃虚弱证。

西医诊断：糜烂性胃炎。

治以益气健脾，和胃消痞。方拟香砂六君子汤合四逆散加减。

处方：苏梗 12g，半夏 9g，白术芍各 12g，茯苓 12g，川连 3g，黄芩 15g，生姜 3g，赤石脂 30g，柴胡 9g，党沙参各 15g，枳壳 12g，砂仁 3g，八月札 12g，半枝莲 15g，薏苡仁 15g，陈皮 6g，附子 3g，川朴 9g。每日 1 剂，水煎，早晚分服。

二诊（2017 年 12 月 25 日）：嗳气、食后痞满有改善，乏力已少，大便已成形，晨起口干苦，脉细，苔薄。上方加香附 12g、焦栀子 9g。

三诊（2018 年 1 月 8 日）：服上方良，口干苦已少，脉细苔薄。上方去附子，加桂枝 6g。14 剂，续进。

按 《兰室秘藏·中满腹胀门》所述"或多食寒凉，及脾胃久虚之人，胃中寒则胀满，或脏寒生满病"，指出素体脾胃虚弱，中气不足，或饥饱不匀，饮食不节，或久病损及脾胃，纳运失职，升降失调，胃气壅塞，而生痞满。《类证治裁·痞满论治》亦云："饮食寒凉，伤胃致痞者，温中化滞。"此患者食后痞满，嗳气，胃纳一般，胃脘怕冷，神疲乏力，大便不成形，一派虚寒之象，当以益气健脾温中为主，佐以开痞行滞。朱师以党参、附子、姜、术之属，取附子理中丸之义，益气健脾、温振中阳；北沙参养阴生津，寄阴中求阳，阳得阴助而生化无穷；苏梗、半夏理气宽中、和胃消痞，黄连、黄芩、半夏寒温并用、辛苦降泄，柴胡、枳壳升清降浊，砂仁、陈皮、川朴理气化滞，赤石脂温涩收敛，八月札、半枝莲、薏苡仁为既病防变之配伍。二诊时，患者自觉口干苦，乃是胆腑失于通降，朱师以香附、焦栀子疏肝利胆，收效佳。三诊时，朱师恐附子过热，劫灼阴津，改用轻清之桂枝，温经化饮，不慎燥烈，平淡中见神奇。

（王宏伟）

◎ **胃痞案 6**

陈某，女，63 岁。初诊日期：2017 年 12 月 11 日。

患者胃脘胀满 4 个月余。平素易饥饿，胃纳可，多吃则不舒。2017 年 11 月胃镜示萎缩性胃炎伴糜烂，病理示炎症（＋）、活动性（＋）、萎缩

（+）、肠化生（+）。

刻诊：胃胀，嗳气，畏寒怕冷，口腔溃疡，大便每日一行、不太成形。脉细数，苔薄黄。

中医诊断： 胃痞；辨证分型：胃强脾弱证。

西医诊断： 慢性萎缩性胃炎。

治以健脾温中，清热消痞。方拟附子理中丸合半夏泻心汤加减。

处方：苏梗12g，半夏9g，白术芍各12g，茯苓12g，附子3g，川连3g，生姜3g，煅瓦楞30g，柴延胡各9g，生熟地黄各12g，当归9g，赤芍12g，百合12g，砂仁3g，陈皮6g，八月札12g，半枝莲15g，川朴12g。每日1剂，水煎，早晚分服。

二诊（2017年12月25日）：服上药，口腔溃疡已愈，胃纳可，胃胀，嗳气已少，畏寒怕冷，脉细，苔薄。上方去生熟地黄、当归、赤芍、百合，加太子参12g、扁豆衣9g、薏苡仁15g。

三诊（2018年1月8日）：服上药，一般情况可，畏寒怕冷改善，脉细，苔薄。上方去附子，加桂枝6g。14剂。

按 胃喜润恶燥，其气主降；脾喜燥恶湿，其气主升。脾胃纳化协调、升降相因、燥湿相济、阴阳相合、相反相成，共同维持人体消化吸收功能。胃属腑为阳，胃经是多气多血之经，胃病多实，胃实多从阳化热，此为胃强，常见消谷善饥、嗳气、泛酸等症状，若胃火炽盛，燔灼血分，则致口唇溃破成疡；脾属脏为阴，脾病易虚，脾虚则运化不及，痰湿内生，此为脾虚，常见腹胀、便溏等症状，甚至出现畏寒怕冷之虚寒证。病机有实热、虚寒两端，治疗上当平调寒热、散结除痞。朱师以附子、白术、生姜温中健脾，黄连清胃泄热，生地黄、赤芍、百合凉血清热，熟地黄、当归养血和血，苏梗、半夏行气消痞，砂仁、陈皮、川朴理气散结，延胡索周流气血，柴胡升清解毒，茯苓淡渗利湿，八月札、半枝莲为辨病疗萎缩、肠化生。二诊口腔溃疡愈合，遂减血分药，加健脾药培本；三诊减大辛大热之附子，改为温通之桂枝，朱师辨证细微之处可见一斑。

（王宏伟）

◎ **胃痞案 7**

薛某，女，56 岁。初诊日期：2017 年 12 月 5 日。

患者胃脘痞满 1 周。1 周前进食苹果后，胃脘痞满。2017 年 12 月胃镜示浅表萎缩性胃炎伴局灶糜烂，胆汁反流（+），病理示炎症（++）、活动性（+），Hp（-）。

刻诊：胃脘痞满不舒，有时泛酸胃痛，嗳气，胃纳欠佳，大便 2～3 日一更，偏干。脉细，苔薄腻。

中医诊断：胃痞；辨证分型：肝胃不和证。

西医诊断：慢性胃炎，胆汁反流。

治以疏肝理气，健脾和胃。方拟柴胡疏肝散、香苏散、左金丸、枳术丸加减。

处方：苏梗 12g，半夏 9g，白术 12g，枳实壳各 12g，川连 3g，吴茱萸 3g，生姜 3g，煅瓦楞 30g，柴延胡各 9g，香附 12g，虎杖 15g，望江南 15g，川朴 12g，白豆蔻 3g，大腹皮 20g，太子参 12g，陈皮 6g。每日 1 剂，水煎，早晚分服。

二诊（2017 年 12 月 19 日）：服上药后，胃胀已除，胃隐痛、泛酸、嗳气少，大便每日一行，脉细，苔薄。上方加生决明子 15g、蒲公英 15g。14 剂。

三诊（2018 年 1 月 2 日）：抄方，14 剂。

四诊（2018 年 1 月 15 日）：服上方良，偶有胃不适，大便每日一行、欠畅，脉细苔薄。另，患者有高脂血症。上方生决明子改为 30g，加桃仁 12g。14 剂。

（按）脾主运化、升清，胃主受纳、腐熟水谷；肝主疏泄，性喜条达而恶抑郁。肝木克土，肝气疏泄条达可助脾之运化而升发清阳之气，可助胃之受纳腐熟而降浊阴之气。如张锡纯在《医学衷中参西录》中所云："人之元气，根基于肾，而萌芽于肝。"脾土之运化水谷，全赖肝木之升发疏泄而后才能运化畅达健运，故曰土得木而达。如果情志失于畅达，肝气失于疏泄，肝木乘土，横逆犯胃，胃失和降，胃气上逆，或饮食失节，损伤脾胃，或久病劳倦伤脾，脾运失健，土虚木乘，致使肝胃不和、肝脾不和而出现痞满、泛酸、胃痛、嗳气等；肝气郁结、胃失和降，肠失传导，所谓"诸气怫郁，则气壅大肠，而大便乃结"（《症因脉治·大便秘结论》）。此患者因进食生冷水果损伤脾胃，加之情绪欠佳，成肝胃不和之证。朱师从醒脾气、和胃气、疏肝气、通腑气着眼，遣方用药，以柴胡疏肝散、香苏散、左金丸、枳术丸加味，契合病机。二诊加用清解肝胃之决明子、蒲公英，增平肝和胃之功。四诊时，知晓患者有高脂血症，朱师调整决明子用量，加用桃仁，实为降脂泄浊之配伍。

（王宏伟）

嘈杂案

胡某，女，58 岁，初诊日期：2018 年 1 月 9 日。

因反复胃脘嘈杂易饥 3 个月就诊。2017 年 12 月胃镜示萎缩性胃炎，十二指肠球部愈合期溃疡（H1）；病理示慢性炎症（+++），活动性（++），肠化生（+），Hp（++）。已进行抗 Hp 治疗。

刻诊：半夜胃脘饥饿感，嘈杂，进食仍不能缓解，食后胃脘胀，有时胃脘隐痛，烧心，口干，胃纳可，二便调。舌红，苔薄，脉弦细。

中医诊断：嘈杂；辨证分型：脾胃阴虚证。

西医诊断：慢性萎缩性胃炎，消化性溃疡。

治以滋阴降火，补中健脾。

处方：黄精 15g，玉竹 12g，白术 12g，白芍 12g，茯苓 12g，川连 3g，吴茱萸 3g，生姜 3g，煅瓦楞 30g，柴胡 9g，延胡索 9g，香附 12g，黄芩 12g，八月札 12g，蒲公英 15g，陈皮 6g，枳壳 12g，珍珠母 15g。每日 1 剂，水煎，早晚分服。

二诊（2018 年 1 月 23 日）：服上药后，半夜胃脘饥饿感已缓解，无胃痛烧心，胃纳可，二便调。苔薄脉细。患者继服上方 14 剂后，诸症消失，病瘥。

（按）嘈杂，又名心嘈，是指胃中空虚，似饥非饥，患者往往用餐完毕仍觉饥饿，进食无法缓解饥饿症状。常和胃痛、反酸、胃脘灼热感同时出现。嘈杂病名，始见于元代朱震亨《丹溪心法》："嘈杂，是痰因火动，治痰为先，姜炒黄连，入痰药。"明代王肯堂认为："嘈杂与吞酸一类，皆由肺受火伤，不能平木，木挟相火乘肺，则脾冲和之气索矣。……肝木摇动中土，故中土扰扰不宁而为嘈杂如饥状。"《景岳全书·杂证谟·嘈杂》说："嘈杂一证，或作或止，其为病也，则腹中空空，若无一物，似饥非饥，似辣非辣，似痛非痛……或得食而暂止，或食已而复嘈，或兼恶心，而渐见胃脘作痛"。

综合前贤论述，结合现代对本证病因病机的认识，朱师将嘈杂总体归因于脾胃阴虚，胃火亢盛所致，其表现为胃火炽盛，实则根本在于脾阴不足，可伴有肝郁、气滞等病理因素。如本案中患者以嘈杂易饥等胃火盛为主要表现，同时伴有胃脘痛、烧心、口干、进食后胃脘胀等脾阴不足，脾虚气弱的表现。

处方中的精要在于黄精、玉竹的应用。黄精"入足太阴脾、足阳明胃经"（《玉楸药解》），"补诸虚，止寒热，填精髓"（《本草纲目》），"味甘如饴，性平质润，为补养脾阴之正品"（《本草便读》）。玉竹养阴润燥，除烦止渴，治疗热病阴伤、咳嗽烦渴、虚劳发热、消谷善饥。《本草便读》更提到玉竹的特点在于"甘平滋润，虽补而不碍邪"。因此，朱师每以黄精、玉竹配伍，对于胃火炽盛，燥渴消谷，多食易饥者，尤有捷效。随方配有柴胡、延胡索、川连、吴茱萸、枳壳、白芍等疏肝、柔肝、清肝的药物，从而平肝木以扶中土，从肝理脾；煅瓦楞、珍珠母、蒲公英平肝潜阳，配合白术、茯苓等健脾之品，直达本病之本源。

（李 黎）

腹痛案

◎ 腹痛案 1

孙某，女，31岁。初诊日期：2018年10月15日。

患者于2018年6月8日因右下腹痛伴发热于外院就诊，诊断为阑尾炎，予头孢口服治疗后腹痛减轻，但仍有腹部隐痛，其间症状反复发作，并口服头孢及甲硝唑治疗。2018年8月2日因症状反复并加重于外院住院治疗，常规检查 C 反应蛋白 190.96mg/L，白细胞计数 15.4×10⁹/L，血红蛋白 85g/L，中性粒细胞百分比 82.8%，腹部 CT 示末端回肠及阑尾炎伴局部脓肿形成、盆腔积液。予抗感染对症治疗。出院前复查 C 反应蛋白 100.47mg/L，白细胞计数 12.4×10⁹/L，血红蛋白 91g/L，中性粒细胞百分比 85.8%。既往有克罗恩病。出院后，患者症状仍未明显改善。

刻下：右下腹隐痛，发热，每天测体温 38℃左右，纳差，消瘦乏力，有时胃痛，大便日 1 次、质溏，口干，月经量少，自发病以来体重减轻 5kg，舌质红苔少，脉细。

中医诊断：腹痛；辨证分型：气血耗伤，瘀热蕴结肠腑。

西医诊断：阑尾脓肿，克罗恩病。

治以健脾养血，清热化瘀，消痈排脓。

处方：藿梗 6g，苏梗 6g，制半夏 12g，白术 12g，白芍 12g，茯苓 12g，桂枝 6g，川黄连 3g，黄芩 15g，生姜 3g，赤石脂 30g，柴胡 9g，延胡索 9g，生地黄 12g，熟地黄 12g，当归 9g，赤芍 12g，红藤 30g，败酱草 15g，枳壳 12g，防风 10g，白头翁 12g，秦皮 12g，北沙参 30g，紫花地丁 15g，焦山楂 12g，焦神曲 12g。14 剂，每日 2 剂，水煎，早晚分服。

二诊（2018 年 11 月 3 日）：服上方后，前症悉见改善，右下腹痛大减，口干已少，发热已退，胃纳渐进，大便业已成形、日 1 次，舌脉同前。复查血常规：白细胞计数 6.3×10⁹/L，血红蛋白 101g/L。仍予原方调治，续服 14 剂。

三诊（2018 年 11 月 17 日）：药后诸症明显好转，右下腹痛基本已消失，无发热，口干已少，胃纳可，大便已正常，月经已正常，体重增加 2.5kg。复查白细胞计数 6.7×10⁹/L，血红蛋白 110g/L。再守原方调理 14 天后病瘥。

（按）本案患者存在慢性克罗恩病的基础，原系正气不足，无力驱邪外出，因而阑尾炎进展为更严重的脓肿，加之实邪伐正，以及抗生素的副作用，患者后期出现了明显的营养不良。可见其病机特点为虚实夹杂，以虚为主，治疗大法为扶正祛邪，以扶正为主。

本案处方由多个经典方剂化裁而来：红藤长于清热解毒，活血止痛，善散肠中瘀滞；败酱草辛散苦泄，性寒清解，既可解毒排脓，又可活血消痛；二者同为治疗肠痈腹痛的要药，相须为用，是为主病之药。白头翁、秦皮取自白头翁汤。白头翁苦寒降泄，清热解毒，凉血止痢；秦皮苦寒，性收涩，既能清热燥湿解毒，又能收涩止痢。此药对是治疗炎症性肠病的不二组合。黄连、黄芩取自葛根芩连汤，二者均入大肠经，苦能燥湿，寒能清热，同气相求，清热燥湿而止泄利。藿梗、苏梗由《太平惠民和剂局方》藿香正气散变通而来。藿香叶善于发汗解暑，藿香梗长于化湿和中。紫苏辛温行散，其叶入肺，能发散风寒、宣肺止咳；其梗入脾胃，善于行气宽中。藿梗与苏梗合用，尤适用于湿阻中焦、脾胃气滞所致的脘腹痞闷、纳差嗳气、便溏乏力等症。白术、茯苓、桂枝取自《金匮要略》苓桂术甘汤。白术甘温健脾、苦温燥湿，茯苓甘能补脾、淡能渗湿，桂枝助阳化气，三者合用，燥湿运脾，健脾调中。防风燥湿升阳止泻，配枳壳以降气宽肠，使清阳升而浊阴降。紫花地丁清热解毒；生地黄、熟地黄、当归、白芍、赤芍、延胡索补益精血，活血止痛；山楂、神曲开胃消食；赤石脂涩肠止泻；北沙参养阴止渴等。本案中，朱师遣方用药温清相伍，消补兼施，温运健脾而不燥烈伤津，清肠消痈而不苦寒败胃，使病邪得去，正气得复，诸症得缓。

（王婷婷）

◎ **腹痛案 2**

郑某，女，15 岁。初诊日期：2012 年 3 月 12 日。

患者 2 年前无明显诱因出现下腹痛，偶有血便，当时未引起注意，后由于病情日渐加重，至上海市第一人民医院就诊。2011 年 6 月长海医院肠镜提示克罗恩病。每日服用艾迪莎（美沙拉秦缓释颗粒）3g，服药期间腹痛、便血仍然时有发作，并且出现便秘、月经不调、脱发等一系列副作用。

刻诊：腹痛，偶有便血，脱发，口干，纳可，月经先后不定，量少，大便秘结，寐安；舌红，苔薄，脉细涩。

中医诊断： 腹痛；辨证分型：肝肾阴虚，湿热蕴肠。

西医诊断： 克罗恩病。

治以滋阴补血，清利湿热，通络止痛。方予自拟红藤肠安汤加减。

处方：生地黄 15g，熟地黄 15g，当归 12g，川芎 9g，赤芍 12g，白芍 12g，大血藤 30g，枳壳 12g，制首乌 15g，白头翁 12g，补骨脂 12g，女贞子 12g，桑椹子 15g，墨旱莲 12g，甘草 6g。每日 1 剂，水煎，早晚分服。

二诊（2012 年 3 月 26 日）：患者诉服药 3 剂后即大便正常，腹痛亦消失。14 剂之后，患者不再脱发，月经亦恢复正常。原方继服，改艾迪沙为 2g/d。

三诊（2012 年 4 月 23 日）：患者腹痛、便血明显改善，头发开始长出。原方继服，改艾迪沙为 1g/d。

（按）朱师认为，克罗恩病属中医"腹痛""痢疾"等范畴，以腹痛、脓血便为主症，辨证施治当处理好调气以和血、调血以和气的关系，调气则腹痛可除，调血则便脓自愈。另外，肝主藏血，肾主藏精，该案患者正值青春期，如有肝肾阴虚可导致初潮延迟、月经稀少、脱发、便秘等表现，故方中以生地黄、熟地黄、女贞子、墨旱莲、桑椹子、制首乌、补骨脂养血益肾，以当归、川芎、赤芍、白芍、白头翁、大血藤活血通络，以枳壳理气止痛治标，疗效显著。

（孙永顺　黄　瑶）

泄泻案

◎ 泄泻案 1

孔某，男，45 岁。初诊日期：2017 年 3 月 13 日。

患者 1 年前反复出现大便不成形，日行 2 ~ 3 次。半年前因工作压力较大，情绪焦躁，解便次数增至每日 4 ~ 5 次，进食生冷及油腻后便溏易泻，完谷不化，无脓血黏冻，伴脐周疼痛，泻后痛缓，胃脘胀闷不适，嗳气时作，体重减轻 5kg，无胃痛泛酸。胃镜提示浅表萎缩性胃炎，肠镜检查未见异常。

刻诊：纳呆，心烦失眠，舌淡红，苔薄白微腻，脉弦数。

中医诊断：泄泻；辨证分型：肝郁脾虚证。

西医诊断：功能性消化不良。

治以疏肝理气，健脾和胃。

处方：柴胡 12g，木香 12g，砂仁（后下）3g，焦山楂 15g，半夏 9g，枳壳 12g，红藤 30g，赤石脂 30g，败酱草 15g，党参 15g，茯苓 15g，防风 15g，陈皮 9g，炒白芍 30g，炒白术 15g，藿香 12g，黄连 3g，黄芩 12g。每日 1 剂，水煎，早晚分服。

二诊（2017 年 3 月 27 日）：大便时溏时泻，每天 3～4 次，腹痛仍有，脘痞嗳气改善，纳寐一般，舌淡红，苔薄白微腻，脉弦。上方去败酱草，加薏苡仁 30g、川芎 9g、夜交藤 30g。

三诊（2017 年 4 月 10 日）：大便每天 2～3 次，渐趋成形，腹痛改善，无胃脘胀闷，胃纳略增，夜寐已酣，舌淡红，苔薄白，脉弦。上方加白豆蔻 9g、苏梗 9g、怀山药 12g。

继进前方酌情增减 2 个月余，大便日行 1～2 次，诸症悉除。随访半年未发，体重增加 3kg。

按 脾胃的受纳运化、中焦气机的升降皆有赖于肝之疏泄。如《素问·宝命全形论》所载："土得木而达。"患者工作压力下情志不遂，肝失疏泄，木旺克土，以致脾虚肝郁；脾失健运，清浊不分，水谷糟粕混杂而下，遂成泄泻；肝郁气滞，横逆犯胃，胃失和降，故见胃脘胀闷、嗳气纳果。朱师认为，该病病机乃虚实夹杂，实则以肝郁气滞、肝胃不和为主，虚则以脾胃虚弱为主，因此治疗时亦兼顾虚实两方面。

方中以柴胡、白芍、枳壳、木香、焦山楂疏肝和胃、行气除满，藿香、砂仁、黄连、黄芩、红藤、败酱草等化湿清肠，赤石脂涩肠止泻，党参、茯苓、炒白术、防风、半夏、陈皮益气健脾。全方辛开苦降，有消有补，标本兼治。后续治疗中加用白豆蔻、苏梗、怀山药等增强健脾理气之品，从而使肝木得疏，脾土健运。

（陈基敏）

◎ 泄泻案 2

刘某，女，62 岁。初诊日期：2015 年 12 月 1 日。

因"反复腹泻 10 余年伴腹痛"就诊。患者 10 余年来反复无原因出现腹泻，大便日行 3~5 次，色黄不成形，腹痛，以脐周疼痛为主，便后痛缓，无黏液脓血便，无里急后重，肠镜检查无异常，伴口干口苦，神疲失眠，潮热、足底热，舌红，苔薄白腻，脉细。

中医诊断：泄泻；辨证分型：脾虚湿阻兼阴虚内热。

西医诊断：肠易激综合征（腹泻型）。

治以健脾化湿，滋阴清热。

处方：藿香 6g，苏梗 6g，炒白术 15g，炒白芍 15g，茯苓 15g，黄连 3g，木香 12g，生姜 3g，赤石脂 30g，红藤 15g，枳壳 12g，败酱草 15g，防风 9g，黄芩 15g，砂仁（后下）3g，生地黄 12g，党参 12g，北沙参 12g。每日 1 剂，水煎，早晚分服。

二诊（2015 年 12 月 15 日）：经治疗后，大便日行 3~4 次、不成形，腹痛仍有。上方去党参、北沙参，加熟地黄 9g、柴胡 9g、延胡索 9g、青陈皮各 6g。

三诊（2015 年 12 月 29 日）：腹泻腹痛有所改善，大便仍不成形，仍失眠潮热、足底热。上方加白头翁 12g、秦皮 12g、炒知柏各 9g。

四诊（2016 年 1 月 12 日）：上述症状均有改善，大便日行 2~3 次、较前成形，无腹痛，口干口苦。上方去柴胡、延胡索、白头翁、秦皮，加北沙参 30g、山药 15g、葛根 15g、麦冬 9g。

五诊（2016 年 1 月 26 日）：大便每天 1~2 次、成形，腹痛基本消失，潮热、足底热、口干口苦、失眠改善。上方去葛根、麦冬，加豆蔻 3g、龟甲 12g、牡丹皮 9g。连续服药 30 剂。

经治疗后，诸症皆除，且症状未复发。

按 本案属腹泻型肠易激综合征（IBS）病例，病程日久，脾土失运，湿邪停滞不化，肠腑传导失司，清浊不分，故见腹泻，即《素问·阴阳应象大论》所载"清气在下，则生飧泄""湿胜则濡泻"。腑气通降不利，不通则痛，故见腹痛；日久失治，耗伤阴液，阴虚内热，故见舌红、口干口苦、潮热、足底热等阴虚火旺之象。朱师认为，本病的基本病机在于脾虚湿阻，属虚实夹杂之证，故治疗中注意兼顾虚实两方面。前三次拟方时，在补益脾土基础上分次加用藿香、黄连、黄芩、红藤、败酱草、砂仁、白头翁、秦皮等以清肠化湿，赤石脂涩肠止泻，以解决患者首要苦恼，增强患者信心。四诊始，患者腹泻腹痛均有改善，予酌情删减苦寒性药物以免伤及脾阳，并分次添加葛根、麦冬、知母、黄柏、龟甲、牡丹皮等以滋阴降火。

同时，朱师认为脾虚治疗的关键还要处理好肝与脾的关系。脾之运化依赖肝木的疏泄，肝气条达依赖中土滋养。脾虚则易受肝侮，影响脾之升清。正如《医方考》所说："泻责之脾，痛责之肝；肝责之实，脾责之虚。脾虚肝实，故令痛泻。"因此，在拟方中除健脾化湿外，还选用白芍、柴胡、枳壳、木香、苏梗、防风等疏肝理气、柔肝之品，从而使肝木得疏，脾土健运。同时，肝的疏泄功能具有调畅情志的作用，肝气得疏，则患者失眠焦虑改善，对疾病愈后也极为重要。

（陈基敏）

◎ 泄泻案 3

孙某，女，55 岁。初诊日期：2018 年 2 月 26 日。

患者有家族性肠息肉史 20 余年，曾多次行肠镜下摘除术。2000 年 11 月行"全结肠切除 + 直肠次全切除（仅保留齿线上直肠）+ 末端回肠储袋吻合术"，术后病理示"结肠家族性腺瘤型息肉"。术后常有腹泻，无腹痛，纳少，并逐渐出现贫血，多次输血治疗。

目前查 Hb 68g/L，大便日行 7 ~ 8 次、不成形，无脓血黏冻，面色少华，神疲乏力，头晕，畏寒肢冷，纳弱，时有泛酸嗳气，脘腹胀满，口苦，舌红，苔薄黄腻，脉细。

中医诊断： 泄泻；辨证分型：脾胃虚弱兼气血两虚。

西医诊断： 家族性结肠息肉。

治以益气健脾养血。

方药：藿香 6g，苏梗 6g，半夏 12g，炒白术 15g，炒白芍 15g，茯苓 15g，川连 3g，吴茱萸 3g，生姜 3g，煅瓦楞 30g，党参 15g，北沙参 15g，怀山药 15g，生地黄 12g，阿胶（冲服）6g，砂仁（后下）3g，防风 10g，木香 12g，黄芩 15g，陈皮 6g。每日 1 剂，水煎，早晚分服。

二诊（2018 年 3 月 12 日）：患者大便次数仍较多且不成形，泛酸、嗳

157

气好转，仍觉痞满，神疲倦怠，头晕，纳少，舌红，苔白腻，脉细。上方改怀山药 30g，加肉豆蔻 9g、焦楂肉 12g、石榴皮 12g。

三诊（2018 年 3 月 26 日）：患者大便日行 4～6 次，便溏，脘腹胀满有改善，无泛酸，神疲、头晕、乏力仍有，纳一般，舌红，苔薄白腻，脉细。上方加黄芪 15g、熟地黄 12g、芡实 15g、补骨脂 9g。

四诊（2018 年 4 月 9 日）：患者大便日行 3～5 次，便溏，脘腹胀满大减，神疲、头晕、乏力略好转，纳一般，舌红，苔薄白腻，脉细。上方去藿香、北沙参，加益智仁 12g、薏苡仁 30g。

继进前方酌情增减 2 个月，大便日行 2～3 次、渐趋成形，胃纳增，余症皆有改善。

　按　《景岳全书·杂证谟·泄泻》曰："泄泻之本，无不由于脾胃。"患者脾胃本虚，脾胃升降失调，清浊不分，混杂而下，遂成泄泻；气机不畅，肝胃不和，胃气上逆，则出现泛酸、嗳气、脘痞。正如《素问·脏气法时论》所载："脾病者……虚则腹满肠鸣，飧泄食不化。"脾土失养，气血生化乏源，加之手术切除肠道，久病消耗，气血两伤，血不上奉，脑海失充，故神疲头晕；血脉不荣，筋脉失养，则肢冷乏力。朱师拟方时究其根本，以香砂六君子汤加减益气健脾，配以藿香、苏梗、生姜、防风化湿散寒、理气温中。此外，久泻致水液丢失过多，易伤阴分，故酌加北沙参、生地黄养阴生津，阿胶、熟地黄补血滋阴。

同时，考虑患者久病及肾，肾阳亏虚，脾土失于温煦，致泄泻缠绵不愈，故在复诊续方时除增加健脾温中止泻之药外，逐渐添加补骨脂、芡实、益智仁以补肾固涩、纳气填精，黄芪益气助阳，从而达到扶正固本之目的。

（陈基敏）

◎ **泄泻案 4**

沈某，男，70 岁。初诊日期：2012 年 8 月 2 日。

患者退休工人，嗜烟酒，每遇烦躁懊恼之事易腹泻。半年前因事发怒后出现大便日行十数次，伴脓血和腹痛。遂于医院行肠镜检查，提示溃疡性结肠炎，处方用柳氮磺吡啶和激素，治疗 1 个月后脓血减，但腹泻腹痛仍有，嗳气泛酸，胃纳日减，口干明显，神疲乏力，心烦难眠。

刻诊：精神委顿，大便日行十数次，脐周疼痛，泻后痛止，口干，有口腔溃疡，嗳气泛酸时作，胃纳少，夜寐欠安，舌暗红，燥苔，边有齿痕，脉弦数。

中医诊断：泄泻；辨证分型：肝郁脾虚兼阴血亏虚。

西医诊断：溃疡性结肠炎。

治以疏肝健脾，行气化湿，滋阴养血。

处方：藿梗 6g，苏梗 6g，白术 15g，白芍 15g，茯苓 12g，半夏 6g，川黄连 3g，吴茱萸 3g，煅瓦楞 30g，柴胡 9g，延胡索 9g，当归 9g，防风 9g，红藤 15g，枳壳 12g，川芎 9g，夜交藤 30g，生地黄 12g，熟地黄 12g，牡丹皮 9g，凤尾草 15g，陈皮 6g，甘草 6g，焦山楂 12g，焦神曲 12g。每日 1 剂，水煎，早晚分服。并嘱其饮食清淡，畅情志。

二诊（2012 年 8 月 9 日）：服上方后，大便每天 3～5 次，但尚有黏液便，腹痛明显减轻，嗳气、泛酸和口腔溃疡消失，饮食渐增，患者信心大增，精神亦振，舌暗红，苔薄白，边有齿痕，脉弦数。原方加赤石脂 30g。

三诊（2012 年 8 月 23 日）：腹泻腹痛明显好转，夜寐已酣，仍稍有乏力，舌暗红，苔薄白，脉弦。上方去吴茱萸、牡丹皮、藿梗，加参三七粉（冲服）4g、党丹参各 15g。

患者治疗后大便日行 2～3 次且已成形，纳谷不多，余症悉除。

按 《素问·举痛论》载："怒则气逆，甚则呕血及飧泄。"患者为古稀之年，脾胃本虚，有烟酒嗜好以致脾胃损伤，加之情绪不能自持，肝气郁结，导致脾虚肝实，肝旺则痛，脾失健运，清浊不分，湿浊阻于肠道，久之壅而化脓。脾胃升降失调，气机不畅，胃气上逆，则出现嗳气泛酸；出血日久，亦必耗血伤阴，出现口干、口腔溃疡、心烦等症；病久脾胃俱损，气血生化乏源，血不上奉，心失所养，脑海失充，故神疲失眠。朱师将本病概括为"湿、虚、气、瘀"四字，即由于禀赋异常、感受外邪、饮食不节、情志失调、劳倦内伤等相关因素，或单独致病，或多种病因合力致气化失司（或为气虚，或为气滞），导致津液升降出入异常（或为寒湿，或为湿热），终致血不循其常道，或因瘀血阻络行于脉外，或因热胜而化腐成脓。

本案拟方时究其根本，方中白术、白芍、柴胡、枳壳、防风、甘草为痛泻要方及四逆散之要药，共奏抑肝扶土之效；白术、茯苓、甘草寓四君子汤之义，有益气健脾之功效；出血日久，耗伤阴血，故予熟地黄、白芍、当归、牡丹皮滋阴养血。同时兼顾调气化湿活血，方中苏梗、枳壳理气宽中，藿香、半夏、黄连燥湿清热，生地黄、红藤、凤尾草凉血散瘀。随症加减，如嗳气、泛酸用黄连、吴茱萸，夜不安眠加川芎、夜交藤等。复诊发现诸症悉减，腹痛明显减轻，大便次数虽减少，但尚有黏液，故加赤石脂30g增强涩肠止泻之功效。然则本病属本虚标实之证，三诊见患者仍存在气血虚弱之象，故加用党参益气健脾，配伍丹参、参三七兼顾气血。此外，朱师治病过程中注重对患者的鼓励和安慰，使患者焦虑情绪减缓，对疾病愈后也极为重要。

朱师临证善用药对。本案中见白术、白芍合用，寒温相适，白术健运补脾，白芍以泻肝木；黄连、吴茱萸取左金丸之义，黄连苦寒泻肝经之火，吴茱萸疏肝解郁并制黄连之苦寒，相反相成，泄肝清热；焦山楂、焦神曲同用，相须配对，消食化积、醒脾开胃之力大增；川芎伍夜交藤，川芎引清轻之气上达高巅，夜交藤养心血以奉君主之官，一动一静，养血行血，宁心安神，有活血不伤血、补血不滞血之效。

（陈基敏）

◎ 泄泻案 5

孙某，女，57 岁。初诊日期：2013 年 9 月 2 日。

患者反复腹泻 7 年。每于夏秋（5—9 月）好发腹泻，大便日行 2～3 次，初实后溏，甚则水样泻。腹泻每于日间发作，与进食无关，无情绪触发因素。无便血，无黏液便，无里急后重，无腹痛，胃纳不佳，胃脘胀满，中脘恶寒，四肢畏冷，动则烘热汗出，口干舌尖痛，口苦，夜寐不宁。曾在外院查肠镜：未见异常。无甲状腺功能亢进症、糖尿病等病史，无胆囊手术史。

刻诊：大便日行 2～3 次、不成形，无便血，无腹痛，纳呆乏力，少言喜卧，夜寐不宁。舌暗红，苔薄，脉细弦。

中医诊断： 泄泻；辨证分型：脾虚肝乘，气滞湿阻。

西医诊断： 功能性腹泻。

治以健脾疏肝，理气化湿。

处方：藿香 6g，苏梗 6g，姜半夏 6g，炒白术芍各 15g，茯苓 15g，桂枝 6g，赤石脂 30g，枳壳 12g，柴胡 9g，延胡索 9g，黄芩 15g，红藤 15g，木香 12g，附子 3g，生地黄 12g，熟地黄 12g，砂仁 3g，知母 6g，黄柏 6g，川芎 9g，夜交藤 30g，炒谷芽 30g，陈皮 6g，党参 15g，北沙参 15g，芡实 15g。每日 1 剂，水煎，早晚分服。

二诊（2013 年 9 月 16 日）：服前方后，大便成形，日行 1 次，余症如前。守方减桂枝，加厚朴 9g、合欢皮 15g。

三诊（2013 年 9 月 30 日）：效果不及二诊如此明显，大便仍溏，日行 2 次，胃脘胀满好转，易感冒，守方去合欢皮，加凤尾草 15g。

经过调理，大便基本成形，日行 1 ～ 2 次，余症均减。

⟨**按**⟩ 唐宗海《血证论》谓："木之性主于疏泄，食气入胃，全赖肝木之气以疏泄之，而水谷乃化。"患者每于夏秋季节发病，乃土虚木乘之象。《丹溪心法》谓："膜满痞塞者，皆土之病也。"脾失运化，清阳不升，浊阴不降，故中脘饱胀不知饥。方中以党参、白术健运脾胃，木香、桂附行气止痛、温中纳气，柴胡、延胡索、黄芩、枳壳疏肝理气，沙参、白芍、地黄柔肝养肝，佐用谷芽升发脾胃肝胆之气以助运。长夏季节，江南多湿，湿为阴邪，性黏滞，有质无形，不仅影响中焦脾胃，而且常常弥漫三焦。《黄帝内经》云："三焦者，决渎之官，水道出焉。"因此，除湿应当分利三焦。以藿香宣透芳化上焦之湿；半夏、砂仁、陈皮苦温燥化中焦之湿；茯苓淡渗通利下焦之湿。红藤专治肠痈，集化湿活血为一体，祛湿热之邪，通血分之瘀，配黄柏清肠中湿热，泻火解毒。全方茯苓淡渗，柴胡、枳壳升提，红藤、知母、黄柏、黄芩清利，藿香、半夏、砂仁、陈皮燥脾，附子、熟地温肾，党参、桂枝甘缓，白芍酸收，芡实、赤石脂固涩，体现了《医宗必读》提出的治泻九法。

（李熠萌）

◎ 泄泻案 6

唐某，男，39岁。初诊日期：2017年6月29日。

患者反复腹痛腹泻3个月余。3个月前无明显诱因出现腹痛腹泻，泻后痛减，大便2~5次/d，质稀不成形。于上海市某医院行胃镜检查示慢性胃炎伴胆汁反流（轻度），病理报告示非萎缩性胃炎；肠镜检查示全结肠未见明显异常；腹部超声未见异常。该院诊断为"肠易激综合征"，经服用得舒特（匹维溴铵片）、思密达等西药常规治疗2个月无明显好转，遂求医于朱师。

刻诊：患者左下腹隐痛，偶有泛酸口苦，自诉平时工作压力较大，腹痛即泻，泻后痛减，大便2~5次/d，质稀不成形，小便尚调，胃纳可，夜寐欠安，舌淡胖，苔薄腻，脉弦。经相关检查排除肝、胆、胰腺、甲状腺等器质性疾病，肾功能、血糖及B超正常。

中医诊断：泄泻；辨证分型：肝郁脾虚证。

西医诊断：肠易激综合征（腹泻型）。

治以疏肝理气，健脾止泻。

处方：藿梗6g，苏梗6g，半夏9g，白术15g，白芍15g，茯苓15g，黄连3g，吴茱萸3g，生姜3g，赤石脂30g，柴胡9g，延胡索9g，香附12g，黄芩15g，红藤15g，枳壳12g，木香12，黄精15g，防风10g，陈皮6g，白扁豆9g。每日1剂，水煎，早晚分服。

二诊（2017年7月13日）：服上方14剂后，腹泻较前缓解，大便每日1~2次、偏稀，左下腹隐痛仍有，泛酸口苦减轻，偶有咽部梗阻感，舌、脉象无明显改善。原方基础上加苏叶12g、煅瓦楞子30g，增强行气利咽、制酸止痛之效，续服中药14剂。

三诊（2017年7月27日）：患者腹泻情况明显好转，大便每日1~2次、质软成形，左下腹隐痛偶发。继续服药巩固治疗1个月，精神可，未再诉腹泻、腹隐痛等不适。

随访2个月，症状未发。

按 朱师根据本案患者就诊时左下腹疼痛、泻后痛减、脉弦等征象，辨证为肝郁脾虚之候，治以抑木扶土，调和肝脾。方以调肝理脾为主调，其中调肝药予柴胡、枳壳、木香、白芍、陈皮，理脾药予白术、白扁豆、茯苓。肝郁日久易从阳而化热，耗气伤阴，故予黄连、吴茱萸，取左金丸之义，一寒一热，一阴一阳，既清热解郁又降气逆，配黄芩增强清热燥湿之功，配黄精益气养阴生津，以求寒热并调。藿梗、苏梗行气畅中、醒脾快胃，健运中州；半夏、生姜取小半夏汤之义，肃肺和胃、开痞散结；香附、延胡索，一入血分，一入气分，行气解郁，活血止痛；红藤、赤石脂，一利一收，涩肠和血以止泻；防风散肝舒脾。二诊中，患者咽喉梗阻不适，左下腹隐痛仍在，予苏叶，配苏梗、黄连取苏叶黄连汤之义，增强行气利咽之功；予煅瓦楞子，配延胡索、白芍，增强制酸止痛之力。纵观全方，朱师针对腹泻型肠易激综合征的发病特点，结合五脏六腑生理病理特征及药物寒热性质，既体现了辨证论治之法，而审证加减用药，又寓辨病论治之义，辨证辨病相结合，从而达到控制腹痛、腹泻等相关症状的目的。

（张　宇）

痢疾案

◎ 痢疾案 1

李某，女，65 岁。初诊日期：2014 年 8 月 8 日。

患者反复黏液脓血便年余，加重 1 个月，大便溏薄，甚如水样，常夹有黏冻，每日 10 余次。7 月 10 日曾于外院行肠镜检查，示直肠、乙状结肠黏膜发红，呈斑片状溃疡。予美沙拉嗪肠溶片口服后，症情未见明显缓解。

刻诊：日行黏液脓血便 10 余次，倦怠乏力，腰膝酸软，腹痛不显，胃纳欠佳，寐差早醒，舌淡胖、边有齿痕，苔薄白，脉沉细。

中医诊断：痢疾；辨证分型：脾肾阳虚，湿邪泛滥，土虚木乘，风动血溢，休息痢作。

西医诊断：溃疡性结肠炎（直乙状结肠型）。

治以健脾温肾，疏肝和胃，益气摄血。方予自拟红藤肠安汤加减，并配合中药灌肠治疗。

处方：

口服方：红藤 15g，枳壳 12g，生地黄 12g，白术 15g，白芍 15g，木香 12g，川黄连 3g，黄芩 15g，茯苓 15g，藿香 6g，防风 9g，半夏 6g，党参 15g，熟地黄 12g，砂仁 3g（后下），怀山药 15g，败酱草 15g，白头翁 15g，补骨脂 12g，北沙参 15g。每日 1 剂，水煎，早晚分服。

灌肠方：白头翁 30g，败酱草 30g，地锦草 15g，枳壳 24g，生地榆 15g，黄柏 9g，川黄连 3g，乌梅 12g，红藤 30g。每日 1 剂，水煎取汁 200ml，每日 1 次保留灌肠。

二诊（2014 年 8 月 15 日）：便血减少，仍见黏冻，大便日三四行，偶呈水样，下肢无力，纳谷欠馨，夜寐早醒，舌淡红、边有齿痕，苔薄白，脉沉细。上方见效，击鼓再进，续以 7 剂。

三诊（2014 年 8 月 22 日）：大便渐成形，无血及黏冻，日一二行，偶肢软乏力，胃纳一般，夜寐稍安。舌红、边有齿痕，苔薄，脉细。肾阳稍固，肝血得调，而中焦积滞当化。上方加焦山楂 12g、焦神曲 12g、炒谷芽 30g、菟丝子 15g。

四诊（2014 年 8 月 29 日）：诸症均缓，乏力不显，纳寐尚可，二便尚调。上方加秦皮 12g、炒黄柏 12g。14 剂。

四诊后，门诊续守数方后饮食调理，嘱忌奶、忌海鲜，患者症情基本稳定。

（按）溃疡性结肠炎是消化内科的常见疑难病，归属于中医"痢疾""肠澼"等范畴。朱师业医逾四十载，治学严谨，医术精湛，在溃疡性结肠炎的辨治方面，主张中西医理融合，辨证辨病结合，结合多年临床实践，创制了经验方红藤肠安汤。本方以红藤、枳壳为君，畅达气血、通瘀泄浊；地黄凉血止血，黄连泻火解毒，败酱草活血祛瘀，木香行气导滞，共为臣药；佐以祛风之防风，燥湿之白术，泻肝之白芍，化湿之藿香，或辅以健脾之四君、温肾之四神，共奏清肠凉血、芳香化浊、理气和络、调肝和脾之功效。红藤肠安汤组方严谨，切中溃疡性结肠炎的病机，标本兼顾，验于临床，有桴鼓之应。该患者病史经年，迁延未愈，就诊时湿热虽盛，而虚候已显，故以红藤肠安汤清热解毒之际，佐以香砂六君及山药、补骨脂健脾化湿、益气培元，北沙参养阴润肺，清补不致邪滞，辅以中药灌肠，疗效桴应，正所谓"行血则便脓自愈，调气则后重自除"。10余剂后，邪渐除而积犹在，故变焦三仙消积导滞、顾护脾胃，佐菟丝子温肾益精。四诊之时，急症已消，遂增黄柏、秦皮清余热且燥湿邪以善后，仍进健脾益气养阴之品。待诸症平，方渐以饮食调理，病愈未发。

（郭丹丹）

◎ 痢疾案2

施某，女，56岁。初诊日期：2011年10月17日。

患者近2周来腹痛、腹泻，便中带血，日行4~6次，伴里急后重。至外院行肠镜检查提示直乙结肠、降结肠、横结肠多发小溃疡，上覆白苔，局部有渗血。

刻诊：腹痛、腹泻，便血，日行4~6次，纳欠佳，乏力，寐一般，舌淡暗，苔薄黄腻，脉弦细。

中医诊断：痢疾；辨证分型：肝郁脾虚，肠道湿热瘀阻。

西医诊断：溃疡性结肠炎。

治以清肠凉血，芳化湿浊，理气和络，调肝和脾。方拟红藤肠安汤加减。

处方：藿香6g，苏梗6g，半夏9g，川黄连3g，木香9g，红藤30g，枳壳15g，生地黄15g，败酱草15g，黄芩12g，白芍15g，白术15g，防风9g，青皮6g，陈皮6g，党参12g，甘草6g。每日1剂，水煎，早晚分服。

二诊（2011年10月31日）：药后诸症悉减。大便稍成形，日行1~2次，无黏液，无便血，腹痛明显减轻，舌淡，苔薄黄，脉细。原方续进。

三诊（2011年11月21日）：近日食蟹后腹泻又作，日行4次，伴黏液血便，舌淡，苔黄腻，脉弦。上方加白头翁12g、凤尾草15g、茯苓12g、薏苡仁15g。

四诊（2011年12月5日）：诸症缓解，大便成形，无腹痛，无黏液血便，舌淡红，苔薄，脉细。效不更方，继服14剂以巩固疗效。

按 本案痢疾证属肝郁脾虚、湿热瘀滞，朱师以验方红藤肠安汤加味，正合要旨。方中红藤、枳壳畅达气血、通瘀泄浊；生地黄凉血止血；木香、黄连行气导滞泄浊；黄芩助黄连清化湿热、解毒泄浊；败酱草通瘀解毒消痈；藿香、苏梗、半夏化湿醒脾、和胃降浊、健运中州；党参、白术益气；青皮、陈皮理气；白芍、白术、防风调和肝脾、胜湿止痛。患者三诊时因饮食不节而致泻痢复作，黏液血便并现，乃肠腑湿热秽浊积滞，故加白头翁、凤尾草以增解毒凉血止痢之效，更以茯苓、薏苡仁健脾渗湿、排脓泄浊。本案用药以调气和血、燮理升降、通滞补虚、和络安肠、泄浊解毒为要。如此，则脏能"藏精气而不泻"，腑能"传化物而不藏"，复"满而不实，实而不满"之序，则肠腑大安矣。

朱师认为，防治溃疡性结肠炎，除药物治疗以外，饮食调理和情绪调理也非常关键。《素问·痹论》指出"饮食自倍，肠胃乃伤"，而本病除了控制饮食的量，对质也有要求：首先不宜寒凉，其次不宜湿腻，然后避免辛辣；尤其海鲜诸物，性味大寒多湿，且现代医学发现这些异种蛋白能引起人体变态反应性疾病，而乳蛋类、淡水鱼虾蟹虽有偶发，或因结构差异，诱发该病的概率不及海产品，其具体机制可待研究。盖因该病脾虚为本，脾虚易湿，得阳始运，而寒凉之品伤阳，湿腻之物碍脾，辛多泻肺，湿久及肾。故食疗可予甘温之品，佐以理气清热调血之物。同时《素问·阴阳应象大论》认为思多伤脾，而目前发现情绪波动可能与该病的症情反复存在一定关联。

（郭丹丹）

◎ **痢疾案3**

张某，女，61岁。初诊日期：2017年6月11日。

患者解黏液脓血便年余，日行10余次，伴腹痛、腹胀。曾于外院行肠镜示直肠、乙状结肠黏膜多发性浅表溃疡，伴充血、水肿。曾不规则服用美沙拉嗪肠溶片，效果不显。

刻诊：大便日行10余次，行时黏滞不爽，伴脓血、黏冻，腹满胀痛，倦怠乏力，胃纳差，夜寐欠安，舌淡，苔黄腻，脉细。

中医诊断： 痢疾；辨证分型：肝郁脾虚，湿热中阻。

西医诊断：溃疡性结肠炎。

治以疏肝健脾，清肠凉血，芳化湿浊，调气行血。

处方：姜半夏 12g，川黄连 3g，黄芩 15g，赤石脂（包煎）30g，生地黄 12g，防风 9g，红藤 15g，败酱草 18g，枳壳 15g，陈皮 6g，木香 12g，白头翁 30g，秦皮 12g，藿香 6g，苏梗 6g，砂仁（后下）3g，川芎 9g，夜交藤 30g，炒白芍 15g，炒白术 15g。每日 1 剂，水煎，早晚分服。

二诊（2017 年 6 月 18 日）：腹痛较前减轻，黏液脓血便仍有，次数较前减少，日行 4～5 次，舌淡红，苔黄腻，脉细。上方见效，原方续服。

三诊（2017 年 6 月 25 日）：无明显腹痛、胀满，倦怠乏力仍有，黏液脓血便较前减少，大便日行 3～4 次，舌淡红，苔薄黄，脉细。上方加党参 12g、茯苓 15g。

四诊（2017 年 7 月 2 日）：诸症均减轻，黏液脓血便偶见，无腹痛，乏力好转，舌淡红，苔薄，脉细。继服 14 剂，以巩固疗效。

（按）朱师认为，溃疡性结肠炎病位在肠，涉及肺、肝、脾、胃、肾，多因先天禀赋不足、感受外邪、饮食不节、情志失调等因素导致脾胃运化失职，湿浊留滞，蕴久化热，下注肠道，以致肠腑气血凝滞，血络受损，大肠传导失司，血败肉腐而发为痢疾。朱师针对溃疡性结肠炎的病机特点，结合多年临床实践，创制了经验方红藤肠安汤。本方主要由红藤、生地黄、枳壳、黄连、木香、黄芩、败酱草、藿香、苏梗、半夏、白术、白芍、防风等药物组成，具有清肠凉血、芳化湿浊、理气和络、调肝和脾之功效。红藤肠安汤组方严谨，切中溃疡性结肠炎的病机，标本兼顾。朱师同时认为，溃疡性结肠炎为本虚标实、虚实夹杂之证，见症多端，因而在运用红藤肠安汤时，还需审症加减用药。患者久泻，予赤石脂固涩止泻；症见腹满胀痛、大便黏滞不爽，予陈皮、砂仁畅利气机、醒脾散滞；夜寐欠安，予川芎、夜交藤养血行血安神。三诊时倦怠乏力，邪渐去而本虚，遂予党参、茯苓健脾化湿。

《素问·至真要大论》云："诸呕吐酸，暴注下迫，皆属于热。"而《时病论》亦云："热痢者，起于夏秋之交，热郁湿蒸，人感其气，内干脾胃……热挟湿食，酝酿中州，而成滞下矣。"轻者予当归芍药汤、白头翁汤或香连丸，入血者重用生地黄、红藤、败酱草、枳壳降气凉血和络，常收良效。

（郭丹丹）

便秘案

◎ 便秘案 1

王某，男，68 岁。初诊时间：2018 年 10 月 9 日。

患者有习惯性便秘史 10 余年，平素怕热多汗，脘腹胀满，有便意而行之不畅，每次努争则便下燥屎一二枚，因近来血压居高不下，如厕不可屏息用力，故而每日大便更显艰难，服用三黄片，收效甚微。肠镜示结肠黑变病；病理示慢性浅表黏膜炎。既往有老年慢性支气管炎病史 20 余年，高血压病史 3 年。长期服用阿斯美（复方甲氧那明胶囊）、丙卡特罗、阿司匹林、苯磺酸氨氯地平等药物控制基础疾病。

刻下：两颧潮红，口干口苦，腹胀连胁，按之不适，胃纳尚可，小溲短赤。舌干红、中有裂纹，苔黄腻，脉弦大、两关尤甚。

中医诊断： 便秘；辨证分型：少阳阳明合病。

西医诊断： 习惯性便秘。

治以急下养阴生津。拟大柴胡汤加减。

处方：柴胡 9g，黄芩 10g，制半夏 12g，枳壳 15g，白芍 15g，生大黄 10g（后下），天花粉 15g，生姜 3g，玄参 15g，生地黄 15g。每日 1 剂，水煎，早晚分服。嘱：忌辛辣上火、油腻之物。

二诊（2018 年 10 月 16 日）：1 周后患者来诊，诉服药后首日泻下 3 次，脘腹顿感轻松，连老年慢性支气管炎气短亦有明显减轻。舌红苔腻减轻，脉大亦缓。原方改生大黄 6g（后下），续进 1 周。

三诊（2018 年 10 月 30 日）：诸症皆除。上方去生大黄，加虎杖 15g、望江南 15g、麻仁 15g、大腹皮 20g。14 剂。

按 大柴胡汤是由小柴胡汤合小承气汤加减而来的。小柴胡汤为治少阳病之主方。大柴胡汤治少阳未解、阳明化热之证。大柴胡汤是小柴胡汤去人参、甘草，加大黄、枳实、芍药而成，是以和解为主与泻下并用的方剂，治少阳阳明合病。小柴胡汤以和解为主，治少阳证。

近代岭南伤寒大家易巨荪有案：医家吕妻，产后数月，大便难，呕不能食，微眩晕。医者用补药未效。延余诊，主以小柴胡汤，柴胡用至八钱。举座哗然，以为服此方必死。其叔知医，力主服余方，谓古人治产妇郁冒，原有是法。一服即愈。

便秘的原因很多，有器质性的，也有功能性的，但更多是两者兼而有之的。从朱师的临证经验来看，小柴胡汤治疗的便秘，应该是一种比较复杂的习惯性便秘，而且大多伴有抑郁或焦虑等精神心理障碍。辨证的要点是胁下胀满、口苦口干。

（谢吟灵）

◎ 便秘案 2

杨某，女，40 岁。初诊时间：2018 年 6 月 5 日。

患者因"便秘近 20 年"来诊。患者自幼多病，形体瘦小，肠胃虚弱，饮食稍有不慎，即或胀或泻，成年以后，渐至便秘，胃纳不佳，食少腹胀，矢气则舒，四肢乏力，面色萎黄，长期服番泻叶等缓泻剂以求一便，来诊时，每日服用芦荟胶囊 6 粒，每周只便 1～2 次，痛苦非常。肠镜报告示结肠息肉，0.8cm×0.6cm。已予内镜下息肉切除术治疗。患者已婚，育有一子。父母健在。13 岁初潮，1-0-0-1，月经量少。

刻下：患者畏寒怕冷，口干胃满，小便色淡无力，腰酸腿软。舌暗色淡、边有齿痕，苔薄白，脉沉细弦。

中医诊断：便秘；辨证分型：气血亏虚，无力推动糟粕下行。

西医诊断：习惯性便秘。

拟黄龙汤加减：党参 15g，当归 12g，白术 15g，枳壳 15g，生大黄 6g（后下），厚朴 12g，干姜 3g，桃仁 12g，郁李仁 9g，生地黄 12g，炙甘草 3g，麻仁 15g，焦山楂 12g，肉苁蓉 12g。每日 1 剂，水煎，早晚分服。嘱：忌生冷食物。

二诊（2018 年 6 月 12 日）：患者 1 周后复诊，诉服药至第 3 日便始下，后基本每日一行，腹胀渐消，胃口渐开。上方去生大黄、郁李仁，加制首乌 12g、望江南 15g、大腹皮 20g。每日 1 剂，水煎，早晚分服。

调治半年余，患者诸症皆除，面色较前红润，体重增加逾 2.5kg。

（按）黄龙汤出自《伤寒六书》，以攻下通便、补气养血为主，主治由邪热燥屎内结，腑气不通，气血不足所致的便秘。近代名医吴佩衡治四川会理县一热病日久，气血不足之便秘患者，稍作加减，一剂通，二剂已，疗效显著。本案乃气血虚弱、胃肠动力不足引起的便秘。阳明气血亏虚常见于老年体弱者，或妇女产后气血亏虚日久，失于调理。

结肠镜息肉摘除术后，一部分患者会加重便秘症状，术后创伤导致气血运行不畅，气虚则大肠传导无力，血虚则津液不能濡养大肠，导致糟粕停滞肠中。

本案邪热内结不明显，故去清热软坚之芒硝，加补肾润肠之肉苁蓉，降气化浊之望江南、大腹皮，补而不滞，通而不伤，效如桴鼓。

（谢吟灵）

◎ **便秘案 3**

金某，男，63 岁。初诊时间：2018 年 8 月 7 日。

患者平素体健，3 年前退休后出现大便困难，三四日一行，大便不干，呈细条状，腹胀不显，平时易口干，喝茶较多，腰部时有酸软。舌暗红，苔少有细小裂纹，脉沉细数、关尺尤甚。

中医诊断： 便秘；辨证分型：脾肾亏虚，津液不足。

西医诊断： 老年性便秘。

拟增液汤合济川煎加减：玄参 15g，麦冬 12g，生地黄 15g，北沙参 15g，当归 10g，黄精 20g，肉苁蓉 12g，苏子 15g，生白术 30g，党参 15g，枳壳 15g，怀牛膝 12g。每日 1 剂，水煎，早晚分服。嘱：忌辛辣上火食物。

二诊（2018 年 8 月 14 日）：1 周后患者复诊，诉服药后大便 2 日一行，大便变粗，口干明显减轻。效不更方，前方续进。

上方服用近 2 个月，患者自行停药，大便已正常。

按 增液汤出自《温病条辨》，本为阳明温病，阴津大伤，大便秘结者而设。方中玄参为君药，性咸寒润下，善滋阴降火，润燥生津；麦冬甘寒滋润，大有滋阴润燥之功；生地黄滋阴壮水，清热润燥。全方药少力专，"妙在寓泻于补，以补药之体，作泻药之用，既可攻实，又可防虚"（《温病条辨》）。

当代中医大家张伯臾先生曾以此方加减救治一例不完全性肠梗阻，患者长期低热不退，大便秘结，腹部可触及包块，当时服药 2 天后即解少量大便，5 天后大便恢复正常，病家最终转危为安。

本案阳明热久伤阴，肠中津液不足，久病及肾兼有腰酸肾虚之象，故朱师以增液汤加减，合以专治肾虚便秘之济川煎，脏腑兼顾，相得益彰，故能药证合拍，一击中的。

（谢吟灵）

◎ 便秘案 4

曹某，男，15 岁。初诊日期：2018 年 6 月 5 日。

患者 1 周前感冒发热，高热（39℃）2 天，前后服用 3 次美林（布洛芬混悬液）后大汗热退，继而出现便秘，1 周来排便困难，艰涩难解。纳差，口臭，口唇干燥起皮。舌干红少苔，脉弦细数，指纹紫红色。

中医诊断： 便秘；辨证分型：热盛伤阴。

西医诊断： 便秘。

因患者惧怕服用中药，遂予硝菔通结汤加减：白萝卜 1kg 切碎，与 15g 芒硝、10g 西洋参、50g 冰糖同煮，煮至萝卜肉烂，滤出浓汁 400ml，频频饮服。每日 1 剂，7 剂。嘱：忌上火油腻食物，包括奶制品。

二诊（2018 年 6 月 12 日）：7 日后患者自诉，该药咸甜易于入口，服药后第 2 天早晨即大便了，口臭缓解，胃口恢复，药尽后即能正常自行排便。

按 硝菔通结汤出自近代名医张锡纯《医学衷中参西录》，用治大便燥结久不通，身体兼羸弱者。书中记载一案："一媪，年近七旬，伤寒初得，无汗，原是麻黄汤证。因误服桂枝汤，遂成白虎汤证。上焦烦热太甚，闻药气即呕吐。但饮所煎石膏清水，亦吐。俾用鲜梨片蘸生石膏细末，嚼咽之。约用石膏两半，阳明之大热遂消，而大便旬日未通，其下焦余热，仍无出路，欲用硝黄降之，闻药气仍然呕吐。且其人素患劳嗽，身体羸弱，过用咸寒，尤其所忌。为制此方，煎汁一大碗，仍然有朴硝余味，复用莱菔一个，切成细丝，同葱油醋，和药汁调作羹。病患食之香美，并不知是药，大便得通而愈。"可见该方药性平和，口味亦佳，是中药与食疗之完美结合。

一般此症多见于年老体弱之人，幼儿发热误汗后，亦常可用此法（较大黄类通便药更易于服下）。

（谢吟灵）

胁痛案

◎ 胁痛案 1

高某，男，60 岁。初诊日期：2018 年 5 月 8 日。

患者反复右胁胀痛伴泛酸、胃胀年余。2018 年 4 月外院查肝胆胰脾超声示肝内回声改变，肝囊肿，胆囊壁毛糙。胃镜示慢性萎缩性胃炎；病理示萎缩（+），肠化生（+）。经抑酸护胃、利胆等治疗后，未见明显缓解。

刻诊：右胁胀痛时作，进食后明显，伴泛酸、胃胀，无明显胃痛，胃脘怕冷，纳可，大便每日 1 次，小便可，夜寐尚安。舌红，苔薄白，脉细弦。

中医诊断：胁痛；辨证分型：肝气郁结，横逆犯胃证。

西医诊断：胆囊炎，慢性萎缩性胃炎。

治以疏肝和胃，理气开郁。方拟柴胡疏肝散合左金丸加减。

处方：苏梗 12g，半夏 12g，白术 12g，白芍 12g，茯苓 12g，黄连 3g，吴茱萸 3g，生姜 3g，煅瓦楞 30g，柴胡 9g，延胡索 9g，香附 12g，茵陈 15g，太子参 15g，枳壳 12g，砂仁 3g，八月札 12g，蒲公英 15g，陈皮 6g。每日 1 剂，水煎，早晚分服。

二诊（2018 年 5 月 22 日）：服上药后，胃胀、泛酸已少，右胁胀痛明显缓解，胃纳可，二便调，夜寐安。舌淡红，苔薄白，脉细弦。复予原方。

三诊（2018年6月5日）：患者因饮食不慎，胃胀胃痛，口苦，偶有胆区不适，纳可，二便调，夜寐尚安。舌红，苔薄黄腻，脉细弦。上方去太子参、八月札、蒲公英，加黄精15g、黄芩15g、焦栀子9g、佛手6g。每日1剂，水煎，早晚分服。

患者服上方14剂后，诸症消失，病瘥。

（按）胁痛，古又称季肋痛、胁下痛、肝着等。《医宗金鉴》有云："其两侧自腋而下，至肋骨之尽处，统名曰胁。"《黄帝内经》对本病早有记载，并明确指出胁痛主要责之于肝胆。辨证当首辨气血，次分虚实，再定脏腑。朱师谨守"治病必求于本"之则，认为肝为风木之脏，主疏泄；胆附于肝，为中精之腑，司胆汁之贮存排泄。肝经属肝络胆，胆经属胆络肝，共呈表里，密切相关。肝气郁结，不通则胁肋胀痛；肝郁侮其所胜，横逆犯胃则见胃胀、泛酸等症。故初诊时以疏肝理气、解郁散结为核心，方中柴胡、香附、枳壳、陈皮疏肝理气解郁，延胡索理血行气止痛，八月札疏肝理气、活血止痛，白芍柔肝缓急止痛。朱师认为，茵陈除能清热利湿退黄外，亦为疏肝利胆妙品，故加用以清热开郁。"见肝之病，知肝传脾，当先实脾"，故予苓、术、太子参等健脾之品扶助中州。二诊患者症状明显好转，可知方证相应，不予变更。三诊时，患者因饮食失慎而见胃胀痛、口苦，直予黄芩、焦栀子清泄肝胆之热，黄精益养脾阴，佛手和胃止痛。

（李凌云）

◎ 胁痛案2

赵某，女，62岁。初诊日期：2018年5月15日。

患者反复右胁胀痛、胸背痛半年。半年来，稍食油腻则见右侧胁肋胀痛，背心痛，胸骨后疼痛，严重影响日常生活及工作。2018年5月外院查胃镜示胃底多发息肉（已咬除），胃窦炎（充血渗出型，中度）。病理报告未见。肝胆胰脾超声示胆囊结石（11mm）。

刻诊：右胁胀痛，胸背痛，口苦，动辄汗出，纳可，大便偏干，每日1次，小便可，夜寐尚安。舌红，苔薄黄，脉弦。

中医诊断：胁痛；辨证分型：胆热犯胃证。

西医诊断：胆囊结石，慢性胃炎。

治以清胆泄热，和胃止痛。方拟黄连温胆汤加减。

处方：苏梗 12g，半夏 12g，白术 12g，茯苓 12g，黄连 3g，吴茱萸 3g，生姜 3g，煅瓦楞 30g，柴胡 9g，延胡索 9g，香附 12g，当归 9g，赤芍 12g，白芍 12g，黄精 15g，虎杖 15g，金钱草 15g，枳壳 12g，陈皮 6g。每日 1 剂，水煎，早晚分服。

患者服上方 14 剂后，诸证明显缓解，但余口苦。原方加焦栀子 9g，服用 2 周后，诸症基本消失，不再影响工作、生活。

按 《黄帝内经》云："胆者，中正之官，决断出焉。""胆足少阳之脉……是动则病口苦，善太息，心胁痛，不能转侧。"胆的主要生理功能为贮存和排泄胆汁。胆的排泄功能正常，肝之疏泄功能方得发挥。若胆汁排泄失职，肝之疏泄功能也会受到影响，胆气当降不降，郁而化火，煎灼结成砂石，阻塞胆道，可引起胁肋剧痛，牵引肩背。胆木逆克胃土，胆胃不和，气机上逆，故见口苦、泛酸、嗳气等症。朱师论治此种证型之胁痛时，常着力于清泄胆中实热，以黄连温胆汤和胃利胆，清热化湿；配以当归、赤白芍等酸甘之味缓肝之撑急，使之和平，不着重用止痛之药，其痛亦能自止。朱师在论治胆石阻塞之胁痛时，常选用虎杖、金钱草、焦栀子等，取其苦寒之性，清热燥湿利胆，又可通便。朱师强调，胆胃不和与肝胃不和虽一字之差，病机却相去甚远，论治亦有别。临床当悉心辨别，谨守病机，准确施治。

（李凌云）

◎ **胁痛案 3**

柳某，女，52 岁。初诊日期：2016 年 9 月 19 日。

患者反复右胁疼痛伴泛酸 20 余年。每因情志失遂、劳累而发作，疼痛隐隐。外院诊断为胆囊炎。常年服胆宁片，症情控制欠佳。2016 年 5 月复查肝胆胰脾肾超声示胆囊炎，胆囊结晶。胃镜示慢性萎缩性胃炎；病理示萎缩（＋），肠化生（＋）。

刻诊：胁肋部疼痛隐隐，每因情绪激动或劳累后加重，伴泛酸，口干，五心烦热，纳可，大便2日一行、偏干，小便可，夜寐欠安。舌红，少苔，脉细弦。

中医诊断：胁痛；辨证分型：肝阴不足，虚火内灼证。

西医诊断：慢性胆囊炎，慢性萎缩性胃炎。

治以滋阴柔肝，泻肝降火。方拟丹栀逍遥散合左金丸化裁。

处方：苏梗6g，半夏6g，黄连3g，吴茱萸3g，生姜3g，煅瓦楞30g，柴胡9g，延胡索9g，香附12g，牡丹皮9g，白芍15g，玄参15g，郁金12g，虎杖15g，焦栀子9g，太子参12g，川朴12g，陈皮6g，枳壳12g，川芎9g，夜交藤30g。每日1剂，水煎，早晚分服。

二诊（2016年10月25日）：患者右胁隐痛稍缓解，月事将行，双乳胀痛，查双乳腺超声示双侧乳腺小叶增生。泛酸已少，胃纳可，大便每日1次，小便可，夜寐安。舌红，少苔，脉细弦。上方去川芎、夜交藤，加当归9g、赤芍12g、八月札12g、蒲公英15g。

三诊（2016年11月9日）：服上药后，患者右胁胀痛已无，双乳胀痛已少，腰酸时作，手足心热，胃纳可，大便日行1次，小便可，夜寐安。舌红，少苔，脉细。上方去太子参，加生熟地黄各12g。

患者服上方14剂后，诸症消失，病瘥。

（按）久病伤阴，络脉失养，致"不荣则痛"。正如《金匮翼·胁痛总论·肝虚胁痛》所说："肝虚者，肝阴虚也。阴虚则脉绌急，肝之脉贯膈布胁肋，阴虚血燥，则经脉失养而痛。"阴虚易生内热，故该患者一派阴虚之象。治疗此型胁痛，朱师善用白芍、当归等柔肝之品，配虎杖、栀子泻肝，柴胡、延胡索、郁金疏肝，川朴、枳壳、苏梗宽中理气，并在三诊中加入生熟地黄益养肝阴。兼顾兼症，治疗失眠时，朱师喜用川芎、夜交藤这一组对药，一动一静，阴阳相引。

（李凌云）

◎ **胁痛案4**

谢某，男，50岁。初诊时间：2018年1月16日。

患者反复右胁胀痛伴口臭、泛酸 4 年，食后胃胀，无明显胃痛。2017 年 7 月 10 日外院查血脂：总胆固醇 5.97mmol/L，甘油三酯 3.73mmol/L，低密度脂蛋白 3.78mmol/L。胃镜示慢性浅表性胃炎、十二指肠球炎、反流性食管炎（LA-A）；病理示（胃窦）浅表慢性黏膜炎，Hp（-）。肝胆胰脾肾超声示中度脂肪肝。经降脂、抑酸护胃等治疗后，症情改善不明显。

刻诊：右胁作胀，口臭，食后胃胀，偶有泛酸，无胃痛，胃纳欠佳，大便偏稀，日行 1～2 次，小便可，夜寐尚安。舌淡胖、边有齿痕，苔白滑，脉滑。患者系公司管理人员，久伏于案前，多应酬。

中医诊断：胁痛；辨证分型：肝郁脾虚，痰湿内蕴。

西医诊断：脂肪肝，慢性胃炎，反流性食管炎。

治以健脾化湿，疏肝泄热，理气止痛；方拟藿苏散合二陈汤加减。

处方：藿香 6g，苏梗 6g，半夏 12g，白术 12g，茯苓 12g，黄连 3g，吴茱萸 3g，生姜 3g，煅瓦楞 30g，柴胡 9g，延胡索 9g，黄芩 12g，太子参 12g，荷叶 10g，陈皮 6g，栀子 9g，薏苡仁 15g，白豆蔻 3g。14 剂，每日 1 剂，水煎，早晚分服。

二诊（2018 年 3 月 20 日）：服上药后，右胁作胀明显缓解，泛酸已无，仍有口臭、食后胃胀，胃纳可，二便调，夜寐安。舌淡胖、边有齿痕，苔薄白，脉滑。原方加厚朴 12g，14 剂，每日 1 剂，水煎，早晚分服。

4 周后，患者右胁胀痛消失，口臭、胃胀等症状全部消失，病瘥。

⟨按⟩ 王士雄有云："过逸则脾滞，脾气困滞而少健运，则饮停湿聚矣。"患者久伏案前，少劳多逸，又饮食失节，过食肥甘，脾失健运则痰湿内生，湿阻气机。痰湿内生而脾气益虚，肝木乘其所克脾土而致病，症见胁肋胀闷，泛酸、胃胀。肝气横逆，郁久化热，壅滞胃中，故见口臭。方中藿香、茯苓、白豆蔻、薏苡仁淡渗利湿醒脾，辅以荷叶清热化痰，又可升发清阳，半夏、茯苓、陈皮燥湿化痰，太子参健脾生津不致气滞；柴胡、延胡索疏肝理气止痛，配黄芩、黄连、栀子清泄郁热。二诊时，加入厚朴以助行气除满之功。朱师临证，用药轻灵，中正和平，十分重视用轻药治重病之"轻可去实"的见解。

（李凌云）

黄疸案

◎ 黄疸案 1

蔡某，男，58 岁。初诊日期：2018 年 4 月 19 日。

患者身黄、目黄、小便黄半年余，口干苦，右上腹不适，胃纳不馨，时有恶心呕吐，进食油腻食物后加重。曾于当地查 B 超（2017 年 7 月 14 日）示左肝内胆管扩张，胆囊泥沙样结石。嘱清淡饮食，并择期手术治疗。患者欲保守治疗，效果欠佳。后复查 MRI（2018 年 3 月 29 日）示肝内外胆管扩张，胆囊多发结石伴胆囊炎。

刻诊：身黄、目黄、小便黄，口干苦，胃纳不馨，右上腹胀痛不适，进食油腻食物后加重，大便每日 1 次、偏干，睡眠一般，舌红，苔黄腻，脉弦数。

中医诊断： 黄疸；辨证分型：阳黄之热重于湿证。

西医诊断： 胆囊结石。

治以疏肝清热，利湿退黄。方拟茵陈蒿汤合丹栀逍遥散加减。

处方：苏梗 12g，半夏 12g，白术 12g，茯苓 12g，黄连 3g，黄芩 12g，生姜 3g，煅瓦楞 30g，柴胡 9g，延胡索 9g，香附 12g，当归 9g，赤芍 12g，白芍 12g，金钱草 15g，茵陈 15g，焦栀子 9g，虎杖 15g，郁金 15g，生地黄 12g，熟地黄 12g，枳壳 12g，陈皮 6g。每日 1 剂，水煎，早晚分服。

二诊（2018 年 5 月 3 日）：口干苦、右上腹胀痛较前好转，仍有身黄、目黄、小便黄，颜色较前色淡；舌红，苔黄腻，脉弦数。原方加垂盆草 15g。

三诊（2018 年 5 月 31 日）：黄疸大退，偶有右胁部隐痛，晨起口干、小便黄，胃纳一般，眠可，大便软。舌红，苔薄腻，脉数。证属湿热留恋，治以清利湿热，扶正祛邪。上方加北沙参 30g、半枝莲 15g。

患者服上方 1 个月后，诸症消失，病瘥。

按 黄疸的病名最早见于《黄帝内经》。《素问·平人气象论》记载："溺黄赤，安卧者，黄疸……目黄曰黄疸。"中医黄疸是以身目黄染、小便发黄为主症的一种临床常见病症,与西医学所述黄疸意义相同。其病机关键是湿,由于湿邪困遏脾胃,壅塞肝胆,疏泄失常,胆汁泛溢肌肤而发生黄疸。故《金匮要略》谓:"黄家所得,从湿得之""诸病黄家,但利其小便"。

患者年迈,脾胃亏虚,外加嗜食肥甘厚味,致脾胃损伤,运化失职,湿浊内生,郁而化热,湿热熏蒸,困遏脾胃,壅塞肝胆,疏泄失常,胆汁泛溢肌肤而发生黄疸。肝失疏泄,胆气上逆则口苦;热邪伤津则口干、大便偏干;湿困脾胃,阻滞气机,脾胃升降失调,胃气不降反升则胃纳不馨,时有恶心呕吐,进食油腻食物后加重。观其舌脉,四诊合参,辨为黄疸之阳黄证。其病机为湿热内蕴而热偏盛,病位偏重于肝胆。方拟茵陈蒿汤合丹栀逍遥散加减。

张仲景在《金匮要略》中把黄疸分为黄疸、谷疸、酒疸、女劳疸、黑疸5种类型,并创制茵陈蒿汤,为治阳黄之代表方剂。《伤寒论条辨》云:"茵陈逐湿郁之黄,栀子除胃家之热,大黄推壅塞之瘀。"方中重用茵陈,为君药,可以清利湿热、退黄;同时现代药理研究表明,茵陈与板蓝根一样具有抗肝炎病毒的作用,可以保护肝细胞,降低转氨酶,使胆汁酸的分泌增多。栀子苦寒,可以清利三焦湿热,使患者体内的湿热之邪从小便而去。金钱草、虎杖、郁金助茵陈利湿退黄排石,虎杖、郁金兼可凉血活血化瘀。方中去大黄,一则患者年迈恐泻下太过,二则脾胃本已亏损恐大黄过于苦寒。湿热内蕴日久必致阴血暗耗,遂合丹栀逍遥散加减,以疏肝清热,健脾养血。方中柴胡、郁金、香附、栀子疏肝清热;木郁不疏致脾土失运,茯苓、白术健脾祛湿;生地黄、熟地黄、当归、白芍、延胡索合用,以滋阴养血、活血止痛,血和则肝柔;易牡丹皮为赤芍,两者都能清热凉血活血,然赤芍祛瘀止痛之效更著。半夏、陈皮取二陈汤之义,治黄需化湿,湿化黄易散。合枳壳、苏梗以理气和胃止呕。湿热困阻中焦,黄连、黄芩清热燥湿、泻火解毒,合半夏、生姜又有半夏泻心汤辛开苦降、寒热平调之义。全方总以清热祛湿为先,重视肝胆,兼顾脾胃,采用寒温并用及攻补兼施的方法,灵活选用活血化瘀药,或补血,或凉血,活血不耗血,活血不动血。

(王阿会)

178

◎ 黄疸案 2

陆某，男，39 岁。初诊日期：2017 年 8 月 3 日。

患者诉阵发性右上腹部绞痛年余，常在进食油腻食物后发作，伴恶心呕吐。曾在当地医院就诊，B 超示慢性胆囊炎。发作时自服止痛片、消炎药（具体不详）得以控制。1 周前症状反复，发热测体温最高 38.4℃，胃纳差，入睡困难，大便两三日 1 次，便干，舌红，苔黄腻，脉弦滑。查体：巩膜黄染，皮肤微黄，墨菲征阳性。

中医诊断： 黄疸；辨证分型：胆腑郁热证。

西医诊断： 胆囊炎。

治以疏肝泄热，利胆退黄。方拟茵陈蒿汤合大柴胡汤加减。

处方：苏梗 12g，半夏 12g，白术 12g，白芍 12g，茯苓 12g，柴胡 9g，黄芩 12g，延胡索 9g，香附 12g，郁金 15g，茵陈 15g，焦栀子 9g，虎杖 15g，望江南 15g，决明子 15g，川芎 9g，夜交藤 30g，陈皮 6g，焦楂曲各 12g。每日 1 剂，水煎，早晚分服。

二诊（2017 年 8 月 17 日）：服上方后，诸症好转，胃纳仍差。原方加炒谷芽 30g。

三诊（2017 年 8 月 31 日）：服上方后，诸症已除，自觉乏力，舌淡红，苔薄，脉缓。上方去虎杖、望江南、川芎、夜交藤，加太子参 12g、黄芪 12g、大枣 12g。

患者服上方 14 剂后，诸症消失，病瘥。

（按）黄疸古时又作"瘅"。有关黄疸病的记载，最早出现在《阴阳十一脉灸经》中，《黄帝内经》记载了该病的病名和主要症状。《素问·平人气象论》说："溺黄赤，安卧者，黄疸。"朱师认为，黄疸的形成，是在诸多因素作用下，导致肝胆失疏，胆汁不循常道而外溢所致。利胆退黄，疏通胆道是治疗黄疸不可少的方法，临床上多加用金钱草、郁金、茵陈等以增强利胆退黄之效。《金匮要略》谓："诸黄，腹痛而呕者，宜柴胡汤。"本案初诊证属胆腑郁热，临床症见尿黄目黄、腹痛而呕、大便难，故以大柴胡汤加减疏肝泄热，利胆退黄。二诊加炒谷芽健脾开胃以助运化。久病必伤正气，故三诊在主症减轻时去虎杖、望江南、川芎、夜交藤，并加用太子参、黄芪、大枣以扶正善后。

《金匮要略》指出："一身尽发热而黄、肚热，热在里，当下之。"针对黄疸兼有里实的症状，在退黄的同时可加用通腑泻下之品，即"湿热郁蒸发黄，其当从下夺之"。方有大黄硝石汤、栀子大黄汤、茵陈蒿汤等。中药有大黄、芒硝、虎杖、番泻叶等。胆红素主要通过大便排泄，这与通腑泄热法有异曲同工之效。

朱师认为，治疗黄疸，主要是化湿邪，且必用茵陈。"黄家所得，从湿得之"；"治湿不利小便，非其治也"；"诸病黄家，但利其小便"。仲景在"茵陈蒿汤"方后语中说服用此方后："小便当利，尿如皂角汁状，色正赤，一宿腹减，黄从小便去也。"自仲景以后，茵陈几乎成为治疗黄疸的必用之药，不局限于阳黄，酌情配伍后，也用于阴黄，如"茵陈五苓散""茵陈术附汤""茵陈四逆汤"，去其苦寒之性，而取其"最善利小便而退黄"之用。茵陈之妙用，可窥一斑。

（王阿会）

◎ 黄疸案 3

李某，男，58 岁。初诊日期：2016 年 10 月 28 日。

患者诉近 2 个月来无明显诱因出现身黄、目黄、小便黄且呈进行性加重趋势，伴纳差、乏力，腹胀，偶有刷牙时牙龈出血。平素有吸烟、饮酒嗜好。查肝功能：总胆红素 152μmol/L，直接胆红素 66μmol/L，谷丙转氨酶 157U/L，谷草转氨酶 195U/L，总蛋白 55g/L，白蛋白 29g/L。B 超示肝脾肿大，少量腹水。肝组织活检示假小叶形成。诊断为酒精性肝病，肝硬化。积极予护肝退黄、抗炎及补充白蛋白等对症治疗，黄疸已消大半，然仍觉诸多不适。为求进一步中医药巩固治疗，遂来就诊。

刻诊：精神不振，消瘦，身目微黄，肝掌、蜘蛛痣，乏力，纳差，稍食即感腹胀，夜寐欠佳，小便色黄，大便干、两三天 1 次，舌紫暗、有瘀斑，苔薄黄，脉涩。

中医诊断：黄疸；辨证分型：气滞血瘀证。

西医诊断：肝硬化。

治以疏肝利胆退黄，活血化瘀散结。方拟逍遥散合鳖甲煎丸加减。

处方：苏梗 12g，半夏 12g，白术 15g，白芍 15g，茯苓 12g，柴胡 9g，延胡索 9g，香附 12g，黄芩 12g，栀子 9g，郁金 12g，金钱草 15g，茵陈 12g，党参 15g，牡丹皮 9g，丹参 9g，桃仁 12g，当归 9g，赤芍 12g，虎杖 12g，决明子 30g，枳实 12g，枳壳 12g，厚朴 12g，陈皮 6g，川芎 9g，夜交藤 30g。每日 1 剂，水煎，早晚分服。

二诊（2016 年 11 月 11 日）：患者精神、目黄、纳眠均较前改善，乏力好转，小便色黄，大便每天 1 次、偏稀，舌淡紫，苔薄黄，脉涩。患者症状减轻，原方去决明子，继服。

三诊（2016 年 11 月 25 日）：患者精神转佳，眠可，胃纳渐馨，腹胀亦减轻，舌淡紫，苔薄白，脉弦细。患者症情好转，黄疸基本消退，大便每天 1 次、偏软。原方去虎杖、枳实、厚朴、川芎、夜交藤、黄芩，加生地黄 12g、熟地黄 12g。14 剂，每天 1 剂。

四诊（2016 年 12 月 9 日）：患者诉诸症已去七八，精神佳，胃纳可，腹胀已缓解，二便正常。舌淡，苔薄白，脉弦细。上方 14 剂继服。

五诊（2016 年 12 月 23 日）：患者诉症情基本缓解，复查肝功能：总蛋白 61.1g/L，白蛋白 31.1g/L，直接胆红素 31.7μmol/L，总胆红素 69.7μmol/L，谷丙转氨酶、谷草转氨酶已恢复正常。守原方继服。

后随访半年，患者坚持服药，病情稳定，黄疸消退。

（按）本案初诊证属气滞血瘀，故予逍遥散合鳖甲煎丸加减，以疏肝利胆退黄，活血化瘀散结。二诊时，去决明子以减弱润肠通便之力。三诊时，患者睡眠、大便均好转，故去通便之虎杖、枳实、厚朴，助眠之川芎、夜交藤；观其舌脉，考虑热势减退，阴血暗耗，故去黄芩之苦寒，加生地黄、熟地黄滋补阴血而无助热之忧。四诊诸症好转，继服上方。五诊时守原方以巩固疗效。

朱师认为，气滞血瘀日久易生热；瘀血久留易影响新血的生成，又暗耗阴血。故予柴胡、香附、枳实壳、厚朴、陈皮等疏理脾胃肝胆气机，气为血之帅，气行则血行；黄芩、栀子、郁金、丹参皮、桃仁、当归、赤芍、白芍凉血、补血、散血，活血而不动血，凉血补血而不滞血。此治血三法中，活血可消"久病入络，瘀阻肝脉"之癥块，凉血可清"热入营血，邪犯心肝"之疫毒，养血可补"精血两伤，脏器衰败"之虚劳，而癥块、疫毒、虚劳均是导致久黄不退的原因所在。诚如关幼波所言："治黄必治血，血行黄易却。"

《素问》曰："脾胃者，仓廪之官，五味出焉。"古往今来，历代医家皆谓脾胃为后天之本，并将脾胃功能的恢复作为疾病转归的判断依据，凡病者"得胃气者生，失胃气者亡"。同时，药物亦依赖脾胃的消化、吸收，脾失健运、胃失和降，疗效亦降低。故本病的治疗过程中，取党参、白术、茯苓、半夏、枳壳、陈皮等顾护脾胃，健脾和胃，以求恢复脾胃功能，贯彻始终。所谓"正气存内，邪不可干"。

动物实验研究表明，活血化瘀和补虚扶正两类中药具有良好的保肝降酶和抗肝纤维化作用；而且，扶正与化瘀并用比单独使用活血化瘀的抗纤维化作用更佳。

同时，朱师临证注重辨病与辨证相结合，针对本病病因病机及证型，在辨证施治的基础上酌情配伍茵陈、栀子、虎杖、郁金、金钱草等清热化湿，利胆退黄。综观全方，气血同治，理气药配伍补气药，理气不伤气；活血药配伍凉血、补血药，活血而不动血，凉血补血而不滞血；行气药配伍活血药，气行则血行。扶正祛邪兼顾，扶正以祛邪，祛邪不伤正。

（王阿会）

鼓胀案

◎ 鼓胀案 1

马某，男，65 岁。初诊日期：2017 年 3 月 27 日。

患者反复腹胀年余，加重伴双下肢浮肿月余。大便干结，3 日一行，无明显腹痛。1 年前曾因腹部胀满至外院就诊，B 超检查提示肝硬化和腹水，予保肝、利尿、补充白蛋白等对症治疗后好转出院。其间症状反复发作，多次因腹胀就诊于外院消化科。3 月 10 日至外院查腹部 B 超示肝硬化，胆囊炎，胆囊内泥沙样结石，脾肿大，腹腔积液、最大深度 58mm；查生化示谷草转氨酶 55U/L ↑，碱性磷酸酶 383U/L ↑，总胆红素 38.4μmol/L ↑，白蛋白 35.1g/L ↓。

刻诊：患者脘腹拘急、胀满不适，颈胸赤丝红缕，肝掌（+），口干渴，面色苍黄，溲赤不利，大便干结，3 日一行，舌胖衬紫、边有齿痕，苔薄偏黄，脉沉略数。

中医诊断： 鼓胀；辨证分型：阴虚水停证。

西医诊断： 乙肝后肝硬化失代偿期伴腹水。

治以育阴益肾，活血利水。方拟一贯煎合猪苓汤加减。

处方：生地黄 12g，北沙参 12g，麦冬 12g，白芍 12g，猪苓 12g，茯苓 30g，泽泻 12g，益母草 12g，泽兰 12g，垂盆草 15g，田基黄 15g，姜黄 12g，槟榔 12g。每日 1 剂，浓煎，日服 1 次。

二诊（2017 年 4 月 10 日）：复查生化示谷草转氨酶 47.3U/L ↑，碱性磷酸酶 274U/L ↑，总胆红素 29.2μmol/L ↑，白蛋白 33.8g/L ↓。肝功能明显改善，双下肢浮肿改善，腹胀见松，舌淡胖、边有齿痕，苔薄偏黄，脉沉略数。效不更方，损益更进。原方去猪苓、泽泻、槟榔，加大腹皮 12g、芦根 12g、白茅根 12g、玉米须 12g、鳖甲 12g、炮山甲 12g。

三诊（2017 年 4 月 24 日）：复查生化示谷草转氨酶 43U/L ↑，碱性磷酸酶 163U/L ↑，总胆红素 29.2μmol/L ↑，白蛋白 37g/L ↓。肝功能接近正常，舌胖衬紫，苔薄偏黄，脉沉略数。上方去垂盆草、田基黄、姜黄，加黄芪 12g、莪术 12g、山药 12g、鸡内金 12g、大枣 12g。

患者服上方 14 剂后，诸症消失，病瘥。

按 肝硬化腹水属于中医学"鼓胀"范畴。《灵枢·水胀》所载"身皆大……色苍黄，腹筋起"，即指腹大如鼓、腹皮青筋暴露和面色苍黄。现代医学认为，肝硬化腹水是由病毒、血吸虫、酒精等各种原因引起的。中医学也有相应病因病机的记载。张介宾首次提出饮酒致鼓的理论："纵酒无节，多成水鼓。"《诸病源候论》认为本病与感染"水毒"有关："此由水毒气结聚于内，令腹渐大，动摇有声……名水蛊也。"喻昌在《医门法律·胀病论》中述："凡有癥瘕、积块、痞块，即是胀病之根。"鼓胀在临床上易反复发作，中西医应用大量利尿药物治疗后，患者易出现电解质紊乱、有效循环血容量不足等类似阴虚的表现，至后期逐渐发展为顽固性腹水，难以根治。因而，朱师治疗鼓胀时一般于利水之中酌加养阴之品，攻补兼施，从而使利水不伤阴。"血不利则为水"（《金匮要略》），"病血者未尝不病水，病水者亦未尝不病血也"（《血证论》）。肝硬化后的门静脉高压，导致胃肠道静脉血流滞缓，水液渗透入腹腔，而发为腹水。另外，并发的低蛋白血症也可诱发血液高凝状态，患者可出现类似血瘀的表现。因此，朱师针对该病的基本病机，活血法的应用始终贯彻整个治疗过程。"诸湿肿满，皆属于脾。"朱师在鼓胀的治疗中非常重视顾护脾气和脾阴。

本案中，初诊证属阴虚水停，故以生地黄统北沙参、麦冬、白芍等甘凉濡润之品以滋补阴液，同时以猪苓率茯苓、泽泻以利水消肿，佐以槟榔、泽兰、益母草利水之余兼顾行气活血。另外，本案患者生化指标显示肝酶和胆红素升高，故酌加垂盆草、田基黄、姜黄以保肝退黄，实属寒温之伍。二诊时，在主症减轻时去猪苓、泽泻、槟榔，同时白蛋白有所减少，故去猪苓、泽泻、槟榔等峻烈之品，加大腹皮、芦根、白茅根、玉米须、鳖甲、炮山甲，以求缓利水、重补阴之效。另外，现代药理学研究发现，鳖甲、炮山甲之类有升高血浆白蛋白和抗肿瘤的功效。三诊在患者肝功能恢复正常后去垂盆草、田基黄、姜黄，并加用黄芪、莪术、山药、鸡内金、大枣，标本兼顾之图愈显。黄芪健脾益气，然亦有虚不受补之虞，故配莪术行气活血，促进脏器循环和代谢，同时有防治肝纤维化的作用。山药气阴同补，配鸡内金消积聚、化饮食。

（王婷婷）

◎ 鼓胀案 2

蔡某，男，81 岁。初诊日期：2016 年 6 月 12 日。

患者反复腹胀伴下肢水肿 3 年余，加重 3 个月，伴双下肢水肿 3 个月，无心慌乏力，无明显腹痛。3 年前曾因腹部胀满就诊于我院消化科，诊断为酒精性肝硬化，予保肝、利尿、升白蛋白等对症治疗后症状好转出院。其间曾多次因反复腹胀住院治疗。5 月 28 日至我院消化科门诊查腹部 B 超示肝硬化，脾肿大，门脉高压，胆囊壁增厚毛糙，大量腹水。生化：总胆红素 38.4μmol/L ↑，白蛋白 36.7g/L ↓，钾 2.95mmol/L ↓。

刻诊：患者腹部膨隆、胀满不舒，胸闷不畅，面色苍黄，白睛黄染，小便短少，大便干结，舌胖大、边有齿痕，苔白滑，脉沉缓。

中医诊断： 鼓胀；辨证分型：水湿内停证。

西医诊断： 乙肝后肝硬化失代偿期伴腹水。

治以利水消肿。方拟五苓散加减。

处方：猪苓 15g，茯苓 15g，泽泻 15g，生白术 12g，桂枝 9g，车前子 15g，茵陈 15g，大黄 12g，枳实 12g，枳壳 12g，厚朴 12g，陈皮 6g，大枣 12g。每日 1 剂，浓煎，日服 1 次。

二诊（2016 年 6 月 26 日）：复查生化示总胆红素 22.3μmol/L↑，白蛋白 34.9g/L↓，钾 3.15mmol/L↓。患者双下肢浮肿明显消退，腹胀得缓，胸闷得畅，二便得调，神疲乏力，口干渴，舌淡微胖，苔薄白，脉沉细。证属"鼓胀阴虚水停证"。效不更方，损益更进。原方去白术、桂枝、大黄，加鳖甲 15g、党参 12g、北沙参 30g。

三诊（2016 年 7 月 10 日）：复查生化示总胆红素 17.1μmol/L↑，白蛋白 38.1g/L↓，血钾正常。腹部稍有胀感，胃脘痞满，稍感乏力，口微渴，胃纳减，二便调，舌淡微胖，苔薄白，脉缓。证属"鼓胀中焦湿阻"，以运脾化湿、理气除满为治则。

拟方：苏梗 12g，半夏 12g，白术 15g，茯苓 12g，生姜 3g，枳壳 15g，芦根 12g，白茅根 12g，黄芪 15g，莪术 9g，北沙参 15g，麦冬 12g，焦楂曲 12g，大腹皮 20g，陈皮 6g，大枣 12g。

患者服上方 14 剂后，诸症消失，病瘥。

（按）本案中，初诊时患者以腹部膨隆、双下肢浮肿，胀满不舒为主症，同时 B 超提示腹腔存在大量腹水，故辨证为水湿内停证，并以猪苓、茯苓、泽泻、生白术、桂枝、车前子等利水消肿；同时患者还合并胆囊壁毛糙，胆红素异常，面目黄染，大便干结，故以茵陈、大黄、枳实、厚朴通便退黄。二诊时，患者腹水和黄疸逐渐消退的同时，出现了乏力、口渴等气阴两虚的表现，故去白术、桂枝、大黄伤津之品，酌加鳖甲、党参、北沙参清补气阴。三诊时，主症转为胃脘痞满不适，以苏梗芳香运脾以化湿，半夏、陈皮、白术、茯苓健脾燥湿，芦根、白茅根利水不伤阴，黄芪配莪术补而不滞，佐以北沙参、麦冬补养阴液，大腹皮行气除胀。

（王婷婷）

◎ **鼓胀案 3**

马某，女，72 岁。初诊日期：2016 年 5 月 2 日。

患者反复腹胀伴乏力月余，加重 1 周。患者 1 个月前无明显诱因出现腹胀、乏力，当时未予重视，1 周前自觉腹胀加重，乏力，自服奥克（奥美拉唑肠溶胶囊）后未见明显改善，遂就诊于我院消化科门诊。追问病史：患者 2015 年 11 月曾因上消化道出血就诊于外院，查胃镜提示萎缩性胃炎伴糜烂、食管 - 胃底静脉重度曲张，乙肝两对半示 HBsAg（+）、HBeAb（+）、HBcAb（+），乙肝病毒定量小于 0.5E3，诊断为"肝硬化失代偿期伴上消化道出血"，予止血、抑酸等对症治疗后好转出院。后反复因纳差乏力于当地社区卫生中心诊治。2016 年 4 月 27 日查腹部超声提示肝硬化、门静脉增宽、脐静脉重开、脾肿大、脾静脉增宽，胆囊炎伴沉积物。胸腹水超声示双侧胸腔未见积液、腹腔微量积液。门脉系统超声示门静脉增宽并流速减低，考虑门脉高压。生化示谷草转氨酶 85U/L ↑，碱性磷酸酶 641U/L ↑，γ- 谷氨酰转移酶 472U/L ↑，总胆红素 27.4μmol/L ↑，结合胆红素 21.1μmol/L ↑，白蛋白 32.8g/L ↓。

刻诊：患者神清，精神尚可，乏力明显，时有腹胀嗳气，头晕，大便日行 3 ~ 4 次、色黄不成形，小便可，纳差，夜寐尚安，舌淡苔白腻，脉濡细。

中医诊断： 鼓胀；辨证分型：脾虚湿蕴证。

西医诊断： 肝硬化腹水（失代偿期）。

治以健脾消食，化湿止泻。方拟香砂六君子汤加减。

处方：苏梗 12g，姜半夏 9g，炒白术 15g，白芍 15g，茯苓 15g，枳壳 12g，生姜 3g，煅瓦楞 30g，赤石脂 30g，柴胡 9g，醋延胡索 9g，马鞭草 15g，田基黄 15g，郁金 12g，茵陈 15g，生地黄 12g，熟地黄 12g，太子参 15g，焦栀子 9g，焦山楂 12g，焦神曲 12g，陈皮 6g，木香 12g，砂仁 3g。每日 1 剂，浓煎，日服 1 次。

二诊（2016 年 5 月 16 日）：复查生化示谷草转氨酶 67U/L ↑，碱性磷酸酶 563U/L ↑，γ- 谷氨酰转移酶 301U/L ↑，总胆红素 22.7μmol/L ↑，结合胆红素 16.3μmol/L ↑，白蛋白 32.8g/L ↓。血常规示白细胞计数 2.3×10^9/L ↓，红细胞计数 2.42×10^{12}/L ↓，血红蛋白 76g/L ↓，MCV

98.3fl ↑，MCH 31.5pg ↑，MCHC 320g/L ↓，血小板计数 58×10⁹/L ↓，淋巴细胞计数 0.5×10⁹/L ↓，嗜中性粒细胞计数 1.6×10⁹/L ↓。电解质正常。

刻下：患者嗳气稍减，胃纳渐进，大便日行 2～3 次，微溏，乏力头晕无明显改善，夜寐尚安，舌淡苔白腻，脉细。效不更方，损益更进。原方加枸杞子 12g、菟丝子 12g、黄精 15g、当归 9g。

三诊（2016 年 5 月 30 日）：患者诸症皆减，大便日 2 次，质软，舌淡苔薄白，脉细。效不更方，损益更进。原方去太子参，加黄芪 15g、山药 30g。

患者服上方 14 剂后，诸症消失，病情稳定。

按 本案初诊时患者以腹胀伴乏力为主症，头晕、腹泻为兼症，B 超提示肝硬化、脾功能亢进、腹水，生化提示明显肝功能异常伴黄疸，血常规提示全血减少，结合患者既往上消化道出血病史，故辨证为脾虚湿蕴证。以太子参健脾益气；苏梗、半夏、陈皮、白术、茯苓健脾渗湿；木香、砂仁芳香醒脾，燥湿止泻；马鞭草、田基黄、郁金、茵陈清热解毒，利胆退黄，保肝降酶；山楂、神曲助消食。二诊时，患者复查生化显示肝功能好转，黄疸消退，腹胀嗳气腹泻等消化不良症状明显改善，而乏力头晕无明显好转，结合辅助检查，考虑脾功能亢进，加之慢性失血导致全血细胞减少，但此时患者可能存在虚不受补的情况，故酌加枸杞子、菟丝子、黄精、当归等清补之品，以助生血而无滋腻碍胃之嫌。三诊时，患者诸症好转，加黄芪、山药益气生血、健脾止泻，以巩固疗效。

（王婷婷）

◎ **鼓胀案 4**

俞某，女，85 岁。初诊日期：2014 年 4 月 1 日。

患者反复腹胀 3 年，加重 1 周。患者 3 年前曾因胃脘痞闷伴纳差于外院消化科就诊，诊断为胆汁淤积性肝硬化，口服熊去氧胆酸、郁茵利胆颗粒后症状得减。后因反复腹胀于当地社区卫生中心诊治。1 周前，患者自觉腹胀加重，至外院查腹部超声示肝硬化，脾稍大，胆囊壁毛糙，胆总管扩张；查胸腹水 B 超示腹水（＋）；查生化示谷草转氨酶 155U/L ↑，谷丙转氨酶 61U/L ↑，碱性磷酸酶 176U/L ↑，γ- 谷氨酰转移酶 135U/L ↑，总胆红素 46.6μmol/L ↑，结合胆红素 15.8μmol/L ↑，钾 3.07mmol/L ↓，钠 147mmol/L ↑。经外院保肝利尿等对症治疗后未见明显缓解。

刻诊：患者面目苍黄，脘腹胀满，右胁疼痛，连及背脊，胃纳少，口干苦，小便短少，大便干结，2 日一行，夜寐尚安，舌淡苔白腻，脉细弱。

中医诊断：鼓胀；辨证分型：肝脾两虚、湿热瘀互结证。

西医诊断：肝硬化腹水（失代偿期）。

治以疏肝理气，健脾利水除满。

处方：苏梗 12g，半夏 9g，生白术 15g，茯苓 15g，枳实壳各 12g，柴胡 9g，延胡索 12g，生熟地黄各 12g，当归 9g，赤白芍各 12g，郁金 12g，茵陈 15g，田基黄 15g，垂盆草 15g，鸡骨草 15g，焦楂曲各 12g，车前子草各 15g，赤小豆 30g，北沙参 30g，厚朴 12g，大枣 12g。每日 1 剂，浓煎，日服 1 次。

二诊（2014 年 4 月 15 日）：复查胸腹水 B 超示腹腔微量积液；复查生化示谷草转氨酶 77U/L ↑，谷丙转氨酶 45U/L ↑，碱性磷酸酶 139U/L ↑，γ- 谷氨酰转移酶 104U/L ↑，总胆红素 18.7μmol/L ↑，结合胆红素 9.1μmol/L ↑，钾 3.15mmol/L ↓。肝功能明显好转，脘腹胀满和胆区痛较前缓解，口干苦明显好转，小便自利，大便质软、日一行，仍感乏力胸闷，舌淡苔白腻，脉细。上方去茵陈，加党参 15g、丹参 15g。

三诊（2014 年 4 月 29 日）：复查生化示谷草转氨酶 44U/L ↑，碱性磷酸酶 117U/L ↑，γ- 谷氨酰转移酶 95U/L ↑，钾 3.47mmol/L ↓。肝功能几近正常，脘腹胀满和胆区痛明显减轻，胸闷乏力稍减，二便调，舌淡苔白腻，脉细。上方去田基黄、垂盆草、鸡骨草、车前子草，加黄芪 15g、鸡内金 15g。

患者服上方 14 剂后，诸症消失，病情稳定。

按 初诊时患者以反复腹胀为主症，B 超提示肝硬化伴腹水，生化提示明显肝功能异常伴黄疸，考虑患者病程较久，高年体虚，病证虚实夹杂，故辨证为肝脾两虚、湿热瘀互结证。以苏梗、半夏、白术、茯苓健脾渗湿；车前子草、赤小豆配生熟地黄、北沙参利水不伤阴；郁金、茵陈、田基黄、垂盆草、鸡骨草清热解毒，利胆退黄，保肝降酶；当归、赤白芍、柴延胡柔肝疏肝，活血止痛。二诊时，患者腹水消减，肝功能也有明显好转，但觉胸闷乏力，故酌加党丹参以益气活血。三诊时，患者诸症好转，苦寒过用有败胃伤脾之嫌，故加黄芪、鸡内金健脾消积，巩固疗效。

（王婷婷）

癥瘕案

◎ 癥瘕案 1

郁某，女，67 岁。初诊日期：2017 年 11 月 16 日。

患者 5 年前因上腹隐痛伴反酸于当地医院行胃镜检查诊断为胃癌，随后行胃癌根治术。术后病理示腺癌，浸透肌层达浆膜，淋巴结 1/10。术后恢复一般，反酸烧心时有，在当地医院中西医结合治疗后，胃镜示慢性残胃炎，病理示（吻合口）中度慢性浅表性胃炎，但症状仍反复。遂求诊于朱师。

刻诊：患者反酸烧心明显，时有上腹隐痛伴胃胀，食后更甚，胃纳不佳，偶有胸闷心悸，头晕耳鸣，大小便尚调，夜间容易盗汗，夜不入寐乏力。舌淡，苔薄白，脉细弦。

中医诊断：癥瘕；辨证分型：脾胃两虚，肝胃不和。

西医诊断：胃癌术后，慢性残胃炎。

治以健脾益气，疏肝和胃。

处方：旋覆梗 12g，代赭石 15g，黄连 3g，吴茱萸 3g，生姜 3g，炒白术 15g，炒白芍 15g，茯苓 15g，煅瓦楞子 30g，珍珠母 15g，柴胡 9g，延胡索 9g，香附 12g，生地黄 12g，熟地黄 12g，炒知母 9g，炒黄柏 9g，焦栀子 9g，砂仁 3g，白豆蔻 3g，厚朴 12g，半夏 12g，陈皮 6g。14 剂，水煎，每天 2 次，饭后半小时服用。

二诊（2017 年 11 月 30 日）：患者服上方后，反酸烧心较前明显好转，夜间盗汗基本消失。朱师于原方基础上减去知母、黄柏，加蒲公英 15g、八月札 12g，继服 14 剂。

此后患者每月复诊1次，处方初期疏肝健脾、降逆和胃，兼以滋阴清热，随后逐渐加以扶正顾本及抗肿瘤之品。诸症逐渐好转。

按 该患者年逾六旬，术后体质较差，长期应用中药治疗。术后损伤正气，脾胃失和，故以炒白术、茯苓、砂仁、白豆蔻等健脾益气；土虚木乘，致中焦气机升降失司，气逆而上，予旋覆梗、代赭石仿旋覆代赭汤降逆和胃；半夏、厚朴、陈皮和胃消痞，黄连、吴茱萸仿左金丸泄肝清热，焦栀子加强清肝功效，柴胡、延胡索、香附疏肝理气，白芍、生地黄、熟地黄养阴柔肝；生姜一方面顾护胃气，防止寒凉之药的损伤，另一方面则升腾胃气，以达"保胃气、存津液"的目的。二诊辅以蒲公英、八月札抗癌解毒。

（张　宇）

◎ 癥瘕案2

龚某，女，54岁。初诊日期：2017年3月2日。

患者4个月前因反复左中腹疼痛伴间断性排便不规律于上海某医院住院治疗，结肠镜示横结肠占位。活检病理示腺癌。2016年12月于该院行手术治疗。术后病理示横结肠中分化腺癌。术后予抗感染、止血、补液等对症治疗，未行放化疗。术后患者反酸、纳差持续不减，经好友推荐求诊于朱师。

刻诊：患者面色少华，神疲乏力，呃逆反酸，偶有腹痛，胃纳不振，排便不规律，时干时稀，肛门下坠感，小便调，夜不入寐。舌淡苔白略腻，脉细弱。

中医诊断：癥瘕；辨证分型：脾肾不足，气阴两虚。

西医诊断：结肠癌术后。

治以健脾补肾，益气养阴。

处方：苏梗12g，半夏9g，炒白术15g，炒白芍15g，茯苓15g，黄连3g，吴茱萸3g，煅瓦楞30g，党参15g，北沙参15g，山药15g，生地黄12g，熟地黄12g，砂仁3g，木香12g，黄芩15g，红藤15g，陈皮6g，川芎9g，首乌藤15g，生姜3g。14剂，水煎，每天2次，饭后半小时服用。

二诊（2016 年 3 月 16 日）：服药后，患者呃逆反酸明显减轻，胃纳不佳，大便偏稀，余症如前。上方去生地黄，加黄芪 12g、芡实 15g、石榴皮 12g、焦山楂 12g。

三诊（2016 年 3 月 30 日）：患者呃逆反酸较前进一步减轻，大便仍偏溏，余症如前。原方加焦六曲 12g、白扁豆 9g。

四诊（2016 年 4 月 13 日）：患者服药后，精神体力明显好转，呃逆反酸明显改善，胃纳渐佳，大便成形，舌质稍变淡，脉如前。守方服用 2 周。

后调整治疗月余，诸症改善。

（按）朱师认为，患者女性，年逾五旬，先天之本已亏，癌毒居人体，耗气伤阴，气阴两虚。又加之手术，后天之本受损，故见面色少华、神疲乏力。《黄帝内经》云："中焦如沤。"脾以升，胃以降，升清降浊，则气机调畅，然毒热聚于中焦，气机阻滞，纳呆腹胀；升降失常，浊气上逆，见呃逆反酸；"大肠者，传道之官，变化出焉"，浊气下泄，大肠传导失司，则或泄或秘。初诊以健脾助运而补后天，养阴益肾而养先天。二诊胃纳不佳，去生地黄以防碍胃，加焦山楂助消化；大便偏稀，肛门坠胀，予黄芪补气升提，石榴皮、芡实涩肠。三诊因大便仍偏溏，加白扁豆利湿健脾止泻，佐神曲护胃和中。三诊药后，诸症明显改善。

（张　宇）

附：胸痹案

俞某，女，56 岁。初诊日期：2017 年 12 月 9 日。

患者胸前区痛 2 个月余，背脊痛。2017 年 12 月 1 日胃镜检查示贲门术后改变，浅表性胃炎。病理示慢性炎症（++），Hp 阴性。心电图示房室传导阻滞。

刻诊：胸痛，胸闷，有时泛酸，胃纳少，嗳气，大便每日 1 ~ 2 次，胃部怕冷，脉细，苔薄。

中医诊断：胸痹；辨证分型：气血瘀阻。

西医诊断：贲门术后改变。

治以活血化瘀，理气止痛。

处方：瓜蒌皮 12g，半夏 9g，川芎 9g，香附 12g，黄连 3g，吴茱萸 3g，生姜 3g，煅瓦楞 30g，柴胡 9g，延胡索 9g，当归 9g，赤芍 12g，白芍 12g，党参 12g，丹参 12g，枳壳 12g，桂枝 6g，陈皮 6g，黄芩 12g。14 剂，每日 1 剂，水煎，早晚分服。

二诊（2017 年 12 月 23 日）：经治疗，胸痛、背痛明显改善。泛酸已少，纳可，有时反胃，大便调，胃部怕冷，胸闷，乏力。脉细，苔薄。上方加川朴 9g。14 剂，每日 1 剂，水煎，早晚分服。

三诊（2018 年 1 月 27 日）：服上药后，症状已全部消除，脉细，苔薄。予上方 14 剂，每日 1 剂，水煎，早晚分服。

患者服上方 14 剂后，诸症消失，病瘥。

按 疼痛当胸而发，是为胸痹。世人多将胸痹与冠心病简单等同，此误也。此患者有贲门术后、房室传导阻滞病史，有泛酸、胸痛症状，断此人有胃食管反流性胸痛的可能，不排除心源性胸痛可能。胃食管反流性胸痛是非心源性胸痛的重要病因，临床上切不可忽视。

《金匮要略》有云"阳微阴弦，即胸痹而痛……所以胸痹、心痛者，以其阴弦故也"。胸痹之证，无非本虚标实而已。气滞、痰浊、瘀血、寒邪阻滞，遂成阴弦之象，蒙蔽胸中阳气，不得宣通，故成胸痹。胸阳宜通不宜蔽，故蠲除"阴弦"即是扶助胸阳。阳气宣通周流，胸痹自除。方中瓜蒌皮、半夏滑利豁痰；川芎、香附、柴胡、延胡索、归芍、丹参行气活血；妙在桂枝一味，色赤入血分，且温且通，通利血脉，为诸药向导，故《本经疏证》明言"桂枝色赤，条理纵横，宛如经脉系络，色赤属心，纵横通脉络，故能利关节、温经通脉，此其体也"。再佐以连、萸、姜、参等药，胸胃同治，则有立竿之效。

（郭召平　周秉舵）

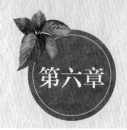

第六章 医话医论

胃食管反流病辨治十法

胃食管反流病（GERD）是指胃或十二指肠内容物反流而引起食管黏膜组织的炎性反应或糜烂，甚至溃疡和纤维化等。烧心和反流是最常见的症状，同时伴有胸痛、泛酸、上腹烧灼感、嗳气、咳嗽、咽喉不适等症状。根据食管黏膜糜烂及溃疡程度，可分为糜烂性食管炎和非糜烂性食管炎。GERD 甚至可导致食管狭窄、巴雷特（Barrett）食管及食管腺癌等，是一种临床常见病和高发病，以中老年人多见。根据主要症状及病位、病因病机，胃食管反流病归属于中医"吐酸""食管瘅"范畴。

朱师业医四十余载，对胃食管反流病的诊治可谓匠心独具，以十法辨治，提纲挈领，疗效卓著。

（一）病机特点

胃失和降、胃气上逆为胃食管反流病的基本病机。肝胆失于疏泄，脾失健运，胃失和降，肺失宣肃，胃气上逆，上犯食管，导致本病的一系列临床症状。禀赋不足、脾胃虚弱为胃食管反流病的发病基础。土虚木乘或木郁土壅，致木气恣横无制，肝木乘克脾土，胆木逆克胃土，导致肝胃、肝脾或胆胃不和；气郁日久，化火生酸，肝胆邪热犯及脾胃，脾气当升不升，胃气当降不降，肝不随脾升，胆不随胃降，以致胃气挟火热上逆；肝火上炎侮肺，克伐肺金，消灼津液，肺失肃降而咳逆上气，气机不利，痰气郁阻胸膈；病程日久，气病及血，则因虚致瘀，或气滞血瘀。本病病理因素有虚实两端，属实的病理因素为痰、热、湿、郁、气、瘀，属虚者责之于脾。本病的病机特点可概括为：一为逆，二为热，三为郁。

（二）病机转化

初病以实热为主，湿、痰、食、热互结导致气机升降失调，胃气挟酸上逆；久病火热之邪，耗津伤阴，虚火上逆，因实而致虚。初病在气，脾胃气郁失其升降，肝气郁失其条达，肺气郁失其宣肃，大肠气郁失其通导；气郁迁延，由气滞而血瘀，气虚而致瘀，或气郁久而化热，耗伤阴血，津枯血燥而致瘀，则气病及血。禀赋不足，素体亏虚，久病迁延，耗伤正气，均可引起脾胃虚弱，运化失常，浊气内生，气逆、食滞、火郁、痰凝、湿阻、血瘀相兼为病，因虚而致实。

（三）十法辨治

本病多虚实错杂，症状丛生。朱师提出"调气为先、燮理脏腑、兼赅六郁、不忘和胃"的治疗大法，具体分为通降和胃、疏肝和胃、清化胆热、理气化痰、活血化瘀、健脾和胃、清化湿热、辛开苦降、调气通下、行气解郁十法，遣方用药，随症加减，使症情改善，功能得复，传化有序。

1. **通降和胃法** 胃食管反流病的病位在食管，功能上为胃气所主，亦为传化之腑；基本病机是胃失和降，胃气上逆。《温热经纬》云："盖胃以通降为用。"《临证指南医案》亦指出："腑病以通为补。"

胃气上逆证主要证候：嗳气、呃逆，胸脘灼痛，胃脘痞满，恶心欲吐，常吐涎沫，大便不畅等，舌淡红，苔薄白，脉弦。

治疗多以通降和胃为主，治以旋覆代赭汤加减。常用药物：旋覆梗、代赭石、半夏、生姜、党参、白术、川连、吴茱萸、柴胡、枳壳、甘草等。

随症加减：泛酸加煅瓦楞、乌贼骨，饮食不化加山楂炭、六神曲，肝气不舒加香附、佛手，腑气不通加厚朴、枳实，夜寐不安加川芎、夜交藤。

2. **疏肝和胃法** 胃食管反流病患者多见肝气怫郁、情志不舒，加之饮食不节、嗜食辛辣，可成肝胃郁热之证。如林珮琴所云："相火附木，木郁则化火，为吞酸胁痛。"临证可见泛酸，胸骨后或剑突下烧灼感伴疼痛，进食热、酸、辣等刺激性食物时加重，胁肋胀痛，胃脘灼痛，口苦口干，大便秘结，小便短赤，舌质红、苔薄黄，脉弦数。治以疏肝和胃、泄热降逆，以柴胡疏肝散合左金丸加减治之，常用药物有柴胡、枳壳、炒白芍、牡丹皮、焦栀子、香附、旋覆花、代赭石、黄连、吴茱萸、甘草等。

随症加减：两胁胀痛者，加延胡索、川楝子以清泻肝热，理气止痛；胀闷嗳气者，加青皮、佛手以理气消胀；大便秘结者，加虎杖、全瓜蒌，可改枳壳为枳实以通腑降气；失眠多梦者，加合欢皮、夜交藤以柔肝安神；头昏目胀者，加夏枯草、珍珠母以平肝泻热；咽喉疼痛，火热上攻而伤阴者，加连翘、玄参以解毒利咽，养阴散结。

3. **清化胆热法**　胆附于肝之短叶间，内贮藏胆汁，为肝之余气所化生。《灵枢》云："邪在胆，逆在胃，胆液泄则口苦，胃气逆则呕苦。"胆气以降为顺，若胆气不利，气机上逆，邪热上犯，可出现口苦、呕吐黄绿苦水，成胆热上逆之证。临证可见口苦咽干，烧心，胁肋胀痛，胸背痛，反酸、嗳气或反食，心烦失眠，易饥，舌红，苔黄腻，脉弦滑。治以清化胆热、和胃降逆，以小柴胡汤合温胆汤或化肝煎加减。常用药物：柴胡、焦栀子、黄芩、半夏、当归、白术、白芍、枳壳、竹茹、旋覆花、代赭石、陈皮、甘草。

随症加减：口苦甚，加茵陈、郁金清利胆热；口干，加北沙参、麦冬养阴生津；泛酸，加吴茱萸、黄连以清肝泻火、制酸降逆；胸闷胀痛，加香附、川芎以理气活血宽胸。

4. **理气化痰法**　《诸病源候论》云："咽中如有炙肉脔者，此是胸膈痰结，与气相搏，逆上咽喉之间结聚，状如炙肉之脔也。"《太平圣惠方》又云："亦有愁忧思虑，五脏气逆，胸膈痰结，则喉中如哽。"其病机可概括为情志怫郁，气机不畅，肺胃宣降失常，聚液为痰，痰与气搏结阻于咽，终成痰气互结之证。临证可见咽喉不适如有痰阻，胸膺不适，嗳气或反流，吞咽困难，声音嘶哑，半夜呛咳，舌苔白腻，脉弦滑。治以理气化痰，以半夏厚朴汤加减。常用药物：半夏、厚朴、茯苓、藿香梗、紫苏梗、枳壳、旋覆花、代赭石、香附、太子参、生姜、大枣、甘草等。

随症加减：痰热内盛者，加黄芩、桑叶皮清化痰热；咽肿声嘶者，加凤凰衣、玉蝴蝶清火肃肺、利咽开音；咽喉疼痛明显者，加玄参、浙贝母散结利咽；半夜呛咳者，加黄连、吴茱萸和胃制酸，从胃治咳。脾虚者，加白术、茯苓，运脾化湿以绝生痰之源；痰气互结者，酌加苏子、白芥子、莱菔子，降气豁痰散结。

5. **活血化瘀法**　胃食管反流病迁延日久，可由气滞、气虚而致瘀，或郁久化热，耗伤阴血，津枯血燥而致瘀。所谓"久病必瘀"，瘀血阻络证见矣。临床常表现为胸骨后灼痛或刺痛，后背痛，呕血或黑便，烧心，反酸，嗳气或反食，胃脘刺痛，舌质紫暗或有瘀斑，脉涩。宗《黄帝内经》"疏其血气，令其调达，而致和平"之大法，治以活血化瘀、行气止痛、和胃降逆，以血府逐瘀汤加减。常用药物：乳香、没药、桃仁、当归、生地黄、川芎、赤芍、柴胡、枳壳、甘草。

随症加减：胸痛明显者，加党丹参；瘀热互结而反酸者，加浙贝母、乌贼骨；血虚津亏者，加熟地黄、白芍养血润燥；呕血黑便者，加参三七粉、白及、仙鹤草；胃脘隐痛，兼有腹胀者，加八月札、莪术，以理气解郁，散瘀止痛。

6. 健脾和胃法 脾居中焦，体阴而用阳，喜燥而恶湿，主运化水谷，输布精微，其气升则健；胃体阳而用阴，喜润而恶燥，主受纳腐熟水谷，其气降则和。正如叶桂《临证指南医案》所说："脾宜升则健，胃宜降则和。……太阴湿土，得阳始运；阳明阳土，得阴始安。"若因禀赋素虚，或因思虑过度耗伤脾气；或因恣食生冷瓜果，寒邪损伤脾阳；或因偏啖肥甘，喜好辛辣之品等，损伤脾胃，从而导致脾胃升降失司，而成中虚气逆证。临证多见泛酸、泛吐清水，胃脘冷痛，胃痞胀满，纳谷不振，嗳气频频，神疲乏力，大便溏薄，舌淡苔薄，脉细。治以健脾和胃为主，以旋覆代赭汤合六君子汤加减。常用药物：旋覆梗、代赭石、党参、白术、白芍、茯苓、陈皮、半夏、生姜、黄连、吴茱萸、甘草等。

随症加减：大便溏薄者，加山药、白扁豆、炒防风以健脾化湿止泻；纳谷欠馨者，加焦神曲、山楂炭、炒谷芽、炒麦芽以健胃消食；胃脘胀满者，加枳壳、厚朴以理气消胀；脾阴虚者，加黄精、玉竹。

7. 清化湿热法 气机郁滞，水湿不化，郁而化火；或由于素体虚弱，饮食劳倦伤脾，脾虚湿滞，蕴久化热，湿热留恋，浊阴不降，湿热浊邪上犯，胃气反逆，成湿热内蕴证。临证见餐后反酸，饱胀，胃脘灼痛，胸闷不舒，不欲饮食，身倦乏力，大便溏滞，舌淡或红，苔黄腻，脉滑数。治以清化湿热，以清中汤合三仁汤加减。常用药物：藿香梗、苏梗、薏苡仁、白豆蔻、砂仁、黄连、黄芩、焦栀子、半夏、陈皮、茯苓、甘草等。

随症加减：大便溏薄者，加炒白术、山药、黄柏；胃脘灼痛甚者，加吴茱萸、煅瓦楞、乌贼骨；舌苔黄腻难去者，加扁豆衣。

8. 辛开苦降法 胃食管反流病多因嗜食烟酒及辛甘肥腻，或劳累过度，日久湿邪内伤，脾胃失运，中气不和。脾气不升则寒从内生，脾病多为虚证，亦为"寒化"之基础；胃气不降则热从内起，胃病多为实证，常为"热化"之基础。当喜燥恶湿之脾与喜润恶燥之胃，两者同病，则为寒热错杂之证。临证见呕吐恶心，胃脘痞满隐痛，口苦，嘈杂，渴不欲饮，大便不实，舌质偏淡、苔薄黄，脉弦细或弦滑。治以辛开苦降、平调寒热，以半夏泻心汤加减。常用药物：清半夏、黄芩、黄连、党参、白术、白芍、桂枝、生姜、枳壳、陈皮等。

随症加减：大便溏稀，加白扁豆、山药；气短乏力，加党参、太子参；腹胀明显，加大腹皮、厚朴；便秘，加虎杖、枳实。

9. 调气通下法 "气有余便是火。"胃食管反流病患者多见肝气怫郁、情志不舒，日久气郁化火；或饮食不节、嗜食辛辣，化火生热，胃失通降、肠失传导，变化不行，糟粕留滞，郁热上犯，成肠胃郁热证。临证可见大便秘结，泛酸，胸骨后疼痛，胃脘灼痛，口苦口干，小溲赤，睡眠欠安，舌质红、苔薄黄，脉弦数。治以调气通下，以小承气汤加减。常用药物：藿香梗、苏梗、半夏、白术、枳实、厚朴、黄连、吴茱萸、虎杖、大腹皮、决明子等。

随症加减：津亏肠燥者，加玄参、麦冬、生地黄以增液通下；血虚肠燥者，加当归、熟地黄以滋养阴血；肺气不降者，加紫菀、杏仁宣肃肺气，开天气以通地道；腹胀不适者，加川朴、枳壳行气除胀。疗效不显者，加全瓜蒌、望江南以润肠、清肝通便。

10. 行气解郁法 胃食管反流病的病机多以气郁为先。脾胃气郁而失其升降，肝气郁而失其条达，肺气郁而失其宣肃，升降失常，津不化气，痰浊内盛，成气郁痰阻证。临床可表现胸膺部胀闷不舒，呕恶痰涎，嗳气频频，泛酸，胁肋作胀、每因情志抑郁而发，胃脘痞满，大便滞而不畅、秘而不行，舌淡苔薄，脉弦滑。治以行气解郁、和胃化痰，以越鞠丸加减。常用药物：柴胡、川芎、香附、苍术、焦栀子、六神曲、茯苓、枳壳、砂仁等。

随症加减：胁肋胀痛、刺痛者，加延胡索、川楝子活血行气止痛；胃纳不馨者，加鸡内金、谷麦芽、焦六曲；痰涎壅盛者，加陈皮、半夏健脾化痰散结；情志忧郁、烦闷者，加淮小麦、大枣。

（四）小结

胃食管反流病的治疗需辨证准确，着眼于通和降，即通降和胃、通达肝气、宣通肺气、调畅气血、疏其壅塞、消其郁滞等。鉴于病因病机的复杂性和变化，任何一种疾病的治疗绝不是一法一方所能万全的，我们运用治法时要诸法配合使用，还要权衡主次轻重，唯有这样才能做到"圆机活法"，灵活施治。

（王宏伟）

慢性胃炎辨治以虚实为纲

慢性胃炎（chronic gastritis，CG）是临床最常见的消化系统疾病之一，有发病率高、病情缠绵难愈的特点。西医治疗以抑酸、护胃、促进胃肠动力为主，有疗效不好、复发率高的特点，而中药直接作用于胃黏膜，临床疗效好。慢性胃炎临床表现为胃脘痞满不适，胃脘疼痛，因此属于中医"胃痞""胃脘痛"等范畴。朱师提倡在临证中以虚实为纲来辨治慢性胃炎，执简驭繁，纲举目张。

（一）以虚实为纲能准确把握慢性胃炎的疾病本质

虚实辨证是八纲辨证之一，另有阴阳、表里、寒热辨证。以虚实为纲来辨证能准确把握慢性胃炎的疾病本质。

1. **以虚实为纲能反映胃肠生理功能**　《灵枢·平人绝谷》曰："胃满则肠虚，肠满则胃虚，更虚更满，故气得上下，五脏安定，血脉和利，精神乃居，故神者，水谷之精气也。"指出饮食入胃后，经过胃的消化腐熟，传导至小肠，经过小肠的泌别清浊，传导至大肠，经大肠的传化糟粕，排出体外。消化系统的生理功能体现在胃肠的"更虚更实"，而慢性胃炎本身就是胃肠疾病的一种，胃的生理功能必须符合"更虚更实"的生理功能，才能虚实平允而不发病。当胃的"更虚更实"功能出现损害，则出现脘痞胃痛、腹胀便秘等实的症状，也出现纳弱、腹泻等虚的表现。因此，CG 的辨治以虚实为纲符合胃肠的生理功能特点。

2. 以虚实为纲能反映慢性胃炎的病因病机特点　《素问·通评虚实论》曰："邪气盛则实，精气夺则虚。"指出"邪气盛"和"精气夺"是产生虚实的病机关键，揭示了虚实辨证的本质。实指邪气实，为标实；虚指正气虚，为本虚。慢性胃炎辨治以虚实为纲能反映其病因病机特点。CG 的病因病机主要可概括为三方面：一是六淫侵袭，损伤脾胃，脾胃气虚；脾虚不运，湿邪内阻；郁久化热，而成脾胃湿热。二是七情内伤，致肝失疏泄，肝郁气滞；气郁化火，肝火犯胃而成肝胃郁热；郁热日久而成胃阴虚、脾阴虚或气阴两伤。气虚或气滞又致气虚血瘀或气滞血瘀。三是"饮食自倍，脾胃乃伤"，饮食不洁，食积停滞。其病机主要是胃气虚、脾气虚、胃阴虚、脾阴虚。虚证与实证在慢性胃炎发生发展过程中可以相互转化，出现因虚致实、因实致虚、虚实夹杂（本虚标实）等病机。

因此，朱师认为慢性胃炎是以脾胃功能不足为本，气滞、血瘀、湿阻、食积为标的本虚标实之疾。同时，气滞所致郁热，湿阻所致湿热也是标实。以虚实为纲能反映其病因病机特点。

（二）以虚实为纲能准确把握慢性胃炎的辨治要诀

慢性胃炎的病机特点可以虚实为纲，因此辨证时分清脾气虚、脾阴虚、胃气虚、胃阴虚所属，分清气滞、血瘀、湿阻、食积所在，非常关键。中医学的精髓是辨证论治和整体观念，精准辨证是良好临床疗效的关键所在。CG 的病因病机以虚实为纲，辨证以虚实为纲，故辨证施治以虚实为纲。

朱师曰："实者，功能亢进者，审证求因，益抑之调之；虚者，功能不足者，治病求本，益健之养之。"即为《黄帝内经》之"实则泻之，虚则补之"。指出对 CG 的辨证要以虚实为纲，首分虚实，实者，辨清气滞（包括郁热）、血瘀、湿阻（包括湿热）、食积，治疗上通过疏肝理气（理气清热）、活血化瘀、宣化湿邪（清热化湿）、消食和胃以"抑之调之"；虚者，辨清脾气虚、胃气虚之异，脾阴虚、胃阴虚之异，治疗上通过健脾益气、养阴和胃以"健之养之"。

1. 实证辨治要点

（1）**气滞证辨治要点：**气滞者多有两胁攻撑作痛，胀满不适，胸闷嗳气，喜长叹息，遇烦恼郁怒则症情加重，苔薄，脉弦之证候，治以疏肝理气，常予柴胡、延胡索、川楝子、陈皮、白芍、川芎、枳壳、厚朴、佛手等。用药上注重"平正轻灵"，不可一味辛香理气。郁久化热，肝胃郁热者，常有泛酸、嘈杂、口干、口苦，舌红苔黄，脉弦数之证候，加用泄热和胃之黄连、吴茱萸，制酸护胃之煅瓦楞、乌贼骨，清热生津之知母、黄柏。

（2）**血瘀证辨治要点：**血瘀者多有胃脘痛有定处，痛有针刺感，舌质紫暗，脉涩或沉弦之证候，治以活血化瘀、理气消癥，常予丹参、桃仁、乳香、没药、赤芍、当归、八月札等。用药上因"气为血帅、血为气母"而酌加气药，气虚而血瘀加用补气药，如党参，合丹参为药对以补气活血；气滞血瘀加用延胡索、川楝子，行气化瘀止痛。

（3）**湿阻证辨治要点：**湿阻者多有脘腹痞满，闷塞不舒，头晕目眩，身重如裹，肢体困倦，口淡不渴，大便黏滞不爽，舌体胖大，苔白厚腻，脉沉滑之证候，治以健脾宣化，常予藿香、苏梗、半夏、白术、白芍、茯苓、砂仁、杏仁、薏苡仁等。用药上注意宣化悦脾，扶正祛邪。湿郁化热，湿热蕴结者，常有嘈杂、灼热、口干口苦，渴不欲饮，小便色黄，大便不爽，舌苔黄腻，脉弦滑之证候，加用清热化湿解毒之黄连、黄芩、焦栀子、黄柏等。

（4）**食积证辨治要点：**食积者多有嗳腐吞酸，胀满拒按，不思饮食，大便不畅，苔厚腻，脉滑之证候，治以消食和胃，常予焦山楂、焦六曲、白术、枳壳、枳实、半夏、茯苓、厚朴、莱菔子、鸡内金。若食积化热，常有大便秘结，脘腹满闷灼痛，大便秘结，舌苔黄腻，脉滑数之证候，加用清热解毒之连翘、枳实、虎杖；其便秘甚者，加全瓜蒌、望江南、生决明子以润肠及清热通便。

2. 虚证辨治要点

（1）**脾胃气虚辨治要点：**胃主受纳、腐熟水谷；气有推动、温煦、防御、固摄、气化的功能。胃气虚多为推动、气化的功能减弱，表现为纳呆、纳谷不馨。脾主运化，主升清。脾气虚除推动、气化功能减弱外，气的温煦、固摄功能减弱也很常见，表现为食后胀满不适、嗳腐吞酸等消化不良症状，还有肢寒、怕冷、怕进冷食、大便溏泻等。临证中虽然胃气虚、脾气虚常并称脾胃气虚，但亦须辨清胃气虚、脾气虚、脾胃阳虚（亦称脾胃虚寒）。胃气虚重点在补胃气，助消导，临证中常在健脾和胃基础上加鸡内金、炒谷芽、炒麦芽、莱菔子、焦山楂、焦六曲；脾气虚重点在补脾气，助运化，常在健脾和胃基础上加重白术、枳壳、枳实用量，亦可加用助消导之中药。

（2）**脾阴虚、胃阴虚辨治要点：**世间万物皆有阴阳，然古今医家多述脾阳，少及脾阴。朱师认为，临证中胃阴、脾阴不可偏废，当审因论治，准确鉴别。脾主四肢、主运化、主升清。因此，脾阴虚多表现为肌干而瘦，倦怠乏力，口干唇燥，食后腹胀，口糜舌疮，大便干结不畅，倦怠乏力，手足烦热，舌红少津，苔少或无，脉细数。胃主受纳、腐熟水谷。因此，胃阴虚表现为口干咽燥，食欲减退，知饥不欲食，胃脘灼热，脘痞嘈杂，舌红少津，苔少，脉细。脾阴虚可有全身症状；胃阴虚多有胃脘局部症状。脾阴虚常用甘淡平补之品，如黄精、怀山药、扁豆、莲子肉、天花粉，太子参等；胃阴虚常用甘寒凉润之属，如玉竹、南沙参、北沙参、麦冬、石斛等。朱师在补益阴液的同时，注重标本兼治，常予清热生津之品，如知母、黄柏。

（周秉舵）

脾阴虚、胃阴虚辨治有别

历代医家对脾阴虚与胃阴虚论述不一，但多定位于胃，很少论及脾，或统称脾胃阴虚证，而不予分辨定位。朱师认为，在临床上脾阴虚与胃阴虚均是客观存在的，虽有相似之处，但脏与腑毕竟属性不同，脾阴虚与胃阴虚概念有别，证治亦有异，必须详辨，才能达到诊断准确、提高疗效的目的。脾阴虚与胃阴虚都属脾胃病中的常见证候，但很多医师仍搞不清楚，以致临证谬误多矣。

（一）脾阴与胃阴生理功能有别

虽然脾胃同居中焦，以膜相连，共同完成饮食物的受纳、消化和输布，同为后天之本，气血生化之源，关系甚为密切，但是胃属戊土，脾属己土，戊阳己阴，两者阴阳之性有别。脾为脏，藏精气而不泻；胃为腑，传化物而不藏。脏腑之体用有殊。脾属太阴为湿土，主运化；胃属阳明为燥土，主受纳。脾胃居中焦，为水精、营阴升降的枢纽，脾升则健，胃降则和。脾喜燥而恶湿，胃喜润而恶燥。

脾阴是人体阴液的一部分，是脾功能活动的物质基础，是藏于脾中的津液、精微、阴液等水谷所化生之精微物质。脾阴的主要生理功能有化生气血、津液，灌溉濡润脏腑经络，营养肌肉四肢百骸，协助脾阳完成运化水谷精微和水液以及升清、统摄血液。如《素问·平人气象论》曰："脏真濡于脾。"

胃阴则指构成和濡润胃腑的精微及水津，能润泽食物，是化生胃中阳气的物质基础，与胃阳协调，行纳运和腐熟水谷之职。如《灵枢·玉版》云："胃者，水谷气血之海也。"总之，脾阴主升，胃阴主降，脾阴主营血，胃阴主津液，生理功能有别。

（二）脾阴虚与胃阴虚的病因病机不同

脾阴虚是脾病辨证中的一个证候，也是脏腑辨证理论中的重要组成部分。脾阴虚乃营血的不足，体现的是因脾阴的助运化、濡养、制约阳热和宁静功能减退所致的运化失职，濡养无权，津血亏虚及阴虚内热的一种病理状态。胃阴虚是胃之津液亏虚，导致不能正常行使受纳、腐熟水谷功能，胃失和降，阴虚内热的一种病理状态。

凡饮食失调、忧思劳倦、五脏虚损、六淫致病，以及妄用汗、吐、下、温之药等各种原因引起的脾、胃津血亏虚，皆可导致脾阴、胃阴功能减退，即脾阴虚证和／或胃阴虚证。而脾阴虚原因较复杂，多因素体阴精不足，忧思郁怒，劳倦内伤等杂病所致，多见于慢性病过程中，阴精暗耗，以致影响脾之运化，出现纳减饱胀等。正如《不居集·脾经虚分阴阳》所说："脾胃之元气虚者，多因思虑伤脾，或因劳倦伤脾。"胃阴虚大多是因外感热病，耗夺津液，或过食肥甘、辛辣炙煿，渐生积热，伤及脾阴，或吐泻伤津，或药物所伤而致，多见于急性病过程中，而胃为阳土，容易偏亢而成燥热伤津之势，表现为津液枯竭、肠燥、通降失职的燥热病证。

脾胃燥湿相济，脾太阴湿土热盛，则胃阳明燥土之热更甚，胃阴受损，进而导致脾阴更耗。《医醇賸义·痿》说："经曰：脾气热，则胃干而渴……脾与胃皆属土，而分燥湿，湿土既热，则燥土更烈，故胃干而渴；热郁于内，则脾阴耗损。"这不但说明了脾阴虚与胃阴虚的客观存在，也明确指出了脾阴虚与胃阴虚之间的内在联系。

（三）脾阴虚与胃阴虚临床表现不同、证治有别

脾、胃阴虚均可出现食欲减退、口干、脘腹灼热、大便秘结、舌红少苔，脉细数等相同症状。但朱师认为，脾阴与胃阴生理功能有别，病因病机不同，证候自异，在治疗方面，当定位分治脾阴虚和胃阴虚。

脾阴虚证偏重运化、升清的功能失调，又有阴虚见证者，主要表现为食入难化或食后腹胀，肌瘦而干（肌肤灼热），大便干结难下，口糜舌疮，倦怠乏力，肌肉消瘦，烦满，手足烦热，舌红绛，脉细数等脾阴不足、失于濡运、精微不布、营阴不足所呈现的一系列征象。近代名医蒲辅周明确指出："脾阴虚，手足烦热，口干不欲饮，烦满，不思食。"

其治疗原则可用补脾滋阴法，应以甘平、甘淡为主。《素问·五脏生成》说："脾欲甘。"《素问（遗篇）·刺法论》亦云："欲令脾实……宜甘宜淡。"甘平育阴，补而不燥，滋而不腻，尤为合适。吴澄在《不居集》中进一步发展了脾阴理论："古方理脾健胃，多偏补胃中之阳，而不及脾中之阴，然虚损之人多为阴火所烁，津液不足，筋脉皮骨皆无所养，而精神亦渐羸弱，百症丛生矣……以谷芽、山药、扁豆、老米补脾中之阴。"临床常用药物有怀山药、黄精、薏苡仁、扁豆、莲子肉、茯苓、芡实、玉竹、甘草等。

胃阴虚证偏重受纳、和降的功能失调，又有阴虚见证者，主要表现为口干咽燥，食难下咽，饥不欲食，胸中懊恼，口渴欲饮，脘痞嘈杂，便干溲少，舌光红少津，脉象细数。对于其证候特点，清代名医叶桂曾经指出："知饥少纳，胃阴伤也""胃阴虚，不饥不纳""舌绛而光亮者，胃阴亡也"。

胃阴虚证的治疗原则主要是滋养胃阴。叶桂指出："胃属阳土，宜凉宜润。"一般用甘平或甘凉濡润之品以养胃阴，则津液来复而恢复其通降之机。方用叶氏的益胃汤，或沙参麦冬汤等。常用药物如沙参、麦冬、玉竹、石斛、生地黄、天花粉、知母、梨汁、藕汁等。

唐宗海在《血证论》中明确提出"调治脾胃，须分阴阳""补脾阴以开胃进食"，组方遣药，以存津液为宗旨，重视病机，一阴一阳不可偏废，总结提出了"甘寒益胃阴，甘淡实脾阴"的观点。还必须指出，脾胃阴亏者，脾胃之阳也常累及，此乃阴损及阳也。故甘寒甘凉滋腻之品宜掌握适度，以"平"为期，以免矫枉过正之弊。

（闫秀丽）

溃疡性结肠炎为风湿热瘀蕴肠，治宜清热化湿、祛风安络

溃疡性结肠炎是消化内科的常见疑难疾病，临床主要表现为腹痛、腹泻、黏液脓血便等。中医传统文献中并无溃疡性结肠炎之名，当代医家多将其归属于中医"休息痢""久痢""肠澼"等范畴。《赤水玄珠·痢门·休息痢》谓："休息痢者，愈后数日又复痢下，时作时止，积年累月不肯断根者是也。"朱师认为，本病当属"休息痢"为妥。

朱师曰："外感时邪，内伤情志，饮食不节，禀赋不足，导致脾虚。"《诸病源候论·痢病诸候》云："休息痢者，胃脘有停饮，因痢积久，或冷气，或热气乘之，气动于饮，则饮动，而肠虚受之，故为痢也。冷热气调，其饮则静，而痢亦休也。肠胃虚弱，易为冷热，其邪气或动或静，故其痢乍发乍止。"指出究其病因，不外乎内外二因，内因系情志内伤、饮食不洁，或由禀赋不足，脾胃虚衰，外因责之于外感时邪侵袭，以致"脾虚肝实"，发为本病。朱师曰："肝为风木之脏，肝旺则痛则热，脾失健运则生湿，以致风湿热瘀蕴肠，气滞络瘀。"风、湿、热、瘀夹杂而至，脾胃运化失司，津液升降出入异常，湿浊留滞，蕴久而化热，下注于肠道，以致肠腑气血凝滞，热盛而化腐成痛成脓。脾虚则肝木克土，肝为风木之脏，肝旺则痛则热。腹泻者，虚实各半，实为湿热，虚为脾伤，久及肾阳，中州失守，传化失常；脓血便者，风夹湿热，肠络受损，瘀血内生，血行妄常。

究其病所，病位在肠，涉及脾、肺、肝等脏腑。"脾主为胃行其津液"；肝主疏泄，畅达全身气机；肺主气，主宣肃，与大肠相表里。其治在三焦，三焦之中，首重脾胃。脾胃者，中州之官，运化之权衡，气机升

降之枢纽，气血生化之源泉。朱师认为，小肠受盛化物，大肠传导变化，实为脾脏运化功能之补充，胃腑降浊之延续。土气受损，无以制湿，气机阻滞，瘀血内停，病由之生。唯有升降相因、燥湿相济、纳化协调、疏泄有常、宣肃有节，方能使肠腑通降和合、传导有序。因此，朱师治疗溃疡性结肠炎非常重视燮理中焦、醒脾和胃、调肝肃肺。

论其治则，当以清热化湿、祛风安络为要。基于以上理论，朱师提出治疗本病当以清热化湿、祛风安络为基本法则，创立红藤肠安汤。方药组成：红藤、生地黄、败酱草、川连、黄芩、白术芍、防风、枳壳、茯苓、木香等。川连可散三焦之湿，清决渎之热，为"治痢之最"，黄芩一药入肺、胆、胃、大肠经，可除大肠湿热浊邪，二药合用，共奏清热化湿之效。红藤清热解毒，为治肠痈腹痛之要药；生地黄清热凉血，养阴生津，既可助红藤清血分之热，又可防辛香药物伤阴之弊；败酱草性味辛苦、微寒，能清热解毒、消痈排脓、祛瘀止痛，三药共收凉血散瘀安络之功。白术、茯苓益气健脾止泻，白芍柔肝泻肝缓急；防风散肝舒脾胜湿，枳壳上可清泄肺金之风热、中可除脾胃之痞满、下可通肠腑之气机，木香助枳壳调畅三焦，三药合用可祛风解痉。红藤肠安方具有清热凉血、芳化湿浊、祛风调肝、理气和络、调肝和脾之功效，切中溃疡性结肠炎病机，标本兼顾，验于临床，有桴鼓之应。

（程艳梅）

肝脾不调与肝胃不和之临证鉴别

中医理论中，各脏腑既各司其职，又互有关联，或协同、或制约，共同完成全身的生理活动。其中，中焦脏腑肝与脾胃间的关系对机体消化功能甚至全身功能都很重要。

（一）肝与脾胃共司中焦消化之职

脾胃在五行属土，脾主升，主运化与升清；胃主降，主受纳与腐熟。胃对食物进行受纳腐熟后，通过脾之运化，将腐熟后的精微物质输布于全身，两者生理功能互相配合，加之气机一升一降，司中焦枢纽之职，共同完成食物的消化、吸收和运化过程，使机体气血产生有源。与此同时，肝木发挥其疏泄作用，与脾胃功能相辅相成，保障中焦正常的生理功能。唐宗海云："木之性主于疏泄。食气入胃，全赖肝木之气以疏泄之，而水谷乃化。设肝之清阳不升，则不能疏泄水谷，渗泻中满之证，在所不免。"一方面，肝之疏泄条达有助于脾之运化与清阳升发、胃之受纳腐熟与浊阴下降；另一方面，脾胃化生之气血精微又能濡养肝脏，维持肝脏正常的生理功能。

（二）病在肝脾与病在肝胃，临证各有不同

脾与胃的生理功能各异。肝之于脾，能助其运化与升清；肝之于胃，能助其受纳腐熟与降浊。因此，朱师认为，病在肝脾与病在肝胃在临证中也有很大差异，当加以鉴别。如因心绪不畅或湿热邪气阻滞气机，使肝气郁结，木失条达，木不疏土，土不荣木，脾失健运，而致肝脾不调、肝郁脾虚证，临证可见情志失调、胸胁胀满、善太息、食少腹胀、大便溏薄等症状；而当精神刺激，肝之气机不和，疏泄太过，木横克土，横逆犯胃，胃失和降，致肝胃不和之证，临证可见情志不舒、胸胁胀满、善太息、心烦易怒、胃脘疼痛、嗳气呃逆、呕吐等症状。结合中医学脏腑理论，朱师梳理出以下两条用来区分肝脾不调与肝胃不和：其一，虽然两者都有情志失调的表现，但肝脾不调原由肝疏泄不及所致，以情志郁结不疏为主，而肝胃不和多因肝疏泄太过引起，以肝经火热、肝火上炎所致的情志烦闷易怒较为多见；其二，除情志失调外，肝脾不调以脾气虚弱引起阳郁、血虚甚至水湿内停为主，而肝胃不和以胃的气机失调，不降反升，上逆而为病。把握这两方面，两者临证不难加以鉴别。

（三）临证细辨，斟酌选方

1. **肝胆气郁、肝脾不调者，方用四逆散**　肝为刚脏，性喜条达而恶抑郁，肝气郁结，阳郁于里；肝病传脾，脾土壅滞不运，亦可导致阳气不能敷布；气郁不畅，木横乘土，可见腹痛；胃肠气机不利，则泻利下重。朱师认为，临床如见胁肋胀痛、腹痛腹泻、手足不温、脉弦等肝胆气郁、肝脾不调的表现，符合四逆散主证。四逆散源自《伤寒论》，由甘草、枳实、柴胡、芍药4味药组成，起到透邪解郁、疏肝理气的作用。其中，柴胡入

肝胆经，其性轻清升散，既疏肝解郁，又透邪升阳，可使肝气条达，阳郁得升；芍药敛阴养血，柔肝养肝，肝体得养，则肝用易复；枳实有下气破结泄热之功，既能助柴胡调畅气机，又合芍药调理气血；甘草一则调和诸药，二则益脾和中，三则缓急以助芍药止痛。柴胡配芍药，一散一收，一疏一养；柴胡与枳实，一升一降；肝脾同治，气血兼顾。随着社会节奏的加快，生活、工作、学习的压力如不能及时疏导排解，会带来烦躁、焦虑、情绪低落等不同程度的情志异常，使肝胆气郁而致肝脾不调，从而引起胃肠功能的紊乱，愈发常见。四逆散这类从肝调脾的经典方药的灵活应用，能为这类患者解除痛苦，避免抗抑郁药物在临床的滥用。

2. 肝郁脾虚、营血不足者，方用逍遥散 肝藏血，喜条达而主疏泄，若木郁不达，郁久化火，必耗阴血。脾为生化之源，主升清而司运化。当肝郁及脾，可致脾虚失运，使气血化源不足，血不养肝，又可导致肝血虚衰，肝木失其柔和条达之性而加剧肝郁，此为土虚木郁。临床见两胁作痛，头痛目眩，口燥咽干，神疲食少，或往来寒热、或月经不调，乳房胀痛，脉弦而虚。对此肝郁脾虚、营血不足之证，朱师认为不仅要疏肝解郁，健脾助运，更需养血柔肝，当以逍遥散为主方疏肝解郁，健脾和营。逍遥散来源于《太平惠民和剂局方》，为四逆散去枳实，加当归、茯苓、白术、薄荷、煨姜而成。方中以白术、茯苓、甘草健脾益气，不仅扶土以抑木，且使营血生化有源，以增归、芍养血之功。逍遥散与四逆散同治肝脾失调，然本方重在养血疏肝，健脾和营。实验研究报道，逍遥散不仅可以改善慢性应激大鼠情绪障碍、行为改变等肝郁样表现，还能促进胃肠蠕动及小肠吸收功能，这也验证了该方肝脾同治的中医学认识。

3. 肝郁脾虚之泄泻，方用痛泻要方 肝主疏泄，脾主运化，肝脾之气机通畅，运化自如，则胃肠功能协调康健。若脾气虚弱，肝郁不达，土虚木乘，肝脾不和，脾受肝制，则脾之升降、运化以及小肠之受盛、大肠之传导功能均失之以常，症见肠鸣腹痛，大便泄泻，泻必腹痛。有时并见食欲不振，脘腹微胀，完谷不化。对此病证，朱师以痛泻要方为主方治疗。痛泻要方源自《丹溪心法》，由白术、白芍、防风、甘草 4 味药组成，共奏补脾柔肝、祛风止泻之效，对脾虚肝郁之痛泻疗效甚佳。根据临床辨证，可酌加四君子汤以强调健脾之效，加柴胡疏肝散以强调疏肝之功，而红藤、木香、赤石脂、凤尾草等药亦可随症加减。肝郁脾虚之泄泻可对应于肠易激综合征腹泻型，患者每遇情绪波动则发病，久之更加重了心理负担，严重影响患者的生活质量。患者往往尝试过益生菌、止泻药等治疗却无法奏效。以痛泻要方为主方加减却能针对此类病人的主要病因，肝脾同治，每获良效。

4. 肝气郁滞、气郁化火者，方用丹栀逍遥散　在肝脾不调，肝脾两虚之后，又内有郁热，出现烦躁易怒、口苦、嘈杂、潮热盗汗、月经不调等气郁化火之象时，多在逍遥散的基础上加牡丹皮、栀子治疗，在疏肝解郁、养血健脾的同时，加以清热凉血。

5. 肝郁化火、横逆犯胃者，方用左金丸　当肝气郁滞，郁而化火，肝经火旺，横逆犯胃，致厥阴经气不畅，则见胁肋疼痛；肝火犯胃而胃失和降，故嘈杂吞酸，甚则上逆而见呕吐；肝火循经上炎，故见口苦。朱师推以左金丸加味治疗。左金丸记载于《丹溪心法》，有清泻肝火、降逆止呕的功效，治疗肝火犯胃而症见胁肋疼痛、嘈杂吞酸、呕吐口苦者。方中重用黄连，因其味苦性寒，一来清心火以泻肝火，二来清胃火，标本兼顾，一举两得。苦寒之黄连反佐辛热之吴茱萸，辛开苦降，寒热并投，相反相成，使肝火得清，胃火得降。用于肝经火热所致胃肠功能紊乱者。左金丸既是配伍精妙的一组药对，又是组方完整的一个经典方剂，因此，无论单独使用，还是和他方组合使用，都具有独当一面的功效。针对脾胃功能原本较弱的患者，避免常服大量黄连苦寒败胃，朱师常调整黄连、吴茱萸为等量配伍，易获良效。

6. 肝气犯胃、胃气失和者，方用柴胡疏肝散　肝喜条达而恶抑郁，其经脉布胸胁，循少腹。若情志不遂，木失条达，则致肝气郁结，经气不利，胁肋疼痛，肝气横逆犯胃，胃气失和，故嗳气频作。临证以柴胡疏肝散疏肝解郁，行气止痛，治疗肝气郁结、肝胃不和而症见胸胁疼痛，胸闷喜太息，情志抑郁易怒，或嗳气，脘腹胀满，脉弦者。柴胡疏肝散为《证治准绳》引《医学统旨》方，方中柴胡功擅条达肝气而疏郁结；枳壳、香附长于疏肝理气，并有止痛作用；川芎疏肝开郁，行气活血；陈皮理气行滞而和胃；芍药、甘草养血柔肝，缓急止痛。全方疏肝之中兼以养肝，理气之中兼以调血，治肝之中兼以和胃。柴胡疏肝散是中医理气方剂的代表，适用于所有具有肝气郁结病机特点的疾病。肝之气机调畅对中焦甚至全身气机都尤为关键，因此朱师多在各类脾胃病的治疗中以柴胡疏肝散为主方加减，突显从肝调理脾胃的多脏腑协调作用的特点。

（李　黎）

补脾必用甘味，补法不可滥用

补法是中医治病八法之一，即根据辨证论治的原则，选用具有补益作用的药物滋补人体之阴阳气血。一般病人都喜吃补药，有些医生亦喜用补药，但是补法不可乱用，补药亦不可滥服。前人曾有"误补益疾"之戒，即某些疾病在外邪未净之时进补剂，不仅不能起到补益作用，反而还会"助邪"与"留邪"。其实，不仅在外邪未净情况下不可滥用补剂，即使非外邪致病，如不对证，亦不能滥用补剂。张仲景在《金匮要略》中提醒了"实实"之戒，强调使用补法的一个原则必须是虚证。虚证种类繁多，一般而言，有气虚、血虚、阳虚、阴虚等全身的虚证，亦有心虚、肝虚、脾虚、肾虚等五脏之虚，而五脏之中，又可见气血阴阳之种种不同虚证。因此，须明辨病机，选用不同之补法与方剂对症下药。

（一）补脾胃必用甘味

朱师曰："《内经》言：五味入胃，甘入脾，脾欲甘。说明甘是补脾药的主味。李杲称：甘温以补其中，而升其阳，脾主升，脾以升为健，故补脾必用甘味。"《金匮要略·脏腑经络先后病脉证》指出"补不足，损有余"和"夫肝之病，补用酸，助用焦苦，益用甘味之药调之"，其在五脏虚证补法中，利用五行生克关系，尤其在用药方面，根据五味分归五脏之说，着重于脏药结合，以本味补本脏。《脾胃论》中，补中益气汤、升阳益胃汤均以甘温益气、升举清阳为务。但过于厚味，易聚痰生湿，反碍脾胃，故补脾胃宜清补。清代叶桂，从阳明燥土须予柔润甘药着想，用甘寒生津之品组养胃汤方，弥补此前不足。清代吴瑭《温病条辨》之益胃汤，用于阳明温病、下后汗出，胃阴受损、口干咽燥者。总之，甘味入脾，补脾胃必用甘味。常用的清补法代表方如下：

麦门冬汤（《金匮要略》）：麦冬、人参、半夏、甘草、粳米、大枣。

叶氏养胃汤（《临证指南医案》）：玉竹、生扁豆、沙参、麦冬、桑叶、甘草。

益胃汤（《温病条辨》）：沙参、麦门冬、生地黄、冰糖、炒玉竹。

人参散（《儒门事亲》）：人参、甘草、石膏、寒水石、滑石。

（二）病证非虚，不可进补

"大实有羸状"，指出某些疾病表象为一个虚证，但其实是一个实证，须辨别清楚。如胃食管反流病，以实证居多，虚实夹杂常见，纯虚证少见，故辨证时应辨清肝（胆）有无实热、气滞、血瘀，脾胃有无湿热、寒湿之邪等，若有则以祛邪为主，邪去而正气自复。如不明此理，盲目投以补剂必使病情加重，犯"实实"之戒。

（三）补阴补阳不可辨错

阴虚者应滋阴，阳虚者应温阳，这是补法的一个原则，不可搞错。若阴虚证却用温阳法，就像火上加油；若阳虚证用滋阴法，犹如雪上加霜。这种情况是不应该出现的，但有时仍能出现，原因之一是由于医生辨证失误，辨不清阴阳之所虚而致；原因之二是病人误听误信，不辨阴虚阳虚，不了解自己体质属性，盲目服药误补，难免造成不良后果。

（四）补药不可过剂

补阴或补阳、补气或补血均应当应用得恰到好处，适可而止，过剂则常可导致阴阳转化。如过服滋阴之剂，可使阴虚者变为阳虚；如过服温阳之剂，可使阳虚者转化为阴虚。这种不恰当地长期使用某一药物所引起的证候转化，在临床上并不少见。

（五）食补不可滥用

《黄帝内经》所说"高粱之变，足生大丁"，就是说食物固然是营养机体所必需，但过食"膏粱厚味"不仅不能补养身体，相反会使人患生"大丁"，即痈疡之类的疾病。其他如肥胖症、高脂血症、高血压、糖尿病之类也与食补过量有关。由此可见，食补亦不可滥用，须根据机体阴阳的盛衰、脏腑气血的强弱情况，有针对性地运用，才能收到滋补的效果。

（六）以通为补，通降和胃

胃主通降，以降为顺。胃为水谷之海，主受纳与腐熟水谷。容纳于胃的水谷经过胃的腐熟后，下传于小肠，其精微物质经脾之运化而营养全身。以胃食管反流病为例，气机升降失调、胃气上逆是其基本病机。食管的功能是通过蠕动将食物团块运进胃中，为传化物而不藏，以通降为顺，故属"胃"的范畴。胃气宜降，只有胃气通降，才能使食管传输的食物团块顺利入胃，胃内食糜再下输小肠，这与现代胃肠动力学研究结果基本相符。脾胃为人体气机升降之枢纽，升降相因、燥湿相济，才能使胃肠动力协调有序，维持水谷饮食的消化吸收。这种生理功能一旦由于种种病因引起失调，就会导致气机逆乱，出现胃肠动力障碍而发病。气机升降失调，胃气上逆，就会出现反胃、嗳气、纳呆、呕恶等。

叶桂曰："脾宜升则健，胃宜降则和。"胃为水谷之海，以通为用，以降为和，不降为滞，反升为逆。临床常见的泛酸、嗳气、呕恶、烧心诸症均由胃气上逆引起，故通降和胃，使胃气和降，为临床治疗成功与否之关键。治疗应以调理脾胃气机升降为先，辛开苦降，泄中有开，通而能降，通调气机，气顺中和，以恢复中焦升降传输之功能。临床上可应用黄连与吴茱萸、黄芩与半夏、黄连与厚朴、黄连与苏叶等苦辛配伍药物。临床亦常用旋覆梗、代赭石以重镇降逆、消痰下气，丁香、柿蒂以和胃降逆；竹茹、陈皮以清热化痰降气；半夏、厚朴理气化痰、下气降逆。脾胃气虚兼气滞者，用木香、陈皮、枳壳、佛手，理气且降气；肝郁气滞、胃有血瘀者，在化瘀药中加枳壳、牛膝等。

（王晓素）

内科辨证，贵在精准，诊断若误，岂有疗效

临床疗效是中医学生存和发展的基础，而临床疗效的提高离不开准确的辨证施治。辨证论治是中医药治疗的一大特点，是中医药治疗的精华。

"证"是遣方用药的依据，法随证立，方依法制，精准辨证，方是治病之本，可见正确的辨证在中医治疗中有着十分重要的意义。朱师认为，辨证是治病的关键，是提高临床疗效的重要保障，因此在临床诊治过程中尤为强调正确辨证的重要性——"辨证贵在精准，辨证正确了，必定有良好的疗效。辨证不正确，肯定没有疗效。许多疗效不好的病人，仔细审核病史，都是由于辨证有误的原因，所以医生千万不要耽误病人。"

朱师认为"中医治病必须严守辨证论治的原则，首要必须明确诊断，通过全面的分析，透过现象看本质，认清病机，审证求因，得出正确的诊断"，正确的辨证需结合现代医学技术，做到辨证与辨病的有机结合。中医辨证是综合中医四诊资料对机体疾病过程中某一阶段病变部位、原因、性质及邪正关系的病理变化的概括，主要从宏观的角度进行辨证。随着现代医学技术的日益更新，中医辨证思路在守古的基础上也要与时俱进。不断更新的内镜技术在脾胃系病症的诊断和治疗中占据越来越重要的地位。脾胃系病症涉及脾、胃、食管、大肠、小肠、肝、胆、胰等脏腑。内镜学的发展，使脾胃系病症的微观表现更为清楚。朱师从医四十余载，临床经验丰富，独立操作胃镜、肠镜多年，对胃肠道疾病的镜下表现及内镜诊断熟稔于心。朱师认为，中医学的宏观辨证不能全面反映机体的疾病状态，而应结合内镜下的影像学表现，做到宏观辨证与微观辨病有机结合。以慢性萎缩性胃炎为例，本病的确诊以病理活检为主，如内镜下的胃黏膜或以红为主，或以白为主，或红白相间，则虚实亦有不同。以红为主，说明疾病仍以实为主，多因热或湿；以白为主，合并胃腺体减少，即萎缩的表现，多因虚致瘀。朱师认为，本病的发生，其本在于脾胃虚弱，其标为热、湿、瘀，虚实夹杂。朱师将慢性萎缩性胃炎分为肝胃郁热、脾胃湿热、脾胃阴虚、胃络瘀阻4型，以扶正祛邪、协调升降、燮理气机为基本治则，结合内镜下表现，黏膜以红为主者仍以清热、除湿为主，黏膜以白为主者加用益气活血之品如党参、延胡索、莪术等。

（尚莹莹）

治中焦如衡，以平为期

朱师曰："脾胃同属中焦，胃主受纳主降，脾主运化主升，胃属腑而为阳，脾属脏而为阴，胃喜润，脾喜燥，两者相反相成，共同协调，才能完成饮食的受纳、消化、吸收功能。"此乃对脾胃功能、脏腑属性及相互关系的概括。

中焦者，脾胃也。脾胃是后天之本，生化之源，升降之枢。《素问·灵兰秘典论》云："脾胃者，仓廪之官，五味出焉。"脾胃同居中焦，是人体消化的重要脏腑。正常消化过程，如《素问》所云"饮入于胃，游溢精气，上输于脾。脾气散精，上归于肺，通调水道，下输膀胱。水精四布，五经并行，合于四时五脏阴阳，揆度以为常也"，亦即是说人体气血化生来源于水谷，而水谷精微的濡养离不开脾胃的运化，脾胃运化正常，则可源源不断地化生气血，以滋养五脏六腑、肌肉关窍。

中医藏象学说认为，脾属脏而为阴，胃属腑而为阳，两者互为表里。就其功能而言，脾体阴而用阳，胃体阳而用阴。脾主运化水谷，藏而不泻，主升；胃主受纳腐熟水谷，泻而不藏，主降。胃受纳饮食，初步消化腐熟，脾运化经胃下行的水谷，进一步气化为水谷精微。脾为阴土，性喜温喜燥而恶湿；胃为阳土，性喜凉喜润而恶燥。脾燥不为湿困，胃润不为燥伤，两者本身的功能平衡，是保证收纳运化、升降正常的基础。脾胃功能调和，胃气能降，则水谷及其糟粕得以下行；脾气得升，则水谷之精微得以输布全身，五脏六腑从而受到滋养。

治中焦如衡。朱师认为，脾胃的升降、润燥、寒温等均需平衡协调，故称之为"衡"。即指脾胃的一阴一阳，一温一寒，一燥一润，其功能的一升一降，一运一纳，相辅相成，两者功能状态的平衡协调，是消化功能正常运转的决定性因素。

"平则不病，不平则病。"一旦脾胃的这种"平衡"被打破，就会导致功能失调，运化失司，出现寒热、燥湿、升降、纳运失调等病机变化。同时，由于脾胃同属中焦，关系密切，常相互影响。"胃既病，则脾无所禀受，故亦从而病焉。""脾既病，则其胃不能独行津液，故亦从而病焉。"如脾虚多胃胀，胃实多由胃失和降，产生许多临床症状，故脾胃以平为期。

首先，如出现寒热失调，由于"脾为阴土，得阳始运；胃为阳土，得阴自安"，则脾病多寒，胃病多热。临床常见患者饮食寒热不调，恣食生冷或嗜食辛辣炙煿；思虑伤脾，食积化热；病久肝郁化火，横逆犯胃；治疗不当，服药失宜；素体脾阳亏虚，或胃热亢盛。以上病因，累及脾胃，寒则伤脾，热则伤胃，脾病及胃，胃病及脾，易出现脾胃寒热失常，寒热互结，阴阳失和，而变生诸症。

其次，由于脾喜燥恶湿，胃喜润恶燥，如脾胃为燥湿所伤，湿邪困脾，易见运化失职，而导致脘腹胀满、恶心、纳呆、苔厚腻等；若燥伤胃阴，通降失常，临床常出现胃脘灼痛、善食易饥、舌红苔燥等。

再者，脾主升，以升为顺，胃主降，以降为和，脾胃之间，升降相因，纳运相乘，共同肩负"后天之本""气机升降之枢纽"。若脾胃升降失常，则清阳不升，浊阴不降，"清气在下，则生飧泄；浊气在上，则生䐜胀"，临床常可见头昏、纳谷不馨、腹泻、胃胀等症。

综上所述，脾胃位处人身之中焦，生理上互补，功能上互用。只有脾胃阴阳平和，升降相因，纳运协调，燥湿相济，达到脏腑生理及功能上的"平衡"，才能共同完成对食物水谷精微的消化、吸收和转运。故朱师认为：治中焦如衡，以平为期。

（张　丹）

脾胃为气机升降之枢纽，脾胃多气病

《素问·六微旨大论》载："出入废则神机化灭，升降息则气立孤危。故非出入，则无以生长壮老已；非升降，则无以生长化收藏。是以升降出入，无器不有。"一切事物及人体的生命活动均有赖于气的正常运行。人体之中，心肺居于上，肝肾居于下，脾胃居于中。人体气机之升降，依赖脾升胃降。脾胃一升一降，运转四旁，升则上输心肺，降则下归肝肾、膀胱。人体精气升而复降，降而复升，则五脏气机升降正常。

《临证指南医案》云："脾胃之病……其于升降二字，尤为紧要。盖脾气下陷固病，即使不陷，而但不健运，已病矣；胃气上逆固病，即不上逆，但不通降，亦病矣。"正如朱师所言"脾气宜升，胃气宜降"。脾宜升则健，胃宜降则和。只有脾胃升降功能正常，脏腑气机才能升降有序。"一旦失去平衡，百病由生"。

若外感六淫，内伤七情，饮食不洁，贪食滋腻生冷，湿浊中阻，客邪侵扰，湿热痰火横格中州，均可直接或间接影响脾胃的功能，致运化失职，转输不利，升降失调，清浊之气升降无力，水谷精微化生不足，不能充养脏腑经络、四肢百骸、五官九窍，则百病由生。故《脾胃论》言："脾胃之气既伤，而元气亦不能充，而诸病之所由生也。"由此可见，脾胃的升降功能正常是人体气机升降协调的重心所在，故称"脾胃为气机升降之枢纽"。

中气不足是引起脾胃升降失常的内在因素。如中气虚，饮食清气无从摄入，后天之精不能归藏，清阳不能敷布，废浊之物不能排出，就会发生"脾气下陷则飧泄，胃气上逆则呕哕"的现象。若降多升少，为阳气下陷，轻则声低气微、面色无华、肢困体倦、头晕目眩、脘腹满闷、脉虚无力、舌淡胖嫩，重则脘腹坠胀、久泻脱肛、小便淋漓不尽等，治宜"补中升提"。若升多降少，则气逆上冲，而见纳食不佳、脘腹胀闷、大便秘结，胃气上逆则会出现呕吐、嗳气、呃逆、反胃等，治宜"降气和胃"。

脾胃功能有盛衰，故而形成气机的逆乱，亦称气病。若脾胃气滞，可见脘腹痞满疼痛、食欲不振、恶心呕吐、嗳气吞酸，可用行气法，因行气可止痛、除胀、运脾、和胃。

脾胃是脏腑升降的枢纽。脾胃升降失常还会引起其他脏腑的升降失调，如心悸、不寐、气喘、癃闭、水肿、积滞、鼓胀、气虚发热、妇女崩漏、水湿痰饮等，都与脾胃升降失常有关。

中焦者，脾胃也。脾胃是后天之本，生化之源，升降之枢。《临证指南医案》所云"脾胃之病，虚实寒热，宜燥宜润，固当详辨，其于升降二字，尤为紧要"，亦即朱师所言"脾胃为气机升降之枢纽，脾胃多气病"，临证需谨记。

（张　丹）

病在脾胃，从肝论治

朱师治疗消化道疾病多从肝、脾、胃论治，认为肝为阴木，胆为阳木，应春之令，性喜条达，其性主升，所克为土，有调畅全身气机的功能，与脾胃是木土乘克关系。肝的疏泄功能是脾胃气机疏通畅达，脾升胃降运行正常的一个重要条件。肝胆主气机之出入，脾胃为后天之本，斡旋气机之升降。脾主升清，功在运化；胃主降浊，功在受纳。人之一身，全靠一气周流，升降出入，应时合宜。肝主情志，为罢极之本，木郁宜发，情志不畅，休作失宜，肝气郁结，横逆犯土，或发为肝郁脾虚之腹痛泄泻，或发为肝胃不和之胃痞胃痛，或发为胆热犯胃之吐酸呕苦等，不一而足。肝胃气机不和是主要的发病因素，所以病在脾胃，常从肝论治。

《素问·六微旨大论》曰："非出入，则无以生长壮老已；非升降，则无以生长化收藏。"人体气血冲和，则身体强健，百病不生；气血不畅，则诸恙丛生。《素问·宝命全形论》说："土得木而达。"肝主疏泄，作用于胆汁的分泌，调节脾胃气机的升降，而脾胃的功能须在肝（胆）疏泄正常的前提下才能升降有常、出入有序，故肝与脾胃关系密切。脾主四肢、主肌肉，脾气亏虚则体弱乏力、精神不振；脾阴亏虚则皮肤燥热、体形消瘦、口干喜饮；脾阳亏虚则手足不温、身体畏寒；脾为湿土，脾土不健，蕴湿生痰，表现为身重困倦、头重如裹、大便溏薄、口黏痰多。胃为仓廪之本，主受纳，胃气亏虚则食欲减退；胃阴亏虚则饥不欲食；胃阳亏虚则胃素畏寒、食冷不适；胃为燥土，化火伤阴，则胃中嘈杂、易发口疮。《血证论》言："木之性主于疏泄。食气入胃，全赖肝木之气以疏泄之，而水谷乃化。"所以病在中焦，常从肝论治。

（王志敏）

疏肝和胃法的临床应用

疏肝和胃法可用于肝胃不和证与肝胃郁热证。这种情况一般由情志失调、饮食不节等引起，土虚木乘或木郁土壅，肝气郁结致木气恣横无制，肝木乘克脾土而致肝胃不和（胆胃不和），症见泛酸、胃痛、胸胁胀满疼痛、喜太息、嗳气、呃逆等。如气郁日久化火，可见烧心、胸痛、口苦口干等，可用疏肝和胃法，疏肝泄热、和胃降逆。肝胃不和证与肝胃郁热证的基础治法为疏肝和胃。朱师临床常用柴胡疏肝散、逍遥散、小柴胡汤、四逆散等辨证化裁，常用药物有柴胡、香附、延胡索、枳壳、炒白芍、黄芩、黄连、夏枯草、茵陈、焦栀子、牡丹皮等。并根据患者伴随症状，随症加减，如便秘者，可予望江南、全瓜蒌、虎杖、决明子等疏肝清热、理气通便；腹胀较重者，予大腹皮、厚朴、佛手、枳实等理气除胀、通降腑气；胃胀痞满、纳谷不馨者，加健脾消导之药，如炒谷麦芽、炒鸡内金、焦楂曲等；嗳气、呃逆者，以旋覆梗、代赭石降逆止呃；口苦口干者，以黄芩、栀子清泻胆热，北沙参、玉竹、麦冬、石斛等养阴生津；咳嗽痰多者，以白芥子、莱菔子、苏子等化痰止咳；伴咽喉阻塞感，加用苏叶、半夏、厚朴理气解郁。

（一）疏肝理气除胃痛

朱师之师章庆云先生是民国时期海派名医陈存仁的首席弟子。陈存仁认为，各种形式之胃痛中，最常见者为肝胃气痛，此多由性情影响，情绪上的忧郁愤怒、烦恼焦虑常使胃神经受累，发生痉挛疼痛。此症可通气消积，临床以柴胡疏肝散、逍遥丸等加减，常用药有柴胡、香附、厚朴、砂仁、豆蔻、槟榔、延胡索、金铃子、川芎、乌药、青陈皮、木香等。另需消除情绪上的气恼，当乐观积极，俾肝气疏通，不致酝酿成病。

（二）降逆和胃消胃痞

《类证治裁·痞满论治》曰："暴怒伤肝，气逆而痞。"胃失和降是胃痞的基本病机。胃痞患者常有肝木横逆克土之象，表现为胃脘痞满不舒、胸膈胀满、心烦易怒、太息嗳气等。临床常以四逆散合半夏泻心汤、越鞠丸等加减，以柴胡疏肝理气，香附、川芎理气活血、疏肝解郁，枳壳、苏梗行气宽中，白芍养血柔肝，半夏泻心汤苦辛并用、畅开气机，苍术、神曲健脾除痞。

（三）泻肝制酸止吐酸

"吐酸"相当于西医学的胃食管反流病，主要表现为烧心、泛酸、胸骨后灼痛等。肝郁化火，木味为酸，乘脾犯胃，发为吐酸。朱师认为，吐酸的主要病机有5种，最常见者为肝胃郁热。《症因脉治》曰："呕吐酸水之因……肝气太盛，遂成木火之化……木能生火，乘胃克脾，则饮食不能消化，停积于胃，遂成酸水浸淫之患矣。"《寿世保元·吞酸》云："夫酸者，肝木之味也，由火盛制金，不能平木，则肝木自甚，故为酸也。"朱师拟疏肝和胃方，疏肝泄热，通降和胃。方中以旋覆梗（金沸草）、代赭石降气；柴胡、枳壳、白芍疏肝理气；黄连、吴茱萸、焦栀子辛开苦降，清泻肝胃之热；煅瓦楞、海螵蛸、珍珠母制酸止痛，临床取效显著。

（王志敏）

以通为补，问诊必询大便

饮食物经口进入胃，经过胃的受纳、腐熟作用（在脾运化功能协同作用下），将腐熟的食糜下行入小肠，通过小肠泌别清浊、大肠传导，从而吸收其中的水谷精微，并将食物残渣转化为粪便排出体外。维持正常的大便排出离不开肠道传导功能、脾胃升降功能；脾胃升降功能的正常发挥离不开肝的疏泄功能和肾的温煦、封藏功能；肺气肃降可直接影响大肠的传导功能。因此，糟粕物质的排泄与脾胃运化、肾之温煦和封藏、肝之疏泄、肺之肃降等功能有关，故有"魄门亦为五脏使，水谷不得久藏"之说（《素问·五脏别论》）。

"健康的人一般都吃得进、拉得出、睡得好。"大便正常是脏腑气机协调平衡的一种功能状态，不仅反映了脾胃运化功能和六腑通降功能正常与否，同时体现了心、肝、肺、肾的功能状态以及各脏间相互平衡、相互为用的关系。观察大便，是中医"有诸内必形诸外"理论的重要体现。便秘是人体很重要的一种病态。《素问·玉机真脏论》把"前后不通"定为"五实死"的主症之一，李杲在《脾胃论》中专列《凡治病当问其所便》篇说明大便正常与否与治疗疾病密切相关，而且"大便不通也是许多危急重症的发生原因之一"，因此朱师在临床诊治过程中尤为重视患者的大便情况，"问诊必须问大便如何，万万不可大意"。

便秘者，原因众多，气滞、实热、阴寒所导致的气秘、热秘、冷秘皆属于实，气滞者导之，阳结者清之，阴结者温之；气血阴阳亏虚所致的便秘皆属于虚秘，治疗上当以补益为主，佐以通便。朱师认为，治疗便秘当从整体观念出发，以通降之法为原则，但不能拘泥于单纯的"下法"，当识别病因，寻求便秘根源，而"通"法应涵盖上述扶正和理气、清热等祛实邪的多种治法。正如《医学真传》言："通之之法，各有不同。调气以和血，调血以和气，通也；下逆者使之上行，中结者使之旁达，亦通也；虚者助之使通，寒者温之使通，无非通之之法也。若必以下泄为通，则妄矣。"

《抱朴子·内篇·杂应》称："欲得长生，肠中当清；欲得不死，肠中无滓。"大便通，腑气畅，脾胃升降和谐，方能一身气机调畅，使机体生理功能达到最佳状态，此乃"以通为补"的机制所在。

（尚莹莹）

探微究源，去伪存真，必遵治病求本

《素问·阴阳应象大论》云："阴阳者，天地之道也，万物之纲纪，变化之父母，生杀之本始，神明之府也，治病必求于本。"自此"治病必求于本"成为岐黄后人谨遵的治病原则，也是体现中医学优势、保证临床疗效的法宝。朱师临证 40 余年，始终恪守此则，常谓"治病必求于本，辨析其病机关键之所在"，并有独特的感悟体会。

（一）"治病必求于本"的思维方式

建立病机为根的一元论思想。本者，根也、源也。治病必求于本就是要求治病必须要寻找疾病发病的根本原因、关键病机，等同于现代医学"一元论"思想，即通过缜密的思维分析、严格的推理判断，推断出疾病发病的关键之处，避免"见症用药"的表面功夫，力求"观证施治"的高级境界。如王应震曰："见痰休治痰，见血休治血，无汗不发汗，有热莫攻热，喘生休耗气，精遗不涩泄，明得个中趣，方是医中杰。行医不识气，治法从何据，堪笑道中人，未到知音处。"证即疾病的关键病机，是中医诊治疾病的核心。证即本也。正如《医经原旨》所云："故凡治病者在必求于本，或本于阴，或本于阳。求得其本，然后可以施治。"《内经知要》云："洞察阴阳，直穷病本，庶堪司命。若疑似之际，混而弗明，攻补之间，畏而弗敢，实实虚虚之祸尚忍言哉。"只有牢固树立"病机为

219

根"的一元论思想，并时刻在临床中运用之、提高之，才能真正提高中医的辨证论治水平。

建立一分为二的辨证学思想。治病必求于本，本于阴阳，阴阳者一分为二也。中医诊病治病必须时刻树立辨证学思想，既要想到有余，又要想到不足；既要看到邪，也要顾及正。这是传统中医的特色和优势所在。《黄帝内经》云："天复地载，万物悉备，莫贵于人。"中医的高明之处在于不仅要"病去"，而且要"人生"。"宝命全形"是中医学的终极目标。树立辨证学思想就是要求摒弃"见病不见人"的孟浪从事，须知"病是人得的病，人是得病的人"，要以人为本。《医经原旨》明言："死以生为本，欲救其死，勿伤其生；邪以正为本，欲攻其邪，必顾其正；阴以阳为本，阳在则生，阳尽则死；静以动为本，有动则活，无动则止；血以气为本，气来则行，气去则凝；证以脉为本，脉吉则吉，脉凶则凶；先者后之本，从此来者，须从此去；急者缓之本，孰急可忧，孰缓无虑；内者外之本，外实者何伤，中败者堪畏；下者上之本，滋苗者先固其根，伐下者必枯其上；虚者实之本，有余者拔之无难，不足者攻之何忍？真者假之本，浅陋者只知见在，精妙者疑似独明；至若医家之本在学力，学力足以尽求本之妙，始可与言治矣。""一分为二"的辨证思想非是"病机为根"一元论思想的对立，而是通过正反两方面了解疾病本质，更全面揭示疾病本源的方法。

建立恒动变化的动态发展观。阴阳不是机械的死板的概念，而是不断变化的动态过程。正是有了阴阳的不断变化，才有了天文地理、四季气候等。人与天地相应，人体的疾病是阴阳失衡的结果，疾病的痊愈同样是阴阳重新建立平衡的必然结果。中医诊疗疾病一定要以动态的眼光看待疾病，证随症变，治随证转，务求"证治合一"，方能有的放矢，药到病除。一定要善于用变化的视角"抓住病机的主要矛盾"。如慢性胃炎患者，迁延数年，反复不愈，数经医家诊治，寒热错杂，气血同病，或以寒为主，或以热为重，或以气滞为先，或以血凝为本，纠缠不清，治疗切不可冒进贪一时之功，要有抽丝剥茧的耐心，缓图为妙。以寒热错杂为例，寒重者先以温中散寒，佐以清泻伏阳；热重者先以清化湿热，佐以顾护中阳；寒去热方现，转以清热为主；热去寒才见，转以散寒为主。疾病治疗过程中，要不断把握主要矛盾和次要矛盾的转换，灵活处置。

（二）"治病必求于本"的临床技巧

病之本源非目可见、耳可闻、手可触者，需经过缜密思维判断方可获得。疾病症状纷繁多样，错综复杂，如何在凌乱的临床症状中提取"我之所需"，推断出"病之本源"，却非一日一时之功。或曰中医治病无非"急则治其标、缓则治其本""间者并行、甚者独行"等等。诚然如是，但是如何在急危重症病情瞬息万变的紧急时刻，或在疑难杂症如迎浮云的迷惑之中，仍然泰然自若、从容应对，确实需要长期临床实践的锤炼。朱师在处理急危重症和疑难杂症方面拥有执简驭繁、举纲张目的能力，提出掌握以下三点，可收事半功倍之效。

1. **急危重病重"证候"，疑难慢病重"舌脉"** 急危重病发病急，变化快，气血逆乱未及见于脉，故脉不足凭，当以"证候"为根据，必须重视病人主诉与体征。如急性胰腺炎，症见"腹满、大便不通"，当以泻下通腑为法，所谓"中满者治其标""小大不利治其标"。在危急重症的治疗中，朱师指出要想具有转危为安、力挽狂澜的能力，必须具有"决断之胆"和"谋虑之肝"。《素问·灵兰秘典论》云："肝者，将军之官，谋虑出焉；胆者，中正之官，决断出焉。""决断之胆"即安如泰山的定力，遇急症而不慌，逢重病而不乱，心神安静方能思绪井然。"谋虑之肝"即扎实的临床能力，对疾病的发生发展过程了如指掌，具有预见性。二者相辅相成，一步一步稳扎稳打、从容应对施治，方可左右逢源。疑难慢病，久治不愈，且多兼有身心疾患，主诉颇多，有真有假，莫知其是，然人身之病，无非阴阳气血逆乱所致，慢病尤是，故慢病、疑难病者，以舌脉为根。就胃肠病而言，舌见淡为寒为虚，舌见红为热，苔白为寒为湿，苔黄为热，苔腻为浊。舌脉之中尤以脉为重，脉见弦者寒多、气多，脉见滑者热多、湿多，脉见弦滑者为寒热错杂，脉见沉者为气郁，脉见涩者为血滞，脉见细者为脾虚，脉见大者为气阴两虚。

2. **重视疾病的加重和缓解因素** 《医学源流论》云："病者之爱恶苦乐，即病情虚实寒热之征……盖病人之所便，即病情真实之所在。"询问患者疾病何时何因加重或缓解，往往能反映疾病的本质，从而找到治病的突破口。朱师总结脾胃病有三喜三恶，即饮食、情志、气候。若得食而缓者属虚，得食则剧者属实；喜甘味者属脾虚，恶食辛者为湿热中阻；欲饮冷者为阴虚燥热，欲暖食者为中虚有寒。怒则剧、喜则缓者为肝郁气结。《黄帝内经》云："阳胜则身热……能冬不能夏。阴胜则身寒……能夏不能冬。此阴阳更胜之变，病之形能也。"故春夏发病或加重者多阴虚或热盛；秋冬发病或加重者多阳虚或寒盛。

3. **重视"独处藏奸"** "独处藏奸"，简言之即"同中察异"，在一派相同症候群中出现一两处相反症状，要引起足够重视，此往往是反映疾病本质的所在，或关系治疗成败之处。《素问·三部九候论》云："何以知病之所在？岐伯曰：察九候，独小者病，独大者病，独疾者病，独迟者病，独热者病，独寒者病，独陷下者病。"如临床常见者，患者自觉畏寒喜暖、乏力纳差等，反见不喜热食者，要警惕邪热盘踞中焦，中阳不能外达的可能性。

总之，要牢记仲圣"观其脉证，知犯何逆，随证治之"之旨，不断提高"观证""知逆""治之"的水平，才能做到临证时胸有定见、洞若观火、效如桴鼓的高级境界。

（郭召平）

疗不寐守阴阳出入，处方药宜动静相合

《灵枢·口问》曰："阳气尽，阴气盛，则目瞑；阴气尽而阳气盛，则寤矣。"《素问·阴阳应象大论》又云："阴在内，阳之守也；阳在外，阴之使也。"

朱师认为，失眠总属阳不入阴、心神不静之证，无非阳盛扰阴、阴虚阳亢、阴阳不交三端。阴气在内，心神寓之。又，阴气得脾胃气血奉养，充足于内，敛阳有力，阳气不浮，心神得养，动静有度。若脾胃亏虚，运化无力，水谷不化，精微难生，不能上行奉心化赤，阴血不足，心神失养，遂成心脾两虚之失眠，治以归脾汤。心属离，阳中有阴；肾属坎，阴中有阳；阴阳相济，动静相宜。若阴水先亏，阳气必亢，君相火旺，心神被扰，则成心肾不足、阴虚内热之失眠，宜天王补心丹。肝为刚脏，体阴

而用阳，且肝阳常有余，阴常不足。肝血不足、阴虚阳亢者，宜酸枣仁汤养血柔肝、宁心安神；若阳亢过度，动而生风，则宜珍珠母丸平肝息风、镇心安神。

需要说明的是，朱师认为不寐虽总属心神不安之证，但处方不宜一派镇静安神，因人体生命活动的重要体现在于气的动态运行，倘若一味镇静，久则有碍气机的调畅，故朱师提倡"夜寐难安，药以动静"，常在辨证之后加川芎、夜交藤药对，锦上添花，往往取得更好疗效。川芎活血疏肝、气血同调，畅通阴阳运行之道，使阳入阴分，畅行无阻，属动；夜交藤养血安神，交通阴阳，引阳入阴，属静；二者配伍，动静相合、相得益彰，所谓"欲安寐，药以动静安如神"。《本草正义》有言："川芎……气雄味薄，功用专在气分，善于疏通，上升头顶，旁达肌肤，一往直前，走而不守。""夜交藤……今以治夜少安寐，盖取其入夜交缠之义，能引阳入阴耳。"现代药理研究发现，川芎具有明显的镇静催眠作用。夜交藤中活性成分如夜交藤苷、夜交藤蒽醌、夜交藤黄酮和大黄素 -8-O-β-D- 葡萄糖苷等均具有较好的改善睡眠的作用，并发现其可能通过改善线粒体的超微结构和增加 Na^+-K^+-ATP 酶和 Ca^{2+}-Mg^{2+}-ATP 酶的含量而改善失眠。

（郭召平）

口腔溃疡多为脾阴不足，血分有热

口腔溃疡在历代医著中称"口疳""口疮""口糜""口破"。口疮之名，首出《黄帝内经》。《素问·气交变大论》云："岁金不及，炎火乃行……民病口疮。"其发病多由热邪气冲上焦，熏发口舌而成，或过食肥甘厚腻辛辣之品，或情志不舒思虑过度，或外感热邪入里，化热生湿，日久心脾两伤，脾阴不足，致虚火上炎。

（一）火邪致病、热毒上攻

唐宗海《中西汇通医经精义》解释："此言诸疮……皆属心经血分为病。"脏腑火热炽盛，热迫血分，可出现血液妄行，发热，甚则神昏等。血之运行，有其常道。脏腑火热，内迫血分，络脉受伤，血不循常道而外溢。故血热证以出血和热象为主要特征，伴见心烦、面赤、口渴喜冷饮、舌红、脉弦数有力等。巢元方《诸病源候论》云："腑脏热盛，热乘心脾，气冲于口与舌，故令口舌生疮也。"这一论述认为，口疮的发病主要与体内脏腑素有火热毒邪有关，其火热毒邪传于心脾，而心脾又与口舌关系密切，故热毒上攻于口舌而发口疮。而《圣济总录》卷一百一十八亦云："口舌生疮者，心脾经蕴热所致也。盖口属脾，舌属心，心者火，脾者土，心火积热，传之脾土，二脏俱蓄热毒，不得发散，攻冲上焦，故令口舌之间生疮肿痛。"《丹台玉案·口门》云："脾开窍于口，饮食厚味，则脾气凝滞，加之七情烦扰过度，则心火炎盛，而口疮生矣。"皆为热毒壅滞脏腑诱发口疮的论述，责之于心脾。此外，火热之邪又有虚实之分。正如《外科正宗·杂疮毒门》云："口破者，有虚火、实火之分，色淡、色红之别。"《寿世保元·口舌》曰："一论上焦虚热，发热作渴，饮食劳役则体倦，此内伤气血，而作口舌生疮者……一论口疮连年不愈者，此虚火也。"认为除了实火所致外，虚热也可导致口舌生疮。

（二）诸痛痒疮，皆属于心

《素问》记载："诸痛痒疮，皆属于心。"舌为心之苗。我国第一部口腔疾病专著《口齿类要》就认为口疮的病机关键为心火上炎。《圣济总录·心脏门·心烦热》云："大抵心属火而恶热，其受病则易以生热，热则血气壅滞，故为烦躁，寝卧不得安宁，口舌生疮，头痛颊赤之类。"因此，其证候特征主要为口疮灼热疼痛，表面多黄白分泌物，舌面疼痛，尿短赤或有灼热感，舌尖红赤，苔黄，脉滑数。而《灵枢·脉度》曰："心气通于舌……脾气通于口。"口舌为心脾外候。《证治准绳》云："心脉布舌上，若心火炎上，熏蒸于口，则为口舌生疮。"《圣济总录》云："口疮者，由心脾有热，气冲上焦，熏发口舌……而为口疮。"脾开窍于口，络脉夹舌本，散舌下，故口疮之患与心脾关系最为密切。平素吸烟、饮酒、过食辛辣刺激性食物等，郁积化热，导致心脾火热上炎，上蒸于口可致口疮形成。而巢元方《诸病源候论·唇口病诸候》云："手少阴，心之经也，心气通于舌。足太阴，脾之经也，脾气通于口。腑脏热盛，热乘心脾，气冲于口与舌，故令口舌生疮也。"《外台秘要》云："心脾中热，常患口疮，乍发乍瘥。"提出口疮的发生不仅与心脾积热有关，并有时愈时发的特点。由此可见，口腔溃疡的发病与心的关系十分密切。

（三）脾阴不足，血分生热

口为脾之窍。脾胃同居中焦，为气血生化之源、升清降浊之枢。脾在志为思。思虑过度，劳倦、久病，可致脾胃虚弱，升降失调，气机不畅，郁而化火，伤及脾阴。脾脏阴津亏虚，阴不治阳，可致虚火上炎，发生口舌生疮。临床上，部分口疮患者服用寒凉的清热药后并不见效，也不见胃热能食的证候，可认为这种口疮发病与中焦脾气不足有关。如《丹溪治法心要·口疮》云："口疮，服凉药不愈者，此中焦气不足，虚火泛上无制，理中汤，甚者加附。"《杂病源流犀烛·口齿唇舌病源流》说："口糜者，口疮糜烂也（宜《局方》凉膈散）。心热亦口糜，口疮多赤……中焦气不足，虚火上泛，亦口糜，或服凉药不效（宜理中汤）。阴亏火泛，亦口糜。"皆说明脾阴亏虚，虚火上炎所致口疮，故治法上主要用熟地黄、白芍、百合、生地黄等补脾滋阴之品为主。此外，《证治准绳》曰："脾脉布舌下，若脾热生痰，热涎相搏，从相火上炎，亦生疮者尤多。"这些均说明了口腔溃疡的发病与脾火有着密切的联系。

朱师在临床治疗口疮时多灵活辨证。朱师发现，很多患者使用大量寒凉药无效，口疮迁延反复，病家苦不堪言。根据前人论述，结合自己多年的临床经验，朱师认为"临床上口腔溃疡多由脾阴不足，血分有热，导致心火上炎、口舌生疮，而滋阴凉血活血可达到良好的效果"。朱师临床治疗上常用熟地黄、白芍、百合等滋阴清热药物滋脾阴，当归和血，辅以生地黄、赤芍等药物清热凉血，临床应用后，疗效显著，可起沉疴。

（应海峰）

关于胆胃不和、胆气虚弱的证治

胆是六腑之一，以降为顺，以通为用，其气主降，又称"奇恒之腑"。胆和饮食并不直接接触，也无传导饮食的作用，只是起到帮助食物消化的作用，所以胆在中医上被称为"清净之府"。它的主要作用是储藏和排泄胆汁。胆汁输入小肠中，有助于饮食的消化和吸收。胆汁是人体消化食物所用的精微物质。《灵枢·本输》说："胆者，中精之府。"《难经·四十二难》说："胆……盛精汁三合。"是言胆有储存胆汁的功能。胆汁由肝之精气所化生，称"肝之余气"，溢入于胆，聚而成精。胆和人的决断能力也有密切关系，故称胆为"中正之官，决断出焉"。肝为风木之脏，主疏泄，其气升发，喜条达而恶抑郁。肝以血为体，以气为用。肝经属肝络胆，胆经属胆络肝，二者通过经络构成表里关系。肝为乙木，胆为甲木，肝为阴，胆为阳，一阴一阳，肝气主升，胆气主降，肝胆互济，升降适度，共主疏泄，才能维持肝胆的正常生理活动。脾胃升降与肝胆升降极为密切。

若出现肝气当升不升，胃气当降不降，肝不随脾升，胆不随胃降，临床常见的有肝胃郁热、肝胃不和、肝气郁结、肝胆湿热等证，已多有论述。另有胆胃不和、胆气虚弱两种证候，临床并不少见，但研究与论述甚少，故有必要做一阐述。

（一）胆胃不和的证治

[病因病机] ①或因肝胆疾病引起胆腑排泄不畅，肝不随脾升，而造成肝失疏泄，脾失健运，气机紊乱的症状。②或因幽门与胃的运动功能紊乱，胆不随胃降而出现胆热犯胃，胃气上逆的症状。

[临床表现] 口苦咽干，恶心呕吐，嗳气纳呆，脘胁胀满或胀痛，右上腹不适，胸脘痞满，大便不畅或溏泻，苔薄白或黄腻，脉细弦滑。

[治则] 疏肝利胆，和胃降逆。

[处方] 柴胡疏肝散合黄连汤加减。

[方药] 柴胡、半夏、枳壳、白芍、川芎、香附、川连、生姜、太子参、大枣、甘草、桂枝、焦栀子。

（二）胆气虚弱的证治

[病因病机] 或因外感六淫，饮食失节，内伤七情，罹患肝胆疾患，或因先天禀赋不足引起肝胆疏泄功能不及而引起。

[临床表现] 胸胁胀满疼痛，口苦咽干，不喜叹息，食欲不振，厌食油

腻，大便不畅，情绪低落，郁郁寡欢，心悸胆怯，悲伤惊恐，卧不安宁，舌干燥苔薄白，脉弦细。

[治则] 疏肝利胆，和胃安神。

[处方] 小柴胡汤、温胆汤合甘麦大枣汤加减。

[方药] 柴胡、半夏、黄芩、金钱草、竹茹、生姜、大枣、甘草、党参、茯苓、青皮、枳实、淮小麦。

（朱生樑　应海峰）

嘈杂不适多偏热，宜清泻肝火；消谷善饥多胃火，宜清泻胃火

嘈杂作为一种症状在慢性胃病和反流性食管炎中常常出现。《景岳全书》对其作了较全面的阐述："嘈杂一证，或作或止，其为病也，则腹中空空，若无一物，似饥非饥，似辣非辣，似痛非痛，而胸膈懊恼，莫可名状，或得食而暂止，或食已而复嘈，或兼恶心，而渐见胃脘作痛。"嘈杂一症，其病位在胃，究其病因病机，历代医家虽有虚实寒热之说，但朱师在临床诊疗中发现嘈杂大多偏热。正如王肯堂在《证治准绳》中所述："嘈杂与吞酸一类，皆由肺受火伤，不能平木，木挟相火乘肺，则脾冲和之气索矣。"

朱师曰："肝失条达、郁而化火致吞酸、嘈杂、胁痛，大多偏热，治拟清泻肝火，左金丸加减。"现代人生活节奏快，精神压力大，容易影响肝的疏泄功能，造成肝失条达，肝气不疏而郁结于内，气有余便是火，肝气久郁则化火，横逆犯胃，影响胃之受纳腐熟，致胃失和降，即所谓木旺克土，肝胃不和，而见吞酸、嘈杂、胁痛。故此证为热证，其因责之于肝火，拟以清泻肝火为治，宜左金丸加减。

《医宗金鉴·删补名医方论》指出左金丸乃"泻肝火之正剂……独用黄连为君，从实则泻子之法，以直折其上炎之势；吴茱萸从类相求，引热下行，并以辛燥开其肝郁，惩其扞格，故以为佐。然必本气实而土不虚者，庶可相宜"。方中重用苦寒之黄连为君，清心泻火，心为肝之子，实则泻其子，通过清心火来达到清泻肝火的目的；而气郁化火之证，纯用苦

寒恐郁结不开，故又用少量辛而大热的吴茱萸，因其疏肝开郁，能使肝气条达，郁结得开，同时取其下气之功，助黄连和胃降逆，又反佐黄连防其凉遏之弊。左金丸方出自《丹溪心法》，方中黄连用量6倍于吴茱萸，适用于木旺克土病证之初，脾胃未虚者。然临床所见之脾胃病多为慢性病，旺盛之肝火往往已伤及脾土，黄连寒凉用量太大恐再次损伤脾胃，且黄连味苦明显，服药口感差、容易引起反胃等不适，所以黄连可酌情减量或配合其他清胃泻火之草药，而吴茱萸可适当增加用量或配伍和胃之品，并考虑脾胃虚损程度酌情健脾。

"消谷善饥"之说始出于《黄帝内经》，是指胃腐熟水谷的功能亢进，食之入胃，容易消化，食后不久，即有饥饿感。"消谷"乃"善饥"之因。《灵枢·大惑论》云："胃热则消谷，谷消故善饥。"即因食物消化快而易感饥饿。究其（消谷）病因病机，历代医家大多诉之胃火炽盛。如《灵枢·师传》认为："胃中热则消谷，令人悬心善饥。"《灵枢·经脉》在足阳明胃经病中提到："气盛则身以前皆热，其有余于胃则消谷善饥。"《伤寒论·辨太阳病脉证并治中》曰："病人脉数，数为热，当消谷引食。"因胃主腐熟水谷，胃火炽盛则腐熟作用太过、耗津灼液，故可见善食而易饥，常伴烦热口干、舌红苔黄、渴喜冷饮等津伤之象，而往往形体消瘦。"此乃火邪伏诸胃中，但能杀谷，而不能长养血气，以生津液，灌溉百骸，最以饮食倍于平人，而足反为之不用，此所谓壮火食气，胃热消谷善饥是也。"（《冯氏锦囊秘录·方脉痿证合参》）

此症治疗宜清泻胃火。正如朱师所言："胃火炽盛、烦热口干、消谷善饥宜清泻胃火，可用石膏、知母、川连、焦栀子、玉竹、珍珠母之属。"石膏辛甘大寒，知母味苦性寒质润，均入阳明胃经，两者常常相须为用，清热泻火，除烦止渴，可治阳明里热。黄连清热燥湿，泻火解毒，亦入胃经，善清胃火，去中焦湿热，常配伍他药治疗中消之证。焦栀子苦寒泻降，清三焦之火，"主五内邪气，胃中热气"（《神农本草经》）。玉竹又名葳蕤，为百合科植物玉竹的根茎，养胃生津，质柔而润，长于养阴，然无滋腻之性，补阴而不恋邪。《本草正义》曰："玉竹，味甘多脂，柔润之品。……胃火炽盛，燥渴消谷，多食易饥者，尤有捷效。"珍珠母咸、寒，入肝、心经，清肝平肝，可通过制约肝经达到克制胃火的作用。珍珠母还有燥湿敛疮生肌、安神的功效，对伴有胃、十二指肠溃疡或失眠的患者尤为适宜。

（张文静）

牙龈肿痛齿衄属胃火亢盛、血分有热，治宜清胃凉血

手阳明大肠经缺盆部支脉"上走颈部，通过面颊，进入下齿龈，回绕至上唇，交叉于人中，左脉向右，右脉向左，分布在鼻孔两侧（迎香），与足阳明胃经相接"；足阳明胃经"起于鼻翼两侧（迎香），上行到鼻根部与足太阳经交会，向下沿鼻外侧进入上齿龈内，回出环绕口唇……"由此可见，上下牙龈为阳明经脉所属。手足阳明之经，经脉互通。胃乃多气多血之腑。胃有积热，郁而化火，火气循经上攻，一可上冲齿龈，二可伤及血络。胃热上蒸，可引起牙龈红肿热痛，甚则连及腮颊肿痛；热壅则肉腐，可见牙龈溃烂，口气热臭；胃火炽盛，灼伤血络，迫血妄行，则见血从齿缝或牙龈中流出，即齿衄；胃热伤津，可见口干舌燥，喜冷，舌红苔黄等。正如《辨证录》所述："人有牙痛日久，上下牙床尽腐烂者……此乃胃火独盛，有升无降之故也。"明代龚廷贤的《寿世保元》亦指出："一切牙齿肿痛，皆属胃经火盛。多辛热厚味，及服温暖之药过多，以致胃热，上下牙痛，牵引头脑而热，其齿喜冷恶热者。"

引起胃经火盛上炎的原因多为饮食不节、服药不当，以及体质因素等。过食煎炒、辛辣、炙炮之品的人会造成胃中郁热，化火上攻；体质壮实、阳气旺盛、喜食生冷者，郁遏胃中阳气，阳气久郁则化火上攻；常服、过服温补、温热药物者，亦会形成胃中蕴热，化火上攻，进而出现牙龈肿痛、齿衄。

治疗方面，《血证论·齿衄》指出："牙床尤为胃经脉络所绕，故凡衄血，皆是胃火上炎，血随火动，治法总以清理胃火为主。"朱师进一步强调："牙龈阳明胃经所属。牙龈肿痛、齿衄、口臭、口干，多属胃有积热，郁而化火上炎，重在清胃火并以凉血消肿。清胃可用川连、焦栀子、知母、竹叶；凉血可用生地黄、牡丹皮、赤芍、玄参。"黄连苦寒泻心火、

胃火。栀子清热泻火，凉血解毒，生用走气分而泻火，炒黑入血分而止血，善治血热妄行之吐血、衄血、尿血等。知母味苦性寒质润，清胃火，养胃阴。竹叶"辛寒能解阳明之热结"（《神农本草经疏》），上能清心火而除烦，下能利小便而渗湿，清热生津，为治胃热津伤之佳品。生地黄甘寒质润，苦寒清热，入营血，能清营血之邪热，凉血而生津；可使营热得清，伤津劫液之象得解，血热得凉，则血不妄行，衄血可止。牡丹皮"治血中伏火，除烦热"（《本草纲目》），味苦，微寒，能清营分、血分之实热，凉血而又活血，因而有凉血散瘀的功效，使血流畅而不留瘀，血热清而不妄行。赤芍苦降，独入肝经，善走血分，能清肝火，除血分郁热而又凉血止血，活血散瘀，功效与牡丹皮接近，常与牡丹皮相须为用。玄参为咸寒之品，质润多液，入肺、胃、肾经，滋阴降火润燥而能清胃火解津伤，清营凉血而治血热齿衄，解毒散结消痈而能消牙龈腮颊之肿。

（张文静）

调气化湿不离乎肺

脾胃受困，一则出现脾胃气机升降失常的表现，一则出现水谷津液代谢失常，脾虚生湿，湿浊中阻的表现，日久则脾胃亏虚，气血生化乏源，则见机体失养见症。故脾胃病的治疗以调气而复脾胃气机升降，化湿以复脾胃运化之职为基本治则之一。朱师师从近代名医陈存仁先生的首席弟子章庆云先生，治疗脾胃病继承了丁氏内科遣药平正轻灵的特点，临床善用清轻流动之品从肺治胃，宣畅上焦气机，化湿畅中，升清降浊，以复脾胃升降之枢。

（一）调气化湿从肺而治的理论基础

肺气宣发肃降对气机升降出入有调控作用。肺主气，司呼吸。人体一身之气，皆为肺所主，非单指呼吸之气，也包括脾胃、肝胆等脏腑之气，皆受肺气所调节。《素问·六节藏象论》谓："肺者，气之本。"《素问·五脏生成》也说："诸气者，皆属于肺。"肺与脾胃的关系，从经络循行来看，手太阴肺经"起于中焦，下络大肠，还循胃口"，而"胃之大络，名曰虚里，贯膈络肺"，说明肺胃经络相关；肺居上焦，为华盖之脏，气机下行，主宣发、肃降，禀清肃之气而下行，而胃气也以气机和降为顺；肺气的肃降有助于胃气下行，而胃气下行亦有助于肺气肃降。若肺气失于肃降，必引起胃失和降，临床中上可见咳喘胸闷、中可见脘腹胀满、纳差食少，谓之"上病及中"；若胃气失于和降，则影响肺气宣发肃降功能，表现为呛咳不止，如《四圣心源》所云"胃逆则肺金不降，浊气郁塞而不纳"。肺与肝亦关系密切。《灵枢·经脉》云："肝足厥阴之脉……其支者，复从肝别贯膈，上注肺。"表明肝与肺存在着经络相联。《素问·刺禁论》曰："肝生于左，肺藏于右。"人身之气机应乎天地自然，肝从左而升，肺从右而降，升降相因，一升一降，气机循环不休。由此可见，肺气宣发、肃降功能对脾胃、肝胆气机升降出入都有着重要的调控作用。正如喻昌在《医门法律》中所云："肺气清肃，则周身之气莫不服从而顺行。"

肺之宣发肃降功能对津液输布有调控作用。《素问·经脉别论》云："饮入于胃，游溢精气，上输于脾。脾气散精，上归于肺，通调水道，下输膀胱。水精四布，五经并行。"肺气的宣发、肃降，将脾布散之津液输布周身，下达于肾、膀胱，通过气化功能排出体外，有"水之上源"之说。若肺气失宣，上焦郁闭，中焦气机则呆滞不行，三焦气化壅塞，津液水谷不得正常输布运化而为水湿；反之，水湿之邪欲得祛除，必以三焦气化如常为前提。《温病条辨》卷二谓："凡通宣三焦之方，皆扼重上焦，以上焦为病之始入，且为气化之先。"此所谓气化指的就是肺气的正常宣发与肃降功能，布散水谷津液输布周身的功能。故化湿当先行气，行气必当宣肺。肺气宣肃，则一身之气皆化，水道通调，湿邪自去。

总之，欲调理脾胃气机，使脾气升而胃气降者，必先宣肺肃肺以畅肺气；欲化湿以复脾胃运化之常者，亦必先宣肺肃肺以畅肺气。此即为调气化湿不离乎肺之义。

（二）朱师调气化湿治脾胃病用药经验举例

1. 子助母运，畅肺气以化湿，助脾胃运化 朱师自创经验方"藿苏散"，功擅轻宣肃肺、芳化醒脾、通降和胃，用于治疗脾胃病气机失调、湿邪中阻者卓有效验。基本方主要由藿梗、苏梗、半夏、生姜、黄连、吴茱萸、柴胡、香附、枳壳、陈皮、甘草等药物组成。其中，藿梗、苏梗、枳壳肃肺降气，宣化湿浊，理气宽胸；黄连、吴茱萸辛开苦降，清肝泄热，降逆和胃；半夏、陈皮、生姜和胃降气，温中化饮；柴胡、香附疏肝解郁，调畅气机；甘草和中。从肺胃、肝脾气机相因入手，执简驭繁，纲举目张，使肺胃、肝脾气机调畅，气化得行而水湿自去，脾胃功能得复。而其中又以用辛散开泄之味，宣畅肺气为治疗特色。

辛散开泄之味，如藿香（广藿香），味辛，性微温，归肺、脾、胃经；功能祛暑解表，芳香化湿，和胃止呕。藿香"本芳香开胃助脾之剂，但入发表散药则快气，入补脾药则益气，入顺气药则理脾滞"（《医学入门》）；辛温能散在表之风寒湿气，宣通上焦；芳香能化湿浊，以复中焦气机升降，使气机流通，故能使脾升胃降，吐逆皆消。其功全在于"宣、化"。

再如紫苏梗一味，味辛性温，归脾、胃、肺经；功能理气宽中，安胎，和血。紫苏梗"利周身，气滞最好"（《明医指掌》），"疏肝利肺，理气和血，解郁止痛，定嗽安胎"（《得配本草》）。其功在于性味辛温，气轻而味淡，有宣通上焦、理气化湿之力，"能使郁滞上下宣行，凡顺气诸品，惟此纯良……宽胸利膈，疏气而不迅下"（《药品化义》）。章庆云所著《66例胃脘痛临床疗效观察》一文中的"和胃冲剂"，即为"苏梗、香附、青皮、川朴花、佛手花一队清轻流畅之品，能疏肝解郁，芳香醒脾，和胃畅中"。"清轻流畅"之语，其意即在于宣通上焦气机，以达行气除湿之效。朱师师从于章老，可谓深得轻宣化湿，调畅肺胃气机的法门。

2. 气机相关，肃肺气以畅中，复脾胃升降 脾气之升与肺之宣发，胃之和降与肺之清肃，气机皆有相关。朱师常以肃肺降气之品用于胃气上逆之证，如旋覆梗、枳实、枳壳、杏仁、紫菀等药，以使肺胃之气通降和顺。

如旋覆梗，效同旋覆花，味苦、辛、咸，性微温，归肺、胃、大肠经；功能消痰行水，降气止呕。《医林纂要·药性》谓："补心，通血脉；泄肺，降逆气。"所谓"降逆气"者，实为肃肺气，降胃气，以治肺气、胃气上逆诸证。临床上既可用旋覆梗（花）治疗咳嗽、喘息、痰涎壅盛之证，如《类证活人书》之金沸草散；又可取其肃肺降逆之功，治疗痰浊内伏中焦、胃气上逆、呕逆不止之证，如《济生方》之旋覆花汤。朱师取其肃肺气、降胃气之功，配伍代赭石之重镇之性，治疗肝胃气逆之泛酸、烧心之症，大有良效，因其既有降胃气以复中焦升降和顺，又有肃降肺气以金克木之义。

再如枳壳一味，"气微香，味苦微辛（鲜者带酸），性微寒而缓"（《药品化义》），归肺、脾、胃、大肠经；功能理气宽胸，行滞消积。《医学启源》云："枳壳……治胸中痞塞，泄肺气……又云：……破气。"枳实与枳壳，实为一物，《神农本草经》并未细分，至魏晋方有枳实与枳壳之别。《本草纲目》谓："大抵其功皆能利气，气下则痰喘止，气行则痞胀消，气通则痛刺止，气利则后重除……盖自飞门至魄门，皆肺主之，三焦相通，一气而已，则二物分之可也。不分亦无伤。"朱师临床习以枳实、枳壳同用，其理全在于二者有宣畅肺气，降胃气以畅通三焦之力。

概而论之，调气化湿不离乎肺，朱师临床善用清轻流动之品以宣畅上焦气机，通过宣肺、肃肺之法，畅中化湿，升清降浊，以运中州，用药特色鲜明。

（李　勇）

难治性胃食管反流病之脘管痹阻证辨治

难治性胃食管反流病是指经双倍标准剂量质子泵抑制剂（PPI）治疗8周后反流、烧心等症状无明显改善者，占胃食管反流病的40%左右。本病的发病机制复杂，且无有效药物，为目前治疗的难点。中医药在改善本病临床症状、提高患者生活质量、减少复发率方面具有很大的优势。

难治性胃食管反流病主要以不典型症状居多，如胸痛、胸闷、胸前区堵、痞、胀满，咽喉不适，反胃，嗳气，纳弱；舌脉多表现为舌质偏暗，苔薄腻，脉细。根据《胃食管反流病中医诊疗专家共识意见（2017）》，胃食管反流病的中医证型主要包括肝胃郁热证、胆热犯胃证、气郁痰阻证、瘀血阻络证、中虚气逆证、脾虚湿热证。朱师认为，目前证型难以覆盖难治性胃食管反流病的疾病特点，基于前期大量临床经验总结并查阅相关文献，提出了脘管痹阻证。

脘管为食管的古称，出自《临证指南医案·噎膈反胃》："气滞痰聚日拥，清阳莫展，脘管窄隘，不能食物，噎膈渐至矣。法当苦以降之、辛以通之，佐以利痰清膈。"脘管为胃食管反流病的病位所在，上接于咽，下连于胃，是胃的延续，具有通降功能，也是通利水谷的关键所在；若通降不利，则会产生反酸、烧心等症状。痹在此有两种含义，一是指病机为痹阻不通畅，二是指疾病状态。《中藏经》曰："痹者，闭也。五脏六腑感于邪气，乱于真气，闭而不仁，故曰痹。"脘管痹阻证阐释了该病的病机，即各种病理产物阻于脘管，导致脘管通降功能失调。这与现代研究提出的难治性胃食管反流病多存在食管动力障碍的观点相吻合；同时指出该病的病位、病性，即脘管痹阻证属于因脘管功能障碍而引起胸痛胸闷或咽喉不适等症状的证候，这符合难治性胃食管反流病的证候。

（一）病因病机

1. **情志失调，痰瘀郁阻** 《症因脉治》言："呕吐酸水之因，恼怒忧郁，伤肝胆之气……遂成酸水浸淫之患矣。"究其缘由，情志失调，肝胆失于疏泄，横逆于胃，胃气上逆于脘管，发为本病。疾病日久，气不布津，聚而生痰，气郁则积而为瘀，痰瘀痹阻，蕴结于脘管，进而出现咽喉不适、胸痛、胸骨后不适、舌质紫暗等。正如叶桂所言："胃痛久而屡发，必有凝痰聚瘀。"《局方发挥》也认为："自气成积，自积成痰，此为痰、为饮、为吞酸之由也。"因此，该病以情志失调为因，痰气瘀为果，或流窜咽喉引起咽喉不适，或凝结于胸致胸闷胸痛，或戕害中焦导致烧心、反酸等。

2. **胸阳不振，气结在胸** 胸阳不振，气结在胸，源自《金匮要略·胸痹心痛短气病脉证治》，文中提出"胸痹心中痞，留气结在胸，胸满，胁下逆抢心，枳实薤白桂枝汤主之"。胸痛胸闷、两肋下不适，皆由气机上逆结于胸中所致。脾胃虽在中焦，但与胸中联系密切。《灵枢·经筋》曰："足太阴之筋……结于肋，散于胸中。"《高注金匮要略》指出："胃之大络贯于胸。"因此，中焦气机紊乱是气结于胸之重要原因，加之胸中阳气不振，浊阴上逆，胃气通降不畅或气滞郁阻，则气结在胸。如喻昌《医门法律》曰："盖胸中如太空，其阳气所过，如离照当空，旷然无外。设地气一上，则窒塞有加。故知胸痹者，阳不主事，阴气在上之候也。"

3. 气血不足，胃阴胃阳两虚　《素问·调经论》云："血气不和，百病乃变化而生。"脾胃为后天之本，气血生化之源，腐熟运化水谷精微，化为气血濡润全身。若脾胃虚弱，运化无权，气机升降失常，气血紊乱，则会出现一系列症状。《杂病广要》认为，嗳气、吞酸等症状为脾胃虚弱，不能健运而然。其中，胃阴胃阳在疾病中发挥着重要作用。叶桂曰："太阴湿土得阳始运，阳明阳土得阴自安，以脾喜刚燥，胃喜柔润也。"胃为体阳而用阴之腑，胃阴胃阳相辅相成才能维持胃的正常功能。若先天禀赋不足，后天脾胃削伐过度，造成胃气（阳）虚而致食管收缩蠕动功能下降，胃阴虚而致不能濡润食物下行，则胃失和降，浊阴阻遏，胸满闷痛。

（二）治则治法

基于病因病机，朱师拟以行气开郁、通阳散结、补虚和胃作为治疗的基本法则。行气开郁，为疏肝理气，行气开郁。土得木而达，一者使肝气正常疏泄，脾升胃降功能正常，二者可以缓解患者的焦虑抑郁情绪。通阳散结，为宣通阳气，使清气上升，浊阴下降，以恢复机体的正常功能。补虚和胃，为补气血阴阳，温胃阳，存胃阴，使升降有序，中土得安。

（三）方药方解

方药由经方枳实薤白桂枝汤、旋覆代赭汤、半夏厚朴汤为主化裁而成，药用旋覆梗、代赭石、全瓜蒌、薤白、桂枝、浙贝母、海蛤壳、苏叶、半夏、厚朴、当归、砂仁、黄精、生姜、玉竹、枳实等。枳实薤白桂枝汤出自《金匮要略》，为治疗胸阳不振，痰气痹阻之胸痹的代表方。方中薤白辛温而宣阳通痹，行气散结，切中病机肯綮，有缓解食管痉挛、加速食管局部血液循环，降低食管高敏感性的作用；枳实破气消积，化痰除痞，促进食管动力；厚朴燥湿化痰，下气除满，促进消化道排空；桂枝辛温宣通，升清降浊，平冲降逆；瓜蒌甘寒而豁痰散结、宽胸除痹，可明显改善食管血流动力学、保护食管和胃黏膜。旋覆梗、代赭石取《伤寒论》旋覆代赭汤之义，是治疗胃食管反流病的经典药对，以降逆和胃。半夏、厚朴、生姜、苏叶取《金匮要略》半夏厚朴汤之义，有行气开郁、降逆化痰之效，主治七情郁结，痰涎凝聚，咽中如有物哽，咳之不出，吞咽不下，胸满喘息或胸胁攻撑作痛。胃以阳气为本、津液为用，故用当归温阳补血行血，砂仁温胃行气畅中，扶助胃气推动食管蠕动；黄精、玉竹滋养脾阴、胃阴，濡润食管；海蛤壳、浙贝母保护食管黏膜。诸药合用，力专效宏，疗效颇佳。

（徐亭亭　周秉舵）

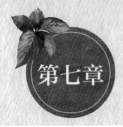

第七章

经验方与药对解析

经验方

丁香降气方

[组　　成] 丁香、代赭石、柴胡、枳壳、黄连、吴茱萸、焦栀子、太子参、甘草、延胡索、川楝子等。

[功　　用] 疏肝泄热，和胃降逆，理气止痛。

[主　　治] 肝胃郁热证。

[方　　解] 丁香、代赭石为君药，丁香辛温，气味芳香，功善降逆止呕，代赭石苦寒，归肝、心经，功在重镇降逆，二者协同增强降逆和胃之功。柴胡、枳壳共为臣药，柴胡苦辛微寒，归肝、胆经，疏肝解郁，枳壳归脾、胃、大肠经，功在理气宽中，苦寒主降，二药协同作用，苦辛并进，升降相因，恢复脾胃之升清降浊功能，增强丁香和代赭石的和胃降逆之效。黄连、吴茱萸疏肝泻热、降逆和胃，川楝子、延胡索疏肝泄热、行气止痛，焦栀子苦寒、清泻肝火，太子参健脾和胃，甘草缓急止痛、调和药性，共为佐使。诸药合用，功在疏肝泄热，和胃降逆，理气止痛。

[临床应用] 本方主治胃食管反流病。证见：烧心反酸，胸骨后灼痛，胃脘灼痛，脘腹胀满，嗳气反酸，心烦易怒，嘈杂易饥，舌红、苔黄，脉弦等。

疏肝和胃方

[组　　成] 旋覆梗、代赭石、川连、吴茱萸、延胡索、柴胡、枳壳、香附、焦栀子、煅瓦楞、甘草等。

[功　　用] 疏肝理气，和胃降逆。

[主　　治] 肝胃不和证。

[方　　解] 柴胡入肝经，味辛行散，性寒可清泄郁热，为条达肝气之要药，并解气郁化热之证；枳壳理气宽中，行滞消胀，共为君药。旋覆梗性善下降，能入脾胃，善于降胃气而止呕噫；代赭石质重性降，引胃气下行以重镇降逆，兼可平肝降逆止呕；二者合用为臣药，增加君药降逆下气之效。黄连配吴茱萸，一清一温，苦降辛开，以收相反相成之效，其中黄连泻心火，直折肝火上炎之势，又善清胃降逆、制酸止呕；延胡索活血行气止痛；香附理气解郁；煅瓦楞制酸止痛；焦栀子苦寒，清火除烦；以上共为佐药。甘草调和药性，为使药。诸药合用，升降相宜，补泻兼施，有消有补，辛开苦降，疏而不伤正气，补而不碍运气，降而不伐胃气，使逆乱之气机得以平降和顺，达到治疗目的。

[临床应用] 本方为治疗胃食管反流病的基础方，尤其对难治性胃食管反流病、非糜烂性反流病疗效显著。证见：反酸烧心，口苦咽干，咽喉不适，胸骨后灼痛或隐痛不舒，嗳气反流，心烦易怒，胃痞胀满等。

藿苏养胃方

[组　　成] 藿香、苏梗、党参、白术、佛手、黄芪、川芎、当归、生地黄、莪术、天花粉、枳壳、白豆蔻、蒲公英、黄连、生姜、大枣、甘草等。

[功　　用] 健脾和胃，养阴清热，行气散结。

[主　　治] 脾胃虚弱证。

[方　　解] 藿香、苏梗芳香化湿，行气消滞；党参、黄芪、白术补中益气；生地黄、天花粉养阴清热生津，凉血散瘀；莪术、当归、川芎行气散结，活血消瘀；黄连、蒲公英等清热化瘀；枳壳、佛手、白豆蔻调畅中焦气机；生姜、大枣、甘草健脾和胃。

[临床应用] 本方寒热并用，补泻结合，应用于慢性萎缩性胃炎。证见：胃部隐痛，胃脘胀闷，嘈杂，泛酸，食欲不振等。

红藤肠安汤

[组　　成] 生地黄、红藤、败酱草、川连、黄芩、枳壳、木香等。

[功　　用] 清肠化湿凉血，理气和络安肠。

[主　　治] 湿热蕴结证。

[方　　解] 红藤入大肠经，清热解毒，活血通瘀，疏风止痛，善散肠中瘀滞，为治疗肠痈、腹痛之要药。败酱草功善解毒消痈、祛瘀止痛，与红藤相伍，可增通瘀泄浊之功。枳壳主入脾胃、大肠，长于下气宽中、除胀散满，善解阳明之邪，兼以降浊，与红藤相合，一入血分，一入气分，调气活血，和络安肠。生地黄主入心肝血分，清营凉血止血，与红藤同入血分，活血止血，相得益彰。木香、黄连伍用，取香连丸之义，达行气导滞泄浊之功效。黄芩能清脾胃大肠诸经之热，与黄连相合，清化湿热、解毒泄浊效彰。木香善与枳壳相合，通行气机、开壅导滞，尤适用于脾胃大肠气滞之脘腹胀满疼痛、泻痢不畅、里急后重等。

[临床应用] 本方适用于慢性轻中度溃疡性结肠炎。证见：腹泻，夹黏液脓血便，味腥臭，腹痛，肠鸣腹胀或脘腹胀满疼痛，泻痢不爽，或伴里急后重，肛门灼热，小便短赤，口苦纳呆，舌苔黄腻，脉滑数等。

清下解胰方

[组　　成] 生大黄、柴胡、延胡索、丹参、牡丹皮、赤芍、红藤、焦栀子、枳实、枳壳。

[功　　用] 通腑泻下，清热解毒，理气活血。

[主　　治] 湿热蕴结，热毒壅盛证。

[方　　解] 方中君以生大黄，臣以红藤、焦栀子，佐以延胡索、丹参、牡丹皮、赤芍，使以柴胡、枳实、枳壳。方中大黄味苦性寒，通腑泄浊，推陈致新，荡涤肠胃，安和五脏，有将军之能，为君药。现代药理学研究认为，大黄有改善肠屏障功能、松弛 Oddi 括约肌、抑制肠道菌群移位及促进内毒素排泄等作用。红藤性平味苦，有清热解毒、活血止痛之功；焦栀子味苦性寒，清热泻火，凉血解毒；两药合用，共奏清热解毒、

行血止痛之效。丹参、牡丹皮味苦性微寒，功在活血祛瘀，凉血清心；赤芍味苦性微寒，有清热凉血、散瘀止痛之效；延胡索活血行气止痛；四药合用，功在清热凉血，活血止痛。柴胡味苦、辛，性微寒，归肝胆经，协助延胡索奏疏肝理气、行气止痛之效；枳实、枳壳味苦、辛，性微寒，其中枳实协助生大黄加强通腑泄下之效，枳壳配伍柴胡加强宽胸理气之功。诸药和剂，君臣有序，相与宣摄，相需为用，俾"腑通""热散""瘀化""气疏"，体现"清下理活并用，通腑泻下为要"治则。

[临床应用] 适用于急性胰腺炎，尤其是早中期。证见：腹痛持续，痛而拒按，得食而甚，腹胀矢气少，大便干结，或伴发热，嗳气呃逆，口干口苦等。

（周秉舵　曹会杰）

药对解析

藿香　苏梗

藿香为芳香化浊，和中止呕，发表解暑之要药；味辛，性微温，入脾、胃、肺经。本品气味芳香，善于醒脾开胃，和中止呕，理气止痛，用于治疗脾胃气滞，中焦气机不利、升降失调所致胸腹满闷、腹痛吐泻、胃纳不佳、倦怠无力、舌苔厚腻之证。

苏梗味辛甘，性温，入脾、胃、肺经。本品辛香温通，长于行气宽中，温中止痛，理气安胎，和血止痛，用于治疗肝郁气滞、脾胃不和所致胸膈痞闷、脘腹疼痛、食滞不消、恶心呕吐、胎动不安等。

上述两药配伍，起理气宽中、消胀止痛之功。临证中，可视患者大便情况，对药物剂量进行相应调整。若患者大便正常，则可藿香、苏梗等量齐用；若患者大便偏干，则可苏梗倍于藿香，或不用藿香；若患者大便偏稀，则可藿香倍于苏梗，或不用苏梗。

苏叶　苏梗

苏叶味辛，性温，入肺、脾经。功善散寒解表、理气宽中；善破凝寒而下冲逆，扩胸腹而消胀满，故能治咽中瘀结之证，而成通经达脉，发散风寒，双解中外之药也。

苏梗味辛甘，性温，入脾、胃、肺经。功擅行气宽中，温中止痛，理气安胎，和血止痛，用于治疗肝郁气滞、脾胃不和所致胸膈痞闷、脘腹疼痛、食滞不消、恶心呕吐、胎动不安等。

上述两药同属紫苏，二者伍用，共奏理气宽胸、宣肺利咽之效。遇反流性食管炎之咽喉部梗咽不适之属梅核气者，朱师常予苏叶梗，以解表利咽，理气宽胸。

黄连　吴茱萸

黄连味苦，性寒，入心、肝、胃、大肠经。本品大苦大寒，为泻心火、除湿热之佳品。既能清热泻火、清心安眠、凉血止血、解毒止痢，又能治肠澼下痢等症，还能清泻胃火。

吴茱萸又名吴萸，味辛、苦，性大热，有小毒，入肝、脾、胃、肾经。本品辛散苦降，性热燥烈，既能治疗阳明寒呕，又能治疗少阴下痢，且能治疗厥阴头痛。

上述两药伍用，即为《丹溪心法》之左金丸。方中黄连泻心火，佐辛热之吴茱萸疏肝解郁，降逆和胃止呕，制酸止痛。二药相合，一寒一热，寒者正治，热者从治，相反相成，辛开苦降，故能相济以奏清泻肝火、降逆和胃止呕之功。原方黄连六两（180g），吴茱萸一两（30g），剂量为6∶1。朱师每辨证肝胃郁热证之泛酸、嘈杂时多用此药对，同时认为行汤剂时连萸剂量宜小，小剂量黄连有健胃之功效。连萸剂量1∶1，同为3g，既防黄连苦寒败胃，又得吴茱萸温中理气。

乳香　没药

乳香味辛、苦，性温，入心、肝、脾经。本品辛散温通，善宣通经络、活血消瘀、消肿止痛，用于治疗心腹诸痛、跌打损伤、痈疽疮疡等。

没药味苦、辛，性平，入肝经。本品辛平芳香，既能散瘀止痛，又能排脓敛疮，为行气散瘀止痛之要药。

上述两药伍用，气血兼顾，散、消、敛、生兼具，可有效改善患者胃黏膜糜烂所致胃脘痛。

柴胡　延胡索

柴胡味苦、辛，性微寒，入心包、肝、胆、三焦经。本品味薄气升，功善透表泄热，为治疗邪入半表半里所致寒热往来、胸胁苦满、口苦咽干、头晕目眩之要药。柴胡气升为阳，能升阳举陷，治疗腹泻、脱肛、子宫下垂等。最为重要的是，柴胡又有疏肝解郁、宣畅气血、散结调经之功，用于肝气郁结所引起的胸胁胀痛、头晕目眩、耳鸣耳聋，以及月经不调等。朱师尤喜其理气解郁之功，凡见两胁胀满、胸膺胀闷不适之症，多用之。

延胡索味辛、苦，性温，入心、肝、脾经。本品辛散温通，既入血分，又入气分，既能行血中之气，又能行气中之血，功善活血散瘀，理气止痛，凡胸腹胀满疼痛属气滞血瘀证者，皆可使用。

上述两药伍用，可加强理气止痛、消痞除胀之功。

赤芍　白芍

赤芍味苦，性微寒，入肝经。本品功善凉血散瘀，清热泻火，又能活血化瘀，消肿止痛，凡胃热痞满、两胁灼热之症，皆可使用。

白芍味苦、酸，性微寒，入肝经。本品功善养血敛阴，平抑肝阳，柔肝止痛。

上述两药伍用，取赤芍之泻肝火，白芍之养肝阴，赤芍散而不补，白芍补而不泻，一散一敛，一泻一补，清热泻火，养血敛阴，散瘀止痛。凡因积热所致胃痞、胃脘痛、胁痛等，均可配伍使用。

焦山楂　焦六曲

山楂味甘、酸，性微温，入肝、脾、胃经，功善消食化积，行气散瘀。本品酸甘，微温不热，善消油腻肉食之积滞。凡肉食积滞之脘腹胀满、嗳气吞酸、腹痛溏泄者，均可使用。焦山楂为山楂之炮制品，有健胃消食、健脾止泻之功。轻度腹泻的患者，可仅予焦山楂代茶饮。

六曲味甘、辛，性温，归脾、胃经。本品辛以行散消食，甘温健脾开胃，和中止泻。

上述两药伍用，可加强健脾开胃、消食止泻之功。

枳壳　枳实

枳壳味辛、苦，性微寒，入脾、胃经。本品辛散苦降，善走脾胃气分，功专下气开胸、利肺开胃、行气消胀、宽胸快膈。用于治疗胃脘胀闷不适、痞塞闷胀等。

枳实、枳壳同属一物二种，未成熟的果实为枳实，成熟的果实为枳壳。枳实破气消积，泻痰除痞；枳壳理气消胀，开胸快膈。枳壳性缓，枳实性烈。枳壳性浮，枳实性沉。枳壳主上，枳实主下。高者主气，下者主血。枳壳行气于胸，枳实破气于腹。

上述两药伍用，气血双调，直通上下，行气消胀、通腑除满之效更著。

桃仁　杏仁

桃仁味苦、甘，性平，入心、肝、大肠经。本品入血分而化瘀生新，药性缓和而纯，无峻利克伐之弊，善于治疗瘀血积滞之证，又有活血止痛之功，凡属瘀血阻滞所致腹痛、胃脘痛皆可使用。同时，桃仁质硬而脆，色乳白，富含油脂，故可润肠通便，为治疗便秘之要药。

杏仁味苦、辛，性温，有小毒，入肺、大肠经。本品辛苦温而利，辛能散邪，苦可下气，润能通便，温可宣滞。功善止咳平喘、润肠通便。又，杏仁泥有非常好的治疗胃脘疼痛的疗效。孟河名家朱良春在总结恩师章次公经验时，发现其治疗胃脘痛时，最喜用杏仁泥，使用频率最高。近世已少有杏仁泥，但杏仁同样有止痛之效。

上述两药伍用，一气一血，行气活血以止痛，润肠通便治便秘，止咳平喘治肺病。

砂仁　白豆蔻

砂仁味辛，性温，入脾、胃经。本品辛香温通、芳香理气、醒脾消食、温脾止泻、行气止痛，又能理气安胎，专于中、下二焦，治疗脾胃虚寒所致胃脘痞闷不适、纳谷不馨、便溏泄泻之症。

白豆蔻味辛，性温，入肺、脾、胃经。本品味辛香燥，气清爽，上入肺以宣发理气、行气止痛，中入脾胃以化浊散寒、开胃消食，可治上、中二焦一切寒湿气滞、胸闷不舒、脘腹胀痛、呕吐、便溏等症。

上述两药伍用，宣通上、中、下三焦之气机，以开胸顺气，行气止痛，芳香化浊，健脾止泻。

党参　丹参

党参味甘，性平，入脾、肺经。本品功善补中益气，健脾益肺，最宜用于倦怠乏力、精神不振所属脾胃气虚之人。党参补气兼能养血，故气血两虚，气短心悸，疲倦乏力，面色苍白，纳谷不馨，大便溏薄者，亦可使用。

丹参味苦，性微寒，归心、心包、肝经。本品味苦色赤，专入血分，既能活血化瘀，行气止痛，又能活血化瘀，去瘀生新，且能补血活血，因此有"一味丹参，功同四物"之说。除可用于气滞血瘀型胸痹心痛外，又可用于瘀血阻滞所致癥瘕积聚之症。若以为丹参仅用于心血管疾病，则过于短视。胃脘痛常有气滞血瘀之象，见脘腹胀痛不适，痛有定处，舌质紫黯，脉弦涩，此时在辨证基础上酌加丹参，可起到活血化瘀、理气止痛之良效。

上述两药伍用，可加强健脾益气、活血理气止痛之效。

黄精　玉竹

黄精味甘，性平，入肺、脾、肾经，质润，善补脾阴。本品上入于肺，有养阴润肺之功，用于治疗阴虚肺燥所致咳嗽痰少；中入于脾，滋补脾阴，用于治疗形体消瘦，倦怠乏力，口干唇燥，食后腹胀，大便不调，手足烦热，舌红少津等症；下入于肾，可补阴血，填精髓、理虚劳，用于治疗腰膝酸软、头晕目眩等肾虚之证。

玉竹味甘，性微寒，入脾、胃经。本品养阴润燥，生津止渴，用于肺胃阴伤，燥热咳嗽，咽干口渴，内热消渴等。

黄精甘淡平补脾阴，玉竹甘寒凉润胃阴，两药伍用，脾阴胃阴兼顾，生津润燥、滋阴清热之功益彰。

旋覆花　代赭石

旋覆花、代赭石药对出自《金匮要略》，主治胃虚痰阻气逆证。

旋覆花味甘、辛、咸，性微温，入肺、脾、胃、大肠经。本品咸以软坚消痰，温以宣通壅滞，既能下气散结，宣肺平喘，行水消痰，又长于降逆止呕、降气止噫。所谓"诸花皆升，旋覆独降"，可见其降逆之功。

代赭石味苦，性寒，入肝、心经。本品苦寒体重，以苦清热，以寒泻火，以重降逆。既能重镇而降胃之逆气，又有平肝息风、镇肝降压之效，故可用于胃气上逆之嗳气、呃逆、呕吐等症，又可用于眩晕、目眩、耳鸣等症。

上述两药伍用，降逆止呕，化痰消痞，下气平喘。

桑叶　桑白皮

桑叶味苦、甘，性寒，入肺、肝经。本品质轻气寒，轻清发散，既能疏散在表之热，又能清泻肺热、润肺止咳，且能散风热、清肝热。用于治疗外感风热所致咽痛、发热、咳嗽及肝经风热所致眼睛流泪、红肿涩痛等。

桑白皮味甘、辛，性寒。本品善走肺中气分，善清肺中实热，清痰止嗽，下气平喘，又能下气行水、利尿消肿。治疗肺热咳喘、痰热壅盛；又治四肢肿满，水肿气促。

上述两药伍用，清泄肺脏表里之邪热，清肺止咳化痰。

（周秉舵）

白术　白芍

白术味苦、甘，性温，归脾、胃经。本品补气健脾，燥湿利水，止汗，安胎，用于脾胃气虚、运化无力而致食少便溏、脘腹胀满、肢软神疲之症，水饮内停而致痰饮、水肿、小便不利之症，肌表不固而致汗多之症。

白芍味苦、酸、甘，性微寒，归肝、脾经。本品养血调经，平肝止痛，敛阴止汗，用于血虚而致月经不调、崩漏之症，肝阳偏亢而致头痛眩晕、胁肋疼痛、脘腹四肢痉挛等症，以及阴虚盗汗、表虚自汗。

上述两药配伍，益脾助运燥湿，柔肝敛阴缓急，一阳一阴，刚柔相济，和里缓急，为调和肝脾常用药对。"白术芍药散"亦取此法。临证中，常以二者炒制入药，取其燥湿健脾、和中柔肝之效，常用于肝脾不调所致腹痛便溏、泄泻反复之症。若患者大便秘结，则常以二者生用入药。

香橼　佛手

香橼味辛、微苦、酸，性温，归肝、脾、胃、肺经。本品疏肝解郁，理气宽中，化痰止咳，用于肝郁气滞而致胸胁胀痛，脾胃气滞而致脘腹胀痛、嗳气吞酸、呕恶食少，以及咳嗽痰多之症。

佛手味辛、苦，性温，归肝、脾、胃、肺经。本品疏肝解郁，理气和中，燥湿化痰，用于肝郁气滞而致胸胁胀痛，脾胃气滞而致脘腹胀痛、呕恶食少之症。

据《本经逢原》所载"柑橼乃佛手、香橼两种，性味相类，故《纲目》混论不分。盖柑者，佛手也……橼者，香橼也"，认为二者本为一物。

上述两药配伍，共奏疏肝和胃、理气和中之效。临证中，多用于肝胃不和之证，以及脾胃亏虚之证，取二者灵动之性理气助运，以辅健脾益气之品。二者虽同属理气之品，但较枳壳、香附等他药，香燥之性较为和缓，少有伤阴之患。

凤尾草　地锦草

凤尾草味苦、涩，性微寒，有小毒，归肝、胃经。本品清热解毒，凉血止血，杀虫，用于风热流感，温热斑疹，喉痹肿痛，吐血，咯血，衄血，便血，崩漏，血痢，带下，钩虫、蛔虫、绦虫等寄生虫病。

地锦草味苦、辛，性平，归肝、胃、大肠经。本品清热解毒，凉血止血，调气和血，宣通痹阻，利尿通乳，用于热毒泻痢，痈肿，便血、尿血、崩漏、外伤出血等出血证。

上述两药配伍，共奏清热安肠、利湿解毒之功。临证中，常以二者联用清化泄浊，用于湿热停滞而致大便次频、泻下垢腻、甚则黏液脓血便并见、便后不爽、肛门灼热者。二药虽苦寒但不伤正，且地锦草"善通流血脉"、解毒凉血，故二者联用可增解毒凉血止痢之效，还可行局部保留灌肠，使之直接作用于肠壁、接触病灶，取其化瘀生肌的局部治疗之效。

紫菀　鱼腥草

紫菀味辛、甘、苦，性温，归肺经。本品润而不燥，辛散苦泄，润肺下气，为化痰止咳要药，用于风邪外束、肺气闭塞的咳嗽有痰之症。

鱼腥草味辛，性微寒，归肺经。本品清热解毒，消痈排脓，利尿通淋，用于肺痈吐脓，肺热咳嗽，热毒疮疡，湿热淋证，为治痰热壅盛、咯吐脓血之要药。

上述两药为伍，寒温同用，宣通郁滞，清化痰浊，相得益彰，则痰热得清，咳嗽自止。临证中，遇肺气壅塞所致咳痰不爽者，无论新久，皆可使用。若紫菀蜜炙入药，则润肺止咳之效尤著。

江剪刀草　开金锁

江剪刀草又称薪菜，味辛、苦，性平，归肺、肝经。本品解表，祛痰，利湿，活血，解毒。用于感冒发热，麻疹不透，咽喉肿痛，咳嗽痰喘，风湿痹痛，食少腹痛，黄疸，水肿，淋证，经闭，跌打损伤，疔疮痈肿，漆疮，烫火伤。

开金锁味苦、辛，性寒，归肺、胃、肝经。本品清热利咽，祛风除湿，活血散瘀，解毒消肿。用于肺热咳喘，肺痈，咽喉肿痛，痢疾，痛经带下，风湿痹痛，筋骨酸痛，跌打损伤，瘰疬梅毒，痈肿疮毒，虫蛇疯犬咬伤。

上述两药为伍，清泄肺热、化痰止咳之力显增。临证中，多用于痰饮内滞、郁久化热、肺失宣肃所致咳嗽痰多之症。江剪刀草通利导痰，开金锁清肺化痰，二药相配，止咳化痰效果显著，且清热而不寒、化痰而不燥，治疗痰热壅肺证有卓效。

玉蝴蝶　凤凰衣

玉蝴蝶味苦、甘，性微寒，归肺、肝、胃经。本品润肺利咽，疏肝和胃，敛疮生肌，主治咽痛喉痹，声音嘶哑，肺燥咳喘，肝胃气痛，疮疡不敛，浸淫疮。

凤凰衣味甘、淡，性平，归肺、脾、胃经。本品养阴清肺，明目退翳，接骨敛疮，用于肺痨久咳，咽痛失音，瘰疬结核，目赤生翳，创伤骨折，疮疡不敛。

上述两药配伍，相须为用，为润肺止咳、利咽开音、敛疮愈疡常用药对。临证中，常用于胃食管反流病合并咽喉痒痛不适者，取清透宣散、利咽开音、敛疮愈疡之效，且二者皆为质体轻清之品，入药 6 ~ 9g 即可。另，凤凰衣研末外用，亦可疗口疮、喉痈之疾。

（李海燕）

白术　枳壳

白术苦、甘，温，入脾、胃经。本品具有补脾燥湿，利水，止汗之功效。临床上多用于脾胃虚弱，食少胀满，倦怠乏力，泄泻等，亦可用于水湿停留、痰饮、水肿等。与黄芪、浮小麦等同用，有固表止汗之功，可治表虚自汗。又可用于安胎，治妊娠足肿、胎气不安等。

枳壳辛、苦，微寒，归脾、胃经。本品力薄性缓，以行气宽中除胀为主，适用于胸胁胀痛、脘腹痞闷等症。

白术为补气药，枳壳为行气药，二者同用取枳术丸、枳术汤之义，临床上常用于脾胃虚弱，食少不化之症。

川芎　夜交藤

川芎辛，温，归肝、胆、心包经。本品活血祛瘀，祛风止痛，为血中之气药。《医学衷中参西录》云其"气香窜，性温。温窜相并，其力上升下降，外达内透，无所不至。……其特长在能引人身清轻之气上至于脑"。

夜交藤甘，平，入心、肝经。本品具有养心安神、养血通络之功效。临床常用于阴虚血少所致的虚烦失眠之症，既有养血作用，还可通利经络，可治血虚周身酸痛之症。

上述两药相合，川芎可引清轻之气上达高巅，夜交藤可养心血以奉君主之官，养血行血，宁心安神，有活血不伤血、补血不滞血之效；临床多用于脾胃损伤、升降失常，水谷不化、气血生化乏源，心失所养、脑海失充之夜不安眠之症。

虎杖　望江南　生决明子

虎杖苦寒，归肝、胆、肺经。本品具有祛除风湿、利湿退黄、活血通经、祛痰止咳、清热解毒之功效，另有缓泻通便的作用。临床常应用于风湿痹痛，黄疸、胆结石及淋浊带下，经闭，跌仆伤痛，肺热咳嗽、痰多喘咳等，或用于疮疡肿痛、毒蛇咬伤、烫伤等。

望江南苦寒，归肺、肝、胃经。本品具有肃肺清肝、利尿通便、解毒消肿功效。临床用于咳嗽气喘，头痛目赤，小便血淋，大便秘结，痈肿疮毒，蛇虫咬伤等。

生决明子甘、苦、咸，微寒，入肝、胆经。本品有清肝明目之功效，临床用于目赤肿痛、羞明多泪、青盲内障等。决明子还有润肠通便作用，能治疗大便燥结。

上述三药皆性味苦寒，可清热降火，宽中导滞，泻下通便，临床上多用于肝火旺盛，乘袭于胃，胃腑失于和降，大肠传导失司而致大便秘结、滞而不行之症。

全瓜蒌　麻仁　牛蒡子

全瓜蒌甘、微苦，寒，归肺、胃、大肠经。本品功能行气除满，清热润肺，化痰开胸除痹，消散乳痈，润燥滑肠。适用于胸腹胀满，燥热咳嗽，胸痹结胸，以及乳痈初起肿痛，大便秘结等。

麻仁甘平，入脾、胃、大肠经。本品润肠通便，兼有滋养补虚作用。用于肠燥便秘、老人及产后便秘。

牛蒡子辛、苦，寒，入肺、胃经。本品疏散风热，祛痰止咳，清热解毒。临床常用于外感风热，咽喉红肿疼痛，麻疹透发不畅，咳嗽咳痰不畅，疮痈肿痛等。牛蒡子性寒滑利，还能滑肠通便。

上述三药常联合使用，用于痰热蕴肺，肺失清肃，肠燥大便干结难下之症，还可合用加强润肠通便之效。其中，全瓜蒌、牛蒡子皆入肺经，二者合用有"提壶揭盖"、宣肺以通腑之义，契合"上窍开泄，下窍自通"之义。

绿萼梅 玫瑰花

玫瑰花甘、微苦，温，归肝、脾经。本品功能疏肝理气，和血散瘀。临床应用于胁肋疼痛，胸腹胀痛，乳房胀痛，以及月经不调，跌仆伤痛等。

绿萼梅酸、涩，平，归肝、胃经。本品长于疏肝理气。临床应用于胁肋疼痛、胸腹胀痛等，亦用于梅核气。

上述两药皆气味清香，善能疏肝理气而解郁，主要适用于肝气郁结、中焦气滞不行而见胸闷胁痛，以及肝胃不和所致脘腹胀痛、嗳气则舒等。

红藤 败酱草

红藤苦平，入胃、大肠经。本品具有清热解毒、活血通瘀、疏风止痛之效，善散肠中瘀滞，为治疗肠痈腹痛之要药。

败酱草辛、苦，微寒，入胃、大肠、肝经。本品长于清热解毒，消痈排脓，活血行瘀，为治疗肠痈腹痛的首选药物。临床应用于肠痈、肺痈及疮痈肿毒。

上述两药常合用于湿、热、瘀困阻肠道所致腹痛腹泻、黏液脓血便、里急后重等。

（刘春芳）

学术成果与继承

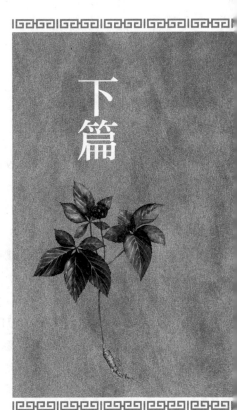

下篇

学术著作

1. 《胃食管反流病 100 问》，朱生樑主编，上海中医药大学出版社，2006 年。

2. 《胃食管反流病基础与中西医临床》，朱生樑主编，上海科学技术出版社，2015 年。

3. 《胃食管反流病的中医治疗》，朱生樑主编，科学出版社，2016 年。

4. 《中西医结合消化内科临床手册》，朱生樑、王晓素主编，科学出版社，2016 年。

5. 《陈存仁学术经验集》，朱生樑主编，人民卫生出版社，2017 年。

学术论文

1. 朱生樑，李晔，王家渊. 29 例青年人萎缩性胃炎证治小结. 上海中医药杂志，1989（11）：18-19.

2. 朱生樑，王家渊，杨炳初，李晔. 胃粘膜重度肠腺化生不典型增生 50 例临床观察. 上海中医药杂志，1991（2）：1-3.

3. 朱生樑，梁成，王家渊，樊菊娣. 中医辨证结合胃镜下胃粘膜辨病治疗慢性萎缩性胃炎 157 例临床观察. 上海中医药杂志，1993（5）：6-8.

4. 朱生樑，叶洁星，何玉辉，李晔，李新液，庄阳娣. 中医药治疗慢性胃炎伴幽门螺旋杆菌感染的实验研究与临床观察. 上海中医药杂志，1995（12）：33-35.

5. 朱生樑，王家渊，李晔，梁军，宗志国，樊菊娣. 平萎口服液与辨证分型治疗胃粘膜癌前病变的临床对比研究. 中国中西医结合脾胃杂志，1996（3）：145-147

6. 朱生樑，何玉辉，叶洁星，王家渊，樊菊娣，朱贞贞. 健胃茶抗消化性溃疡复发的研究. 中国中医急症，1996（6）：258-259.

7. 朱生樑. 中西医结合治疗胃癌前病变现状与若干进展. 肿瘤杂志，1998（S1），7-8.

8. 朱生樑，方盛泉，黄蔚. 疏肝健胃方治疗功能性消化不良的临床研究. 上海中医药杂志，2000，34（4）：30-32.

9. 朱生樑，王晓素，方盛泉，李勇. 降气和胃方治疗胃食管反流病 33 例. 上海中医药杂志，2001，35（7）：24.

10. 朱生樑，李勇，朱晓燕，马淑颖. 胃食管反流病证型研究. 上海中医药杂志，2002，36（12）：12-13.

11. 朱生樑，马淑颖，王晓素，孙永顺. 丁香降气汤治疗反流性食管炎 50 例临床观察. 上海中医药杂志，2005，39（1）：19-20.

12. 朱生樑，孙永顺，马淑颖，王晓素. 胃食管反流病中医证候的多元分析. 上海中医药杂志，2006，40（10）：28-29.

13. 朱生樑，马淑颖，李海燕.通降和胃方治疗胃食管反流病合并夜间呛咳 38 例临床观察.上海中医药杂志，2007，41（8）：31-32.

14. 朱生樑，黄天生，王高峰.重症急性胰腺炎中医辨证治疗现状与展望.时珍国医国药，2008，19（11）：2811-2812.

15. 朱生樑，马淑颖，程艳梅，孙吉，孙永顺，李黎，王晓素，方盛泉.胃食管反流病中医证型与反流类型的临床研究.江苏中医药，2008，40（11）：41-42.

16. 朱生樑，马淑颖，王宏伟，王晓素，程艳梅.丁香降气方对混合反流性食管炎家兔下食管括约肌钙通道调控机制研究.中医杂志，2009（S1）：237-240.

17. Zhen-Hai Zhang, Yong-Shun Sun, Hui Pang, Were L L Munyendo, Hui-Xia Lv, Sheng-Liang Zhu.Preparation and evaluation of berberine alginate beads for stomach-specific delivery.Molecules, 2011, 16（12）：10347-10356.

18. Bingduo Zhou, Fengying Wu, Lin Yuan, Zhulei Miao, Shengliang Zhu.Is Huachansu beneficial in treating advanced non-small-cell lung cancer? Evidence from a meta-analysis of its efficacy combined with chemotherapy.Evid Based Complement Alternat Med, 2015, 2015：408145.

19. Xiuli Yan, Shengliang Zhu, Hui Zhang.MiR-203 expression in exfoliated cells of tongue coating represents a sensitive and specific biomarker of gastroesophageal reflux disease.Gastroenterol Res Pract, 2016, 2016：2349453.

20. 徐亭亭，朱生樑，张秀莲，程艳梅.疏肝和胃方对内脏高敏感大鼠 CaMK Ⅱ 表达的影响.上海中医药杂志，2016，50（11）：74-77.

21. 刘春芳，曹会杰，程艳梅，王宏伟，张秀莲，朱生樑.拆方研究通降和胃方对胃食管反流性咳嗽豚鼠气道炎症及肺通透性的影响.天津中医药，2016，33（4）：226-230.

22. 刘春芳，曹会杰，程艳梅，王宏伟，张秀莲，朱生樑.通降和胃方对胃食管反流性咳嗽豚鼠呼吸道组织学形态的影响.中国中医急症，2016，25（5）：788-790，848.

23. 刘春芳，程艳梅，曹会杰，王宏伟，张秀莲，朱生樑.103 例难治性胃食管反流病临床特征分析.中医杂志，2016，57（6）：504-507，526.

24. 尚莹莹，李黎，黄天生，朱生樑，崔金刚.疏肝和胃复方对反流性食管炎大鼠胃肠激素影响的实验研究.辽宁中医杂志，2017，44（11）：2421-2422，2464.

25. 中华中医药学会脾胃病分会（张声生，朱生樑，王宏伟，周秉舵，等）.胃食管反流病中医诊疗专家共识意见（2017）.中国中西医结合消化杂志，2017，25（5）：321-326.

26. 王轶，潘旭娣，朱生樑.非糜烂性反流病中西医常用药物的对比分析.现代中西医结合杂志，2017，26（8）：907-909.

27. 徐亭亭，朱生樑.朱生樑教授论治非糜烂性胃食管反流病经验总结.中国中医急症，2017，26（7）：1183-1185.

28. 王轶，朱生樑.非糜烂性反流病相关危险因素分析.国际消化病杂志，2018，38（1）：32-36.

29. 徐亭亭，朱生樑.从肝论治非糜烂性胃食管反流病.长春中医药大学学报，2018，34（3）：480-482.

30. 周秉舵，王宏伟，王晓素，程艳梅，李黎，闫秀丽，朱生樑.朱生樑运用通、化、宣、平法辨治脾胃病经验.中医杂志，2019，60（8）：640-643.

31. Yi Wang, Guanwu Li, Xiaosu Wang, Shengliang Zhu.Effects of Shugan Hewei Granule on depressive behavior and protein expression related to visceral sensitivity in a rat model of nonerosive reflux disease.Evid Based Complement Alternat Med，2019，2019：1505693.

32. 王高峰，朱生樑.朱生樑辨治难治性胃食管反流病经验撷英.上海中医药杂志，2020，54（1）：30-32.

33. 郭召平，唐丽萍，黄天生，尚莹莹，朱生樑.章庆云治疗脾胃病经验浅探.中医文献杂志，2020，38（2）：68-69.

研究生

方 盛 泉：1996—1999 年（硕）、2004—2008 年（博）

李　　勇：1999—2002 年（硕）

朱 晓 燕：2000—2005 年（硕博）

马 淑 颖：2001—2007 年（硕）（博）

邓 玉 海：2002—2004 年（硕）

程 艳 梅：2002—2005 年（硕）、2009—2012 年（博）

孙 永 顺：2002—2005 年（硕）、2010—2013 年（博）

张 文 静：2002—2005 年（硕）

郑　　琴：2003—2006 年（硕）

周 秉 舵：2004—2007 年（硕）、2011—2014 年（博）

李　　黎：2004—2009 年（硕博）

李 海 燕：2004—2006 年（硕）

庄 敏 之：2004—2007 年（硕）

黄 天 生：2005—2008 年（博）

王 宏 伟：2005—2008 年（硕）

孙　　吉：2005—2010 年（硕）

王 高 峰：2005—2011 年（硕）（博）

尚 莹 莹：2006—2009 年（硕）、2014—2017 年（博）

远藤志保：2006—2009 年（硕）

汤　　瑾：2007—2010 年（硕）

郭 召 平：2007—2010 年（硕）

应 海 峰：2008—2009 年（硕）

黄　　瑶：2008—2010 年（硕）、2016—2020 年（博）

曹 会 杰：2008—2013 年（硕）

刘 春 芳：2009：—2015 年（硕）（博）

陈 贞 羽：2010—2011 年（硕）

王 安 安：2010—2012 年（硕）

张 秀 莲：2010—2016 年（硕）（博）

韩　　宁：2010—2013 年（硕）

王　　轶：2011—2017 年（硕）（博）

闫 秀 丽：2012—2015 年（博）

张　　丹：2012—2015 年（博）

周　　赟：2012—2017 年（硕）

郭 丹 丹：2013—2015 年（硕）

徐 亭 亭：2013—2019 年（硕）（博）

李 凌 云：2014—2016 年（硕）

王 志 敏：2014—2018 年（硕）

张　　宇：2015—2018 年（硕）

赵　　啸：2015—2018 年（硕）

王 婷 婷：2016—2019 年（硕）

王 阿 会：2017—2020 年（硕）

迪力库马尔·马坎：2018—2021 年（硕）

学术继承人

1. 担任上海近代中医流派"丁氏内科"流派传人指导老师

学术继承人：

马淑颖：博士 副主任医师 硕士研究生导师

孙永顺：博士 主任医师 硕士研究生导师（上海市中医医院）

王宏伟：硕士 主治医师

陈基敏：硕士 副主任医师

谢吟灵：硕士 副主任医师

2. 担任上海中医药大学附属岳阳中西医结合医院名中医工作室指导老师

学术继承人：

方盛泉：博士 主任医师 硕士研究生导师

李　黎：博士 副研究员 硕士研究生导师

王宏伟：硕士 主治医师

3. 担任上海中医药大学附属岳阳中西医结合医院青苗人才培养计划指导老师

（1）第一届青苗人才

周秉舵：博士 副主任医师

（2）第三届青苗人才

孙　吉：硕士 主治医师

4. 担任上海中医药大学后备业务专家指导老师

（1）上海中医药大学首批后备业务专家

方盛泉：博士 主任医师 硕士研究生导师

（2）上海中医药大学第二批后备业务专家

马淑颖：博士 副主任医师 硕士研究生导师

（3）上海中医药大学第二批后备业务专家

程艳梅：博士 副主任医师

5. 担任上海市中医希望之星指导老师

1997—2000 年上海市中医希望之星

王晓素：博士 主任医师 博士研究生导师

6. 担任上海市"杏林新星"人才培养指导老师

周秉舵：博士 副主任医师

李熠萌：博士 副主任医师（上海中医药大学附属曙光医院）

7. 担任上海中医药大学杏林传承型人才培养项目指导老师

周秉舵：博士 副主任医师

陈少丽：博士 讲师（上海中医药大学）

8. 担任海派中医丁氏内科陈存仁学术思想研究基地传承人指导老师

学术继承人：

周秉舵：博士 副主任医师

王宏伟：硕士 主治医师

邓玉海：硕士 主治医师

闫秀丽：博士 副主任医师

黄天生：博士 主任医师（上海市光华中西医结合医院）

9. 担任第六批全国老中医药专家学术经验继承工作指导老师

学术继承人：

王宏伟：硕士 主治医师

郑新春：硕士 副主任医师（上海市光华中西医结合医院）